チーム医療を円滑に進めるための
CDTMハンドブック ―問題解決のための手順書―

Collaborative Drug Therapy Management Handbook

Sarah A.Tracy, Cynthia A.Clegg

日本薬剤師会=制作・監修　　土橋 朗 ほか=監訳

The original English language work has been published by :
American Society of Health-System Pharmacists, Bethesda, Maryland, USA
Copyright ©2007. All rights reserved.

本書は，米国医療薬剤師会（American Society of Health-System Pharmacists®）の許諾のもとに，「Collaborative Drug Therapy Management Handbook」を翻訳したものである。
日本語訳版の権利は，© 2010 日本薬剤師会にある。

監訳者序

　本書は共同薬物治療管理（Collaborative Drug Therapy Management, CDTM）とは何かを，ワシントン大学，ハーバービューメディカルセンター（Herborview Medical Center, HMC）のクリニカルファーマシースペシャリスト（Clinical Pharmacy Specialist, CPS）の活動を通して解説する。
　CDTMは，医師と薬剤師が特定の患者に対して患者ケアに関する契約を結び，この契約から生じる補助的な処方権に基づいて，薬剤師が患者の薬物治療を独自に管理するものである。これは必ずしも薬物療法における新しい動向というわけではない。それは，薬剤師と医師はお互いに専門的な立場から処方を協議し，患者に必要なサービスを提供してきたからである。しかし，米国ではこのCDTM契約によって，薬剤師に薬物療法の開始や，修正，中止，検査依頼，その結果の評価などの裁量が認められ，良質で費用効率の優れた薬物治療が進められている。CDTMを推進する大きな原動力が医療費の削減であることは疑いようがない。
　一般的に，CDTMにかかわる規則は，薬剤師を管理する主要組織である薬事委員会によって編成される。CDTMを承認している各州の薬事委員会は，この規則に基づいて医師と薬剤師が交わした契約書を審査し，登録する。
　本書の舞台となるHMCはワシントン州にある。ワシントン州はCDTMを最初に許可した先進的な州の1つである。本書が発刊された2007年当時，薬剤師に処方権限を認めていない州は，アラバマ州，メイン州，デラウェア州，マサチューセッツ州，ミズーリ州，オクラホマ州とニューヨーク州であった。
　2010年現在，CDTMは46州とコロンビア特別区（ワシントンD.C.）で実施され，未だ実施を見送っている州は，アラバマ州，メイン州，オクラホマ州，そしてニューヨーク州の4州だけとなった[1]。
　ただし，薬剤師による成人に対するインフルエンザワクチンなどの予防接種は，これらの4州でも認められており，病院で始まり，今では地域薬局でも扱うようになったきわめて一般的なCDTM業務となった[2]。

薬剤師
　本書に登場する薬剤師は，病院に勤務する薬剤師である。病院が入院患者ケアと外来患者ケアを行い，外来患者の処方せんは地域薬局で調剤される点は日本とほぼ同じである。
　CDTMに基づき薬物治療を実践する薬剤師はいずれのケアにも参加するが，本書は，クリニック（いわゆる診療所ではない病院内の組織である。ある場合には，薬剤師が患者と面談するための机と椅子，予約を受け付けるための電話機だけが置かれた部屋ということもある）で働く薬剤師，Clinic-based Pharmacistによる外来患者ケアの業務を中心に紹介している。HMCに所属するClinic-based PharmacistはCPSの資格をもち，補助的な処方権を有している。

一般的に，処方権限には，医師から独立したものと，医師に依存した補助的なものの2つがある。独立処方者は患者を診断し，医学的に評価し，適切な薬物療法を実践する。現在，連邦政府が直接所轄する退役軍人健康管理局（Veterans Health Administration, VHA）とインディアン衛生局（Indian Health Services, IHS）の医療施設には，独立処方権をもつ薬剤師がいる。

　補助的処方者は，医師の診断に基づいて薬物療法を実践するヘルスケアプロバイダ（Health Care Provider, 医療提供者）で，この中に薬剤師が入る。補助的処方者に許される行為は，医師とともに定めたCDTM契約の範囲の中にある。

ヘルスケアプロバイダ

　米国におけるヘルスケアプロバイダには，医師との連携の中で補助的な処方権をもつクリニカルナーススペシャリスト（Clinical Nurse Specialist, CNS），看護医療師（Nurse Practitioner, NP），医師助手（Physician's Assistant, PA）が含まれる。

　患者が最初に受診するヘルスケアプロバイダがプライマリケアプロバイダ（Primary Care Provider, PCP）である。

　CNSとNPは，いずれも上級実践看護師（Advanced Practice Nurse, APN）と呼ばれ，一般的に登録看護師（Registered Nurse, R.N.）資格に加えて，修士学位を取得することが要求される。

　PAはAgent of Supervising Physicianとも呼ばれ，医師の補助を目的とする医療提供者である。

　CPSは，本書の中でも紹介するように，Pharm. D.の学位をもち，一定期間レジデントとして訓練プログラムに参加するか，それと同等の経験を有する登録薬剤師（Registered Pharmacist, R.Ph.）である。

医療施設

　CDTMの実施状況をまとめた序章には，病院を始めとして，さまざまな医療施設が登場する。

　病院は急性期病院，長期滞在病院，精神病院などに大別される。

　長期滞在病院は，あくまでも急性期の医療サービスが必要でありながら，長期入院が必要な患者向けのサービスである。長期ケアは，在宅ケアと施設ケアに分かれ，施設ケアは主にナーシングホーム（看護施設）が担っている。

　ナーシングホームは，医療と介護の複合施設で，高度看護施設（Skilled Nursing Facility）では，急性期疾患の回復時の患者に医師との連携の下で，看護師による医療サービスが提供される。

　在宅医療は看護師が中心となり，入院治療に比べて費用が抑えられ，マネジドケアの浸透とともに急速に普及した。

　米国では，患者はまず，近隣のプライマリケアのための診療所（Docter's office）を訪ね，その後に病院の専門医に紹介される。こうした専門医は病院の勤務医ではなく，診療所を構え，定期的に病院で診察する場合が多い。このため，退院後は自らの診療所に通院させるか，急性期を脱した患者に入院や外来サービスを提供するポストアキュート施設が利用される。このポ

ストアキュート施設には，リハビリ施設（入院型と外来型）や長期滞在病院，高度看護（Skilled Nursing）を提供するナーシングホームや在宅看護がある。こうした施設の退院後，患者は，通常のナーシングホームか在宅医療サービスを利用することになる。

マネジドケア

米国には全国民を対象とした公的医療保障はないが，65歳以上や身体障害者などを対象とした高齢者医療保険（メディケア）と貧困層を対象とした貧困者医療保険（メディケイド）がある。

メディケイドは連邦政府と州との協同による公的医療保障で，メディケアと同様に1965年に成立した（社会保障改正法）。1980年代にマネジドケアを導入した州政府の課題は，まさにこの1980年代の医療費高騰の時代を背景として，増大するメディケアの支払いを抑制することであった。

マネジドケアとは，「ヘルスケアプロバイダ以外の第三者としての保険者が医療内容に介入し，医療サービスに管理・制限を加えるとともに，財政的なリスクをプロバイダと共有し，医療サービスの費用を削減し，効率的な医療を提供しようとする仕組み」である[3]。従来の出来高払い型からマネジドケア型への移行が急速に進行し，マネジドケアも初期の健康維持機構（Health Maintenance Organization, HMO）から，医療優先供給機構（Preferred Provider Organization, PPO），POS（Point of Service）へ移行しつつある。被保険者の医療サービス制限が強いHMOに比べ，被保険者が自由にヘルスケアプロバイダを選べるPPOやPOSが主流となったといえる。

規制薬物とその分類

薬剤師業務は，連邦法と州法によって規制される。連邦法は主に薬に関する規制であり，州法は主に薬局や薬剤師の業務に関する規制である。各州の薬事委員会がこの規制の中心的な存在である。

本書の中には，連邦法に定められた規制薬物（Controlled Substances）の分類（Schedule）が登場する。規制薬物は分類1から5に分けられ（表1），リフィル調剤はこの分類区分により規制が異なっている[3]。

表1　規制薬物とその分類

分類1	乱用の危険性，身体的な依存性の最も高い化学物質。医薬品としては使用できない。
分類2	乱用の危険性，身体的な依存性が最も高い医薬品（モルヒネ，コデイン（単味製剤），アンフェタミン（興奮剤），アモバルビタールなど）
分類3	乱用の危険性が分類2より低い医薬品（ヒドロモルヒネ，コデイン（複合剤），男性ホルモンなど）
分類4	乱用の危険性が分類3より低い医薬品（フェノバルビタール，ベンゾジアゼピン系医薬品など）
分類5	乱用の危険性が分類4より低い医薬品（鎮咳用コデイン（低用量，複合剤）など）

※一般の要処方せん薬：上記の規制薬物以外のすべての要処方せん薬

(4)

リフィル調剤は，規制薬物の分類1と2を除くすべての薬で可能である。リフィル回数，量，期間は一般の要処方せん薬と規制薬物で異なり，詳細は各州の薬事法によって規制されている。

本書で取り扱う薬物療法

本書は，2007年にHMCにおける薬剤師のCDTM活動を基礎として作成されたものであり，第1章から23章に渡りさまざまな領域の薬物療法の実践が記載されている。これらの薬物療法は，その当時の米国におけるものであり，今日の薬物治療とはやや異なる場合，また日本における薬物療法の標準とも異なる場合がある。これらの点に留意しながらお読みいただきたい。

なお，医薬品の用量は，1回量を基本単位として記載されている。「100mg1日2回」は「1日200mg」を意味するものである。

情報源について

本書の各章には，「患者の情報源」などの情報源の項に多くのWebページの英文タイトルとURLが掲載されている。URLの変更などにより該当のWebページが見い出せない場合は，英文タイトルを用いて検索していただきたい。

本書は著者らによっても述べられているように，薬物治療のための情報を提供するというよりもCDTMの枠組みの中で，どのように薬物治療を協同的に実践するかを述べようとしたものである。

本書が，薬剤師と医師との契約に基づくCDTM業務とは何かを理解する手助けとなれば幸いである。

2010年10月
　監訳者を代表して，

東京薬科大学薬学部
土橋　　朗

文献

1) Roberts, S., Gainsbrugh, R., Medication Therapy Management and Collaborative Drug Therapy Management, Journal of Managed Care Pharmacy, **16**(1), 67-69 (2010).
2) Prescribing Pharmacists : a Decision Maker Emerges, a Kalorama Information Market Intelligent Report, September 2007.
3) 薬剤使用状況等に関する調査研究報告書，医療経済研究機構（平成21年3月）

― 献　辞 ―

Cindi Brennan へ

「リーダーシップとはビジョンを現実に変える能力である。」
―Warren G. Bennis

― 前書き ―

　2003年のメディケア処方薬改善近代化法（Medicare Prescription Drug Improvement and Modernization Act，一般法108-173）の成立は，薬剤師にきわめて大きなチャンスをもたらした。同法は薬の使用法を改善し，副作用のリスクや治療アウトカムを最適化するための薬物治療管理プログラムの確立を求める画期的なもので，患者の薬物治療のニーズと薬剤師しかもち得ないユニークな臨床技能を収束させるものである。しかし，薬剤師の中には，仕事が増えることや，保険償還の問題，プログラムを導入し，維持するだけの技能がないという理由から，こうした薬物治療管理プログラムに参加することを躊躇する者もいる。

　ヘルスケアの専門家に対する需要が供給を超えている現状に加え，ヘルスケアに対する医療費がますます増加している今，薬剤師はどこでその大いなる価値を発揮することができるのだろうか。我々の職能によって，どのようにヘルスケアにおける安全性と経済性のバランスを保ちながら，ほぼ4,700万人の無保険のアメリカ人にケアを提供することができるのだろうか。我々薬剤師はどのように健康増進に寄与し，患者のQOLを改善することができるのだろうか。薬剤師は，薬局における業務全体に責任を負っている一方で，安全で費用対効果の高い薬の使用を推進し，臨床であろうとなかろうと全力を挙げて従事することが重要である。そのためには薬局業務の技術面を，適切な訓練を受けたテクニシャンに任せることも重要である。彼らは薬剤師の職能に新しい基準をもち込むことになる。薬剤師はエビデンスに基づく共同的な患者ケアに従事することで，患者に安全と目標とするアウトカムをもたらし，真に薬物治療の専門家となるのである。この業務モデルは，薬剤師に「エビデンスに基づく医療」と「患者中心のケア」を融合させる力を与え，最良の科学と実際の処方業務の間にある隔たりを小さくしてくれる。

　共同薬物治療管理（Collaborative Drug Therapy Management，CDTM）ハンドブック第一版は，外来領域における望ましいアウトカムを達成するためのエビデンスに基づくアプローチを考案し，開発し，導入し，維持するための枠組みを提示する。本書は，新しい臨床プログラムを創造する立場にある薬剤師，臨床コーディネーター，薬局管理者に対する実践的な手引き書である。日頃から患者ケアを実践し，同時に教育と研究に従事している熱心な薬剤師たちにより執筆されたものである。これらの薬剤師の多くはプライマリケアクリニックで実務についている。彼らはそこで「患者中心のケア」の提供に向けて，他のヘルスケアプロバイダたちと協力して働いている。各章では，これらのクリニックに基盤を置く薬剤師たちの日々の業務と専門性を取り扱う。我々薬剤師が薬物治療を管理するいくつかの専門分野で，プライマリケアの基本を示した。症例研究では実務的な応用法を記している。さらに，本ハンドブックは資格認定，アウトカムの集積と報告についても記しており，これらはすべてCDTM業務を強力に推し進めるものである。

　ハーバービューメディカルセンター（Harborview Medical Center, HMC）における「患者

中心のケア」は過去20年に渡り発展してきた。当センターはワシントン大学が経営するシアトルの広域病院であり，太平洋北西部地区における唯一のレベルⅠ外傷センターである。我々は，教育と研究という指命をもつ他の広域病院と同じ問題に直面している。本書に記載した多分野に跨るCDTM業務は，当センターで外来薬局サービス部副部長（Assistant Director of Ambulatory Pharmacy Services）を務めるCindi Brennan氏のビジョンと不屈の精神の賜物であり，薬局運営部長（Director of Pharmacy Operations）のDrew Edwards氏，外来薬局サービス部スーパーバイザー（Ambulatory Pharmacy Services Supervisor）のCindi Clegg氏らに強力に支援されてきた。この数年間，「エビデンスに基づく薬局サービス」を前進させることに医師，看護師，薬剤師が協同すると同時に，病院の経営管理にも多大な労力が払われてきた。オピニオンリーダーである医師たちは，薬剤師が患者のアウトカムによい影響を及ぼしており，薬剤師による薬物治療の管理を通して，医師の生産性を高めることができるといった「薬剤師の価値」を積極的に支持してくれた。薬剤師はプロトコルの開発，院内スタッフの教育と研究にも従事してきた。薬局部門は医療費を大きく削減する能力をもち，こうした貢献によって，薬剤師が薬物治療の管理者として，その役割を確立できるようになったのである。

Shabir M. Somani, M.S., M.B.A., R. Ph., FASHP
ワシントン大学メディカルセンター，ハーバービューメディカルセンター，シアトル癌ケアアライアンス，薬局サービス部長（Director of Pharmacy Services）
ワシントン大学薬学部，教授

― 序　文 ―

　共同薬物治療管理（CDTM）業務はハーバービューメディカルセンター（HMC）薬局部門で，何年も前から実施されている。それは，1人の薬剤師が，1台の医療用カートと1台のタイプライターで始めたものである（CDTM紹介の序章参照）。今日では，HMCのすべてのプライマリケアクリニックと，ほとんどの専門クリニックにCDTMを実践する薬剤師がいる。
　このハンドブックは，CDTMに関する何年もの経験と実践を記したものである。自らの組織・職場にCDTMを導入し，改善，拡大することを希望するすべての薬剤師または管理者のためのハンドブックである。CDTMに基づく業務体系を確立するための出発点として考案されたもので，完全な治療参考書として使われることを想定していない。
　このハンドブックは，3つの主要なセクションから成る。「CDTM紹介」，「治療ガイドライン/プロトコル例示」，「品質保証のメカニズム」である。
　「CDTM紹介」にはCDTMプログラムが確立された背景と，確立に必要な要素が記されている。
　「治療ガイドライン/プロトコル例示」は，HMCの優秀なクリニカルファーマシースペシャリスト（Clinical Pharmacy Specialist, CPS）チームによって作成され，日常の実務において使用されているものである。このままの形式でも，あるいは，特定のニーズに合わせて調整しても，利用することができる。我々は幸運にも非常に進歩的な環境の中で働いている。その結果，各ガイドラインはかなり広範な問題を扱い，また，臨床家が重要な判断を下す場合にも融通がきくものになっている。異なる医療機関では，より段階的なプロトコルが求められることもあるだろう。ガイドラインの内容は，「適応」，「管理」，「治療目標」を確認すること，「臨床薬学における目標」，「アウトカム評価」，「患者の情報源」（章によっては，医療提供者（ヘルスケアプロバイダ）が利用しうる情報源も記されている），「症例研究」に細分化されている。「適応」には該当する患者を見つけるための情報を記しており，「管理」には特定の疾病状態の薬理学的および非薬理学的な治療のガイドラインを記している。「治療目標」には治療の到達目標を記し，「臨床薬学における目標」には治療の過程において薬剤師が解決しなくてはならない事項を記した。「アウトカム評価」にはアウトカムの評価方法を，プロセス，臨床マーカー，健康に分けて記した。「患者の情報源」では，患者が利用するのに適切であると思われる情報源を列挙した。多くの章に掲げた「症例研究」では，CDTMガイドラインを臨床上，実践的にどのように応用しているかを記した。なお，投与計画を立案するにあたり，背景になる思考過程はゴシック体で表記した。
　「品質保証のメカニズム」の「薬剤師に対する権限付与のプロセス」の章には，薬剤師に与えられる権限とアウトカム評価に関する情報が含まれている。権限付与のプロセスは薬剤師の資格を検証するために必要であり，患者が質の高いケアを受けるためにも重要なステップである。「薬局業務におけるアウトカムの収集の実際」の章では，さまざまなアウトカムの評価法

とその使用方法を記した。CDTMプログラムの成功を評価するためには，その領域で行われる改善のための努力に加えて，アウトカムそのものの集積が必須である。

　薬局での業務実践は，経験的知識に基づくサービスと薬物治療管理（Medical Therapy Management, MTM）に多くの焦点をあてながら進化してきているため，CDTMの重要性が注目され，普及につながっている。CDTMに関心があり，実践を願う薬剤師のすべてに，このハンドブックが有益な情報源となることを心から願うものである。

2007年5月
　Sarah A. Tracy
　Cynthia A. Clegg

― 謝　辞 ―

　本ハンドブックの発刊はやりがいのある仕事であった。「共同薬物治療管理（CDTM）」という用語が使われ始める以前から，臨床薬学の実践に向けたビジョンを抱いておられたCindi Brennan氏に，まず最初に感謝の気持ちを伝えたい。彼女のリーダーシップと仕事に対する情熱が，現在，患者ケアのモデルとして全米で認知されているハーバービューメディカルセンター（HMC）の臨床実践例を作り上げたといってよい。

　我々の成功は，Dan Lessler氏の多大な協力に負う。第一級の医師であるLessler氏は1993年にCindi Brennan氏に会い，「お会いできて光栄です。ところで，私のPharm. D.たちはどこにいるのですか？」と尋ねた。彼の医療スタッフに対する絶え間ない支援と影響力により，最高レベルの共同実務を維持していく環境を作り上げることができたのである。

　自らの臨床専門領域における明確で簡潔な概要を作り上げるために，毎日の臨床業務の合間に執筆をすすめてくれたクリニカルファーマシースペシャリスト（CPS）諸氏に感謝している。彼らは薬剤師職能を拡大し，前進させるために，質の高いハンドブックの作成に全力をあげて協力してくれた。

　Carol Crawford氏を始め，Katie Lai氏，Chelsea Newport氏，Cathy Null氏，David Roesel氏，そしてAnn Wittkowsky氏には，相互査読への参加と，その専門性を発揮していただいたことに大変感謝している。

　HMC薬局管理チーム（Pharmacy Administration team），Shabir Somani氏，Drew Edwards氏，Cindi Brennan氏，Beverly Sheridan氏，Cindi Wilson氏などの指導にも大変感謝している。副部長（Associate Administrator）であるCindy Hecker氏，UWメディシン臨床運営役員（Clinical Operations Officer, UW Medicine），またワシントン大学医務課副所長（Vice President of Medical Affairs, University of Washington）であるJohnese Spisso氏らの薬局部門への強力なサポートに感謝する。

　HMCの薬局スタッフは非凡の才に恵まれている。彼らの貢献は，毎日関連施設の臨床現場で証明されている。

　このハンドブックの作成にあたり，米国医療薬剤師会（American Society of Health-System Pharmacists, ASHP）から多大な激励と支援を頂いた。我々は2005年にHal Pollarld氏と初めてこのプロジェクトの話をした。彼は我々とビジョンを共有し，多くの人に影響を与えてくれた。原稿作成と編集作業の間，Daana Battaglia氏は毎日のように支援してくれるとともに，貴重な情報を提供してくれた。先述の2人に加え，Johnna Hersey氏，他のASHPのスタッフも，このハンドブックの実現のために多大なご助力を頂いた人たちであり，心から感謝の意を述べる次第である。

　仕事のうえでは，私（Cynthia A. Clegg）にとってCindi Brennan氏と時間を共有できたことは大変幸運なことである。そして，家族のサポートも忘れてはならないものだと考えている。

母 Dorothy は，私にとって完璧な手本であり，いつも私を励ましてくれる。息子の Matthew と Ethan は毎日のように人生のすばらしさを教えてくれるかけがえのない存在である。

　私（Sarah A. Tracy）は Cindi Brennan 氏，Cyndy Clegg 氏，Tim Ives 氏，Terry Seaton 氏により自身の専門性を磨くことができたことに感謝している。家族の支援にも大変感謝している。主人の Chris は私の宝であり，あらゆる私の努力を見守ってくれている。両親の Phil と Vicky，子守をお願いした Andy は，私が執筆に専念できるように，最後まで子供の世話をしてくれた。子供たちの Anna と Owen は，毎日を冒険の日々にしてくれる愛しい存在であると同時に，人生に起きるどんな些細なことでも楽しむことを教えてくれている。

編集者
　Sarah A. Tracy
　Cynthia A. Clegg

― 目 次 ―

監訳者序 …………………………………………………………………………………… (1)
　　(東京薬科大学薬学部　土橋　朗)
献　辞 ……………………………………………………………………………………… (5)
前書き ……………………………………………………………………………………… (7)
　　(Shabir M. Somani)
序　文 ……………………………………………………………………………………… (9)
謝　辞 ……………………………………………………………………………………… (11)
寄稿者 ……………………………………………………………………………………… (19)

序章　CDTM 紹介
　　(Sarah A. Tracy) ……………………………………………………………………… 1

治療ガイドライン/プロトコル例示

第1章　冠動脈疾患 ─────────────────────────── 15
　　(Carrie L. Yuan)

第2章　脂質異常症 ─────────────────────────── 21
　　(Alvin Goo)

第3章　高血圧 ──────────────────────────── 35
　　(Alvin Goo)

第4章　糖尿病 ──────────────────────────── 45
　　(Laura J. Hanson)

第5章　血栓塞栓症 ─────────────────────────── 59
　　(Greta Sweney)

第6章　心不全 ──────────────────────────── 73
　　(Steve Riddle)

第7章　喘息 ───────────────────────────── 89
　　(Theresa O'Young)

第8章　禁煙 ───────────────────────────── 95
　　(Steve Riddle)

第9章　緊急避妊 ─────────────────────────── 109
　　(Marianne Weber)

第10章　ホルモン療法と更年期 ———————————————————— 115
　　　（Jennifer Kapur）
第11章　骨粗鬆症 ———————————————————————— 119
　　　（Karen Crabb）
第12章　女性の単純性尿路感染症 ———————————————— 127
　　　（Heidi Sawyer）
第13章　ヒト免疫不全ウイルス（HIV）-1型に感染した成人に対する治療ガイドライン ———————————————————————————— 133
　　　（Beth Hykes）
第14章　ヘリコバクター・ピロリ菌感染 ————————————— 153
　　　（Ji Eun Lee）
第15章　非悪性の慢性的な痛み ————————————————— 159
　　　（Carrie L. Yuan）
第16章　整形外科領域における痛みの処置 ———————————— 165
　　　（Myrna Romack, Stephen Strockbine）
第17章　変形性関節炎 ————————————————————— 171
　　　（Vicki DeCaro, Mary Sturgeleski Kelly, Elaine Pappas）
第18章　大うつ病 ———————————————————————— 179
　　　（Tiffany Erickson）
第19章　旅行医学 ———————————————————————— 187
　　　（Tiffany Erickson）
第20章　インフルエンザと肺炎球菌予防接種 ——————————— 203
　　　（Heidi Sawyer）
第21章　リフィル許可 ————————————————————— 213
　　　（Manzi Berlin, Carol Johnson）

品質保証のメカニズム

第22章　薬剤師に対する権限付与のプロセス ——————————— 219
　　　（Cynthia A. Clegg）
第23章　薬局業務におけるアウトカムの収集の実際 ———————— 241
　　　（Steve Riddle, Marianne Weber）

図表目次

【監訳者序】

p.(3)　表1　規制薬物とその分類

【序章　CDTM紹介】

p.3　表1　法律および規則を有する州の一覧表
p.5　図1　CDTMチャート

【第2章　脂質異常症】

p.22　表2-1　全米コレステロール教育プログラム第3版（NCEP-Ⅲ）によるLDL管理目標
p.23　表2-2　男性における10年リスクの算出
p.25　表2-3　女性における10年リスクの算出
p.30　表2-4　独立して上昇している肝アミノ基転移酵素値の管理
p.31　表2-5　冠動脈心疾患および冠動脈心疾患に相当するリスクを有する患者のLDL目標値

【第3章　高血圧】

p.36　表3-1　血圧値の分類
p.36　表3-2　心血管系のリスクファクタ
p.36　表3-3　生活様式の改善
p.38　表3-4　初期治療のためのガイドライン

【第4章　糖尿病】

p.45　表4-1　糖尿病の診断基準
p.46　表4-2　スクリーニングのための付加的なリスクファクタ
p.48　表4-3　体重に基づくインスリン投与量
p.53　表4-4　必要なモニタリングとその評価

【第5章　血栓塞栓症】

p.60	表5-1	抗凝血療法における最適化された治療有効範囲と実施期間
p.64	表5-2	Flexible initiation method（初回に大量投与した後，国際標準化比（INR）に合わせて初期の投与量を日々変更する方法）
p.65	表5-3	Average daily dosing method（初回に5mg投与した後，3日後の国際標準化比（INR）によりその後の投与量を決定する方法）
p.66	表5-4	維持療法における投与量の調整
p.67	表5-5	過剰抗凝血の管理
p.68	図5-1	患者の評価

【第6章　心不全】

p.75	表6-1	NYHAとACC/AHAの心不全分類の比較
p.86〜87	別表6-1，図6-1	うっ血性心不全ケアのための自己管理計画

【第7章　喘息】

p.91	表7-1	成人と5歳以上の子供の喘息の長期管理のための段階的薬物療法

【第8章　禁煙】

p.97	図8-1	タバコ中毒パイ：中毒の要素
p.99	表8-1	ニコチン置換療法（NRT）用製品
p.103	表8-2	禁煙のための情報源

【第9章　緊急避妊】

p.111	図9-1	緊急避妊スクリーニング用紙

【第11章　骨粗鬆症】

p.119	表11-1	骨密度（BMD）
p.122	図11-1	骨密度テストの候補者
p.123	表11-2	骨粗鬆症の治療薬

【第12章　女性の単純性尿路感染症】

p.129　　図12-1　　急性の単純性尿路感染症プロトコル

【第13章　ヒト免疫不全ウイルス（HIV）-1型に感染した成人に対する治療ガイドライン】

p.134　　表13-1　　慢性HIV-1感染成人患者に対する抗レトロウイルス療法開始の指標
p.134　　表13-2　　治療経験のないHIV-1感染者の管理のために推奨される併用療法
p.147　　図13A-1　　強力な抗レトロウイルス療法（HAART）開始前作業行程シート

【第18章　大うつ病】

p.180　　表18-1　　大うつ症状発現の診断基準
p.182　　表18-2　　患者の特性から初期の薬物療法を選択する際の指針

【第19章　旅行医学】

p.193　　表19-1　　マラリア予防的化学療法
p.194　　表19-2　　旅行者の下痢症（TD）の自己治療での薬物計画

【第20章　インフルエンザと肺炎球菌予防接種】

p.205　　表20-1　　インフルエンザワクチンの有効性
p.206　　表20-2　　インフルエンザ生ワクチン（LAIV）の副作用
p.207　　表20-3　　不活性化インフルエンザワクチンの目標投与量
p.207　　表20-4　　インフルエンザ生ワクチンの目標投与量
p.209　　表20-5　　肺炎球菌ワクチンの副作用

【第21章　リフィル許可】

p.215　　図21-1　　品質改善メカニズム

【第22章　薬剤師に対する権限付与のプロセス】

p.226　　図1　　米国の薬剤師の認定と監督機関

【第23章　薬局業務におけるアウトカムの収集の実際】

p.242	図23-1	UWメディシンにおける優先処方薬（Preferred Drug Formulary, PDF）費用と利用の影響（選択例）
p.243	図23-2	ハーバービューメディカルセンター（HMC）における1処方あたりの医薬品費用の傾向
p.244	図23-3	心不全患者への根拠に基づいた治療における薬剤師の影響
p.245	図23-4	特定の患者集団における長期的な疾患管理の成功評価：組織化されたヘルスケアチームの影響
p.247	図23-5	単一治療追跡書類
p.247	図23-6	データ報告書類（月間）
p.248	図23-7	活動記録書類（週間）
p.250	表23-1	介入タイプ（略称）別の報告
p.251	表23-2	クリニック別，薬剤師別の介入タイプごとのインターネットによる追跡報告
p.253	表23-3	インターネットによる追跡導入データの比較

寄稿者

ハーバービューメディカルセンター（HMC）チーム
ワシントン州シアトル市

Manzi Berlin, Pharm. D.
ワシントン大学薬学部
臨床薬剤師，臨床インストラクター

Cynthia A. Clegg, B.S. Pharm., M.H.A.
ワシントン大学薬学部
臨床准教授
外来薬局サービススーパーバイザー

Karen Crabb, B.S. Pharm.
ワシントン大学薬学部
臨床薬剤師，臨床インストラクター

Vicki DeCaro, Pharm. D.
ワシントン大学薬学部
臨床薬剤師，臨床インストラクター

Tiffany Erickson, Pharm. D., BCPS
ワシントン大学薬学部
臨床薬剤師，臨床インストラクター

Alvin Goo, Pharm. D.
ワシントン大学薬学部
臨床薬剤師，臨床准教授

Laura J. Hanson, Pharm. D., BCPS, CDE
ワシントン大学薬学部
臨床薬剤師，臨床准教授

Beth Hykes, Pharm. D.
ワシントン大学薬学部
臨床薬剤師, 臨床准教授

Carol Johnson, B.S. Pharm.
ワシントン大学薬学部
臨床薬剤師, 臨床准教授

Jennifer Kapur, Pharm. D.
ワシントン大学薬学部
臨床薬剤師, 臨床准教授

Mary Sturgeleski Kelly, Pharm. D.
ワシントン大学薬学部
臨床薬剤師, 臨床准教授

Ji Eun Lee, Pharm. D., BCPS
ワシントン大学薬学部
臨床薬剤師, 臨床准教授

Theresa O'Young, Pharm. D.
ワシントン大学薬学部
臨床薬剤師, 臨床准教授

Elaine Pappas, Pharm. D., BCPS
ワシントン大学薬学部
臨床薬剤師, 臨床准教授

Steve Riddle, B.S. Pharm., BCPS
ワシントン大学薬学部
臨床准教授
医薬品使用および品質改善の主任薬剤師

Myrna Romack, B.S. Pharm.
ワシントン大学薬学部
臨床薬剤師, 臨床准教授

Heidi Sawyer, Pharm. D., BCPS
ワシントン大学薬学部
臨床薬剤師

Stephen Strockbine, B.S. Pharm.
ワシントン大学薬学部
臨床薬剤師，臨床准教授

Greta Sweney, B.S. Pharm., BCPS
ワシントン大学薬学部
臨床薬剤師，臨床准教授

Sarah A. Tracy, Pharm. D., BCPS
ワシントン大学薬学部
臨床薬剤師，臨床准教授

Marianne Weber, Pharm. D., BCPS
ワシントン大学薬学部
臨床薬剤師，臨床講師

Carrie L, Yuan, Pharm. D., BCPS
ワシントン大学薬学部
臨床薬剤師，臨床講師

序章　CDTM 紹介

Sarah A. Tracy

　薬局業務は薬を流通させるだけの業から，患者による薬の適正使用を支援するような，薬剤師の専門的知識が信頼される業に進化してきた。後者の業務モデルは共同薬物治療管理（Collaborative Drug Therapy Management, CDTM）として知られるチーム医療で，薬剤師が患者の健康に対するニーズに注目してヘルスケアを提供する。CDTM を実践する薬剤師は患者のアウトカムに対して，他のヘルスケアプロバイダと責任を共有する。この業務モデルでは，薬剤師は患者に関する問題と薬物治療に関する問題を解決し，基本的な調剤業務と医薬品情報提供に加えて，薬の処方，モニタリング，薬物療法の修正を行う[1]。

　薬剤師が薬物治療の管理にかかわることによって，薬物治療の安全性を高め，患者ケアを強化し，医療費を削減することができる。CDTM 契約は，患者に，従来よりも利用しやすく，効果的なケアを提供する。それは薬剤師が患者ケアや臨床的アウトカムに直接関与するからである。

定義

　米国医療薬剤師会（American Society of Health-System Pharmacists, ASHP）は CDTM を次のように定義する。

　CDTM とは一連の規則に基づく手順で，適切な薬物治療を選択し，患者を教育し，モニタリングし，治療のアウトカムを継続的に評価するものである。CDTM は資格をもつ処方者が，患者の診断を確定した後に開始される。薬剤師はその他のヘルスケアプロバイダとともに，効果的に患者の薬物治療を管理する。CDTM は次のような内容を含むが，これらに限定されるものではない。その内容とは患者の薬物治療を開始し，変更し，モニタリングし，臨床検査や，これに関連する検査を指示し，実施し，治療に対する患者の反応を評価し，患者に薬に関するカウンセリングや教育を実施し，薬を投与するなどである[2]。

　米国臨床薬学会（American College of Clinical Pharmacy, ACCP）は，薬剤師による CDTM

を次のように定義する。

　1人以上の医師と薬剤師の間の共同実務契約であり，その契約の中で，資格を付与された薬剤師は，プロトコルとして規定された内容に従って働き，患者を評価し，薬物治療と関連する臨床検査を指示し，薬を投与し，投与計画を選択し，開始し，モニタリングし，継続し，修正するなどの専門的な責務を担うことが許される[3]。

CDTM 法制化の歴史

　米国の法律制度は，薬剤師の業務範囲を各州政府の決定に委ねている。一般的に，CDTM の権限は各州の薬局業務法中，薬剤師の実務範囲を規定する項目に記載されている。この薬局業務法の標準フォーマットは存在しない。このため，共同契約の内容（契約の形式，審査または承認に要求される水準，薬物治療，業務環境，薬剤師の教育，必要な訓練など）は，州によって大きく異なる（表1）。

　1960年代と70年代に，薬剤師はインディアン衛生局（Indian Health Service, IHS）の定める業務範囲の中で，ケアプロバイダとして直接的に農村地区の患者とかかわり始めた。このような状況の中で，薬剤師の処方活動が初めて認められた。1972年には個々の州で，薬剤師による処方活動が争点となり始めた。カリフォルニア州とワシントン州は，米国で初めて CDTM プログラムを導入した州である。米国臨床薬学会の1997年姿勢表明は，これらの初期の CDTM 実施の様子を詳細に述べている。薬剤師が CDTM に従事することを承認する法律または規則を備える州は増え続け，特に過去10年間で大いに増えた。2007年初頭には43州が，薬剤師の業務範囲内で，さまざまな形式の CDTM 業務を許可するようになった（図1）。

　処方権限は薬剤師が多くの義務を果たすために，必ずしも必要なものではない。それらの義務とは，薬物治療を選択し，開始し，モニタリングし，継続し，変更し，そして薬物治療を管理することである。また，薬物治療を開始するための法的資格は，薬剤師が患者と治療関係を確立し，薬に関する問題を解決し，患者の治療上のアウトカムに責任をもち，その QOL を改善するための前提条件でもない。しかし，薬剤師に法的資格があれば，CDTM 契約に基づいて投与計画を変更することができ，ケアの実施はこれまで以上に簡単で，効率的で，そして身近なものになる[1]。

CDTM を確立するための障害と必要条件

　CDTM が法律的に承認されている州であったとしても，さまざまな障害のために CDTM に従事しない薬剤師は多い。その障害には次のものがある。
- 医師の承認を得るのが難しい。
- 州政府などからの支援がない。
- 資格取得に時間がかかる。
- 支払い請求技能および臨床技能にかかわる適切な知識がない。
- 薬局に勤務する薬剤師に関心がない。
- 実務モデルに対してまとまりのあるビジョンがない。

表1　法律および規則を有する州の一覧表（2006年8月に改定）

州	CDTM	法律	規則	実施環境	2005～2006の活動
アラバマ			審理中		
アラスカ	X		X	すべて	
アリゾナ	X	X	X	ヘルスケア施設（病院, スタッフモデル型のヘルスケア機構, 看護施設, 急性期ヘルスセンター）	
アーカンソー	X	X	X	すべて	
カリフォルニア	X	X		すべて	
コロラド	X		X	すべて	3CCR719-16.00.00
コネチカット	X	X		病院入院患者, 長期滞在医療施設	
デラウェア		審理中			
ワシントンDC					
フロリダ	X	X		すべて（規定による）	
ジョージア	X	X		すべて	
ハワイ	X	X		認定急性期病院, 外来施設	
アイダホ	X		X	すべて	
イリノイ[1]	X			すべて	
インディアナ	X	X		急性期病院, 民間メンタルヘルス施設	
アイオワ[2]	X			メディケイド実証事業の要求する適性を満たす地域薬局および医療施設内の薬局（脚注を参照のこと）	
カンザス[3]	X			すべて	
ケンタッキー	X	X	X	すべて	
ルイジアナ	X	X	X	すべて	
メイン					
メリーランド	X	X		医療施設（看護施設や非関連急性期クリニックを含まない）	
マサチューセッツ		審理中			
ミシガン[4]	X			すべて	
ミネソタ	X	X		すべて	
ミシシッピー	X	X	X	医療施設, 外来患者（各患者によるプロトコルへの署名が必要）	
ミズーリ					
モンタナ	X	X		すべて	
ネブラスカ	X	X		すべて	
ネバダ	X	X		認定医療施設（病院, ホスピス, マネジドケア施設, 在宅医療施設, 高度看護施設	
ニューハンプシャー	X	X	審理中	病院, 長期滞在医療施設, 入院患者または外来患者のためのホスピス, 外来ケアクリニック	NHH115 第164章
ニュージャージー	X	X		すべて	
ニューメキシコ	X	X		すべて	
ニューヨーク		審理中			
ノースカロライナ	X	X	X	すべて	

ノースダコタ	X	X	X	医療施設（病院，高度看護施設，スイングベッド施設，クリニック）	
オハイオ	X	X	X	すべて	
オクラホマ					
オレゴン	X		X	すべて	
ペンシルベニア	X	X	X	医療施設	
ロードアイランド	X	X		病院（外来患者クリニックを含む），看護施設	
サウスカロライナ[5)]	X	X		すべて	
サウスダコタ	X	X		すべて	
テネシー[6)]	X			すべて	
テキサス	X	X	X	すべて	
ユタ	X	X		すべて	
バーモント	X		X	医療施設	
バージニア	X	X	X	すべて	
ワシントン	X	X	X	すべて	
ウエストバージニア	X	X		医療施設と5ヵ所の試験的な急性期施設	法令番号184 2005
ウィスコンシン[7)]	X	X		すべて	
ワイオミング	X	X	X	すべて	
総数：43 審議中：4					

1）法律や規則にはCDTMが記載されていないが，処方者の代理として実施する場合は可能。連邦薬事委員会連合（National Association of Boards of Pharmacy, NABP）による2006年の調査結果より。

2）解釈による。法律や規則には記載されていない。しかし，2000年6月2日にアイオワ州薬事委員会審査官は，ファーマシューティカルケアの管理（相対的なメディケイドの免責に関して規定されているような）が薬剤師の業務範囲内にあるかどうかに特化した宣言的命令を発した。同委員会は申し立てに記載された方法によるファーマシューティカルケアの管理サービスが，アイオワ州における薬剤師の業務範囲内にあると裁定した。ただし，アイオワ州薬事委員会は2006年のNABPの調査に対して，アイオワ州にはCDTMがないと回答している。

3）医療実務法は，薬剤師へ権限委譲できると解釈されている。

4）ミシガン州の医療実務法は，薬剤師へ権限委譲ができると解釈されている。

5）解釈による。サウスカロライナ州薬事委員会は2006年のNABPの調査に対して，サウスカロライナ州にはCDTMがないと回答している。しかし，実務法のいくつかの定義からは別の答えが読み取れる。つまり，「薬局実務とは…薬の投与…薬学的ケアや薬物治療管理に必要な行為，または，サービスを提供することである。」，「薬物治療管理は薬局における実務であり，高度に上質のヘルスケアサービスを提供するために，医師やその他のヘルスケアプロバイダとの共同作業における薬剤師の専門技術を含んでいる。」，そして「処方薬のオーダとは医師による合法的なオーダであり…これには共同薬局実務に由来するオーダが含まれる。」

6）テネシー州薬事委員会は，2006年のNABPの調査に対して，テネシー州にはCDTMがあると回答している。しかし，法律には記載されていない。ファーマシューティカルケアは次のように定義される。
「薬局がかかわる患者ケアの総合的な管理を達成できるように，薬剤師は免許をもつ医師との関係を構築し，患者の健康，QOLを高め，アウトカムを最適化する。さらに，ヘルスケアプロバイダに，薬物治療に対する予期しなかった反応や副作用情報を通知し，予期しなかった反応や副作用を解決し，患者およびヘルスケアプロバイダからの質問やニーズに答えるために，常に身近にいること。」

7）医療実務法は，薬剤師へ権限委譲ができると解釈されている。

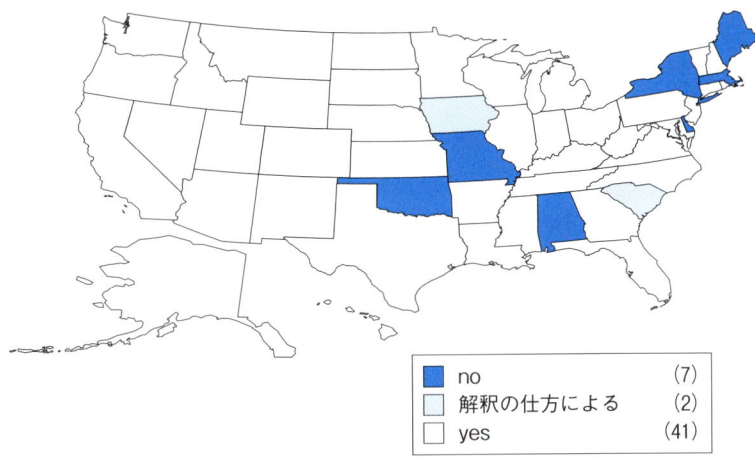

図1　CDTM チャート

- サービスを実施するスペースが不足している。
- 期待に答えられるアウトカムがでない[4]。

薬剤師がCDTMを効果的に実施する重要な要素には次のものがある。
- 共同的に業務を行う環境，そこで医師と薬剤師が患者に対して責任を共有する。
- 患者との直接的な意志の疎通
- 患者の病歴，評価，検査および処置の結果が記載された診療録へのアクセス
- 必須レベルの教育，訓練，知識，技能および能力
- 適時に，そして適切な活動の文書化
- 良質の患者ケアを判定し，保証する仕組み
- 薬剤師のサービスに対する報酬[2]

CDTM サービスを開始するプロセス

CDTM サービスを確立するためには，次の8つの段階を踏まなければならない。
1. ニーズを評価する。
2. プログラムを開発する。
3. 必要な資源を割りあてる。
4. CDTM サービスに対する市場を開拓する。
5. リスクのある患者を見い出す。
6. サービスを提供する。
7. アウトカムを決定する。
8. サービスを改善する。

すべての段階で，医師および保険者との相互理解を深める必要がある。医師は，薬剤師の活動が本質的に共同作業であり，医師の権限を侵害することなく，むしろ患者に対するケアの水準を高めるものであるということを理解しなくてはならない[5]。

ニーズを評価する

　ニーズがあるかどうかを評価するとは，CDTMサービスから利益を享受できる患者群を見い出すことである。利害関係者とともに，満たされていないヘルスケアのニーズを話し合うことで，CDTMサービスの焦点を絞ることができる。利害関係者とは，管理者，医師，第三者としての保険者，そして潜在的な患者である。

プログラムを開発する

　CDTMプログラムの目標と，プログラムを構成する要素が，事前に決められていなければならない。また，その管理計画（ロジスティクス）を入念に練らなくてはならない。そこには薬剤師の責任範囲，患者との面談時間の長さ，患者のグループ種別，面談の頻度，介入方法の文書化，患者を差し向けているプロバイダとの意思疎通などが含まれる。

必要な資源を割りあてる

　管理計画（ロジスティクス）に従って，資源の配置を考慮しなくてはならない。その資源とは，薬剤師の給与，薬剤師の資格，面談の回数と時間，患者と会う適切な空間，サービスが提供される場所（例えば，医師の診療所，病院，無料クリニック，地域薬局，長期滞在医療施設）などである。

CDTMサービスに対する市場を開拓する

　CDTMサービスは医療機関，医師，保険者などに売り込むことができる。そのニーズを尋ね，薬剤師がどのようにそのニーズを満たす支援ができるかを説明する。患者へCDTMサービスを広告するには，チラシを配ったり，ニュースレターを郵送したり，処方せんにパンフレットを添えたりすることができる。

リスクのある患者を見い出す

　リスクを抱えた患者をさまざまな方法で見い出す。例えば，請求書のコード番号や処方せんデータベースを使って探し出すことができる。患者自身が求めてくるか，医師が患者を委託してくることもある。積極的に患者をスクリーニングすることもできる。

サービスを提供する

　計画が完成したら，患者の委託を受け入れ，患者との面談を始める。全米臨床ガイドライン（National Clinical Guideline）には，面談時に実施するべき評価と，提供するべき教育の概要が記載されている。初回の面談は，後日面談を受ける時間よりも長い。45～60分の面談時間があれば，十分に次のことを話し合うことができる。つまり，面談の目的を説明し，患者の病歴

や，基本となる身体的な評価をもれなく集め，薬物治療計画を決める．初回以後の面談の長さは10～45分の間で，患者が抱える問題の複雑さや，扱う教育的な課題によって決まる．

アウトカムを決定する

計画に沿って，適切なデータを収集するためには，サービスを始める前に，評価するアウトカムを決めておかなければならない．アウトカムの評価には臨床パラメーター，QOL，患者とプロバイダの満足度，薬剤経済性の分析などがある．改善の余地を見つけ出し，遭遇する問題の解決策を作り出すことによって，プログラムを改善することができる．

サービスを改善する

アウトカムが集められたら，改善の余地を見つけ出し，その解決策を練り，実行しなければならない．もしプログラムの目標が達成できたならば，他の疾患ニーズに向けてプログラムを拡張するか，より多くの患者に向けて拡大するかを考慮する．

ハーバービューメディカルセンター（Harborview Medical Center, HMC）での経験

20年以上前，HMCの薬局部門は，外来のケアクリニックで臨床的な薬局サービスを開始した．1週間に1回，午後に開かれる喘息クリニックには，薬剤師が医薬品カートとタイプライターをもって加わった．薬剤師はクリニックで，喘息薬を調剤し，集中的に患者を教育し，薬に関する問題を医師と協議した．薬剤師は医師と協力して治療ガイドラインを開発し，短期間のうちに，喘息薬の投与量の調整や，投与の中止を始めた．医師たちは同僚にこの話をすると，程なく，薬剤師をクリニックに送って欲しいと依頼されるようになった．資源が限られていたため，医師の依頼に対して優先順位を設け，特有のニーズをもった患者群に的を絞った．それは分散型の薬局ケアモデルから最も大きな利益を得ることのできる患者である．その後の数年間で，老人クリニック，国際内科クリニック（英語を話さない患者のための内科クリニック），小児クリニック，HIV/AIDSクリニックに薬剤師を送り込んでいった．

最終的に，HMCで最も大きな，成人のためのプライマリケアクリニックでも，高血圧の患者ケアに関する品質改善計画に参加して欲しいという依頼があった．クリニックには3つのプロバイダチームがいた．1番目のチームは高血圧の患者をいつも通りケアし，2番目のチームは薬剤師から高血圧の管理に関する教育を受け，3番目のチームは薬物治療管理のために高血圧の患者を薬剤師に委託した．3番目のチームは，血圧管理を改善し，薬に対するコンプライアンスを改善し，薬用量を減らし，医療費全体を減らすことができた．HMCの最高業務執行責任者は，これらのアウトカムを見て，薬剤師にその他の慢性疾患についても患者ケアを改善することができるかを尋ねた．これを機に薬剤師は，クリニックに恒久的な立場を確保することになった．

我々のサービスはここから発展し，現在，薬剤師はすべてのプライマリケアクリニックとほとんどの専門クリニックに在籍している．

さらに，ケアの品質と効率性を高めるため，薬剤師はいくつかの多分野にまたがるケアチームにも参加した。このことが，薬剤師を標準的な患者ケアモデルに組み入れることに役立った。例えば，糖尿病患者のケアを改善するため，こうしたケアチームをワシントン州全体の糖尿病共同治療（Diabetes Collaborative）に送り込んだ。利用できる事実や情報を基に，このチームは糖尿病患者に対する理想的なケアモデルを作り出し，糖尿病患者に対するケアを最適化するケアプロバイダの役割を明確にした。

我々のプログラムが継続的に成功したのは，1つには，非常に優秀なスタッフを確保し，使いやすく，巧みな薬物治療管理を継続したことによる。我々のクリニカルファーマシースペシャリスト（Clinical Pharmacy Specialist, CPS）の職に必要な資格はPharm. D.の学位と，Pharm. D.コース卒業後にプライマリケア，家庭医学，老人医学などの分野で2年間のレジデントとしての訓練を積み，専門薬剤師協議会（Board of Pharmaceutical Specialties, BPS）から薬物治療学に関する認定証を受けることである。その技量が維持されていることも，毎年，医師や同僚の薬剤師から審査される。

専門的な管理能力は，医療経営学修士（Master in Health Administration, MHA）のような上級資格を取得することで，また，定期的にリーダーシップ育成プログラムに参加することで磨かれている。管理者はスタッフがいつでも相談に来られるようにし，定期的にクリニックのスタッフを訪ね，毎月，クリニックのスタッフ会議に参加する必要がある。さらに，管理者は，CPSであるスタッフを指導して，さまざまなプロジェクトに参加させ，彼らのリーダーシップ能力を高める手助けをしなければならない。

CDTMプログラムを実行するうえで重要なことは，次のような将来へのビジョンを表明し，サービスの目標や，ケア業務の標準を明らかにすることである。

外来薬局サービスに対するビジョン表明

ケアの提供に対する全米標準を確立する。革新的で，安全で，費用効率が高く，利用しやすい薬局サービスを通して，十分に組織化された患者中心のファーマシューティカルケアを提供するリーダーとしての評価を勝ち取る。研究能力と訓練において卓越性を示す。

外来薬局サービスの目標

サービスとプログラムの卓越性
- 薬物治療計画へのアドヒアランスを最適化する。
- 多分野にまたがるケアの枠組みの中で，患者のケアと教育を提供する。
- EBM（Evidence-base Medicine）により，疾患状態の管理を最適化する。
- 診療録の経過記録の中で，患者に対するケア活動と介入を一貫して効率的に文書化する。
- 患者ケアを改善するため，薬局関連のアウトカムを収集し，活用する。
- 外来薬局の標準業務を開発し，活用する（以下，「HMC薬局における患者ケア業務の標準」参照）。
- ヘルスケアチームの他のメンバーとの連携を促す。
- 他のヘルスケアプロバイダに対して適時，適切に，丁寧に医薬品情報を提供する。

- 院内の病棟薬剤師と外来薬局薬剤師，また，地域薬局薬剤師とクリニックを基盤とする薬剤師が連携するための戦略を練る。
- 安全で，効果的な薬の適正使用のために，新処方およびリフィル処方による薬物治療計画の評価を進める。
- ワシントン大学薬学部 Pharm. D. コースの学生，ワシントン大学学術メディカルセンター（University of Washigton Academic Medical Center）（ワシントン大学メディカルセンター，HMC，シアトル癌ケアアライアンス病院（Seattle Cancer Care Alliance））のレジデント，およびHMCのインターンに上質で，よく組織された実習科目と経験場所を提供する。
- HMCの患者との専門的な相互関係を尊重する。

人的資源
- 専門的，技術的，対人関係的に高い能力を示す，高度の資格をもったスタッフに投資する。
- 薬局スタッフに現場にて，適切で，上質で，継続的で，専門的な能力を開発させる。

財務的な実行可能性
- プログラムのニーズを支えるように，その有効性および効率性を最適化するように，また，持続的に限界利益が得られるように資源を管理する。
- 患者とヘルスケアプロバイダがパートナーを組み，薬局利益を基盤として費用効率の高い薬物療法を決定する。

管理
- 外来薬局プログラムを使いやすく，上手く管理できるような環境を維持する。

HMC薬局における患者ケア業務の標準

標準：患者と面談するごとに，経過記録を記載する。
標準：経過記録の中で，主観的（S）および客観的情報（O）が評価（A）と計画（P）に合致していることを確認する。
標準：少なくとも一度，患者ごとに過去の診療歴，薬物治療歴および家族歴を聞き取る。
標準：必要に応じて，経歴，食餌や運動の履歴を記録する。
標準：患者と面談するごとに，現在飲んでいる処方薬および一般薬を確認し，記録する。
標準：患者と面談するごとに，薬物治療計画へのアドヒアランスを評価する。
標準：患者と面談するごとに，疾病管理，病気の進行や新たな合併症の症状や兆候，副作用の症状や兆候に関して質問し，教育する。
標準：患者と面談するごとに，病状管理に必要な臨床検査や身体検査などの評価データ，バイタルサインなどの適切な客観的情報（O）を記録する。
標準：すべての患者で，薬物治療，アドヒアランス，食事，運動，その他の生活様式の要素に関するカウンセリングを記録し，患者の理解度を評価し，記録する。
標準：治療の目標を患者に明示し，記録する。
標準：適切な薬物治療計画を推薦し，変更し，経過記録の計画（P）に記録する。

標準：すべての計画（P）で，適切な時期に次回面談が予定されなければならない。
標準：予約を守れない患者との関係を一時的に中断するためには，HMC ガイドラインに従わなくてはならない。その後の面談については，患者を差し向けているプロバイダに通知する。
標準：薬剤師はデータを収集し，その収集データから評価されるアウトカムを臨床ガイドラインにまとめる。
標準：全国的に認められた治療ガイドラインおよびクリニック特有の業務標準を，慢性および急性疾患の患者に適用し，それらの疾患をクリニックを基盤とする薬剤師が管理する。

本書に関して

　本書のほとんどは，多くの薬物治療領域での CDTM に向けたガイドラインとなっている。この疾患ごとの CDTM ガイドラインは，HMC で実践されている CDTM であるというだけではなく，薬剤師によって日常的に管理されている疾患であるという理由から選択した。これらのガイドラインは包括的な治療資源として役立つというよりも，CDTM サービスを実施するための枠組みを与えることを意図している。いくつかの章には症例を挙げて，このガイドラインが患者ケアのシナリオにあてはめられることを示した。
　すでに述べたように，CDTM の重要な点は，アウトカムを評価し，サービスを向上することである。薬局関連のアウトカム評価の章，「薬局実務におけるアウトカムの収集の実際」では，良質なデータを収集しそのデータを評価する方法について，さまざまな情報を提供している。また，薬剤師によるサービスの価値を評価し，その価値をはっきりと示すために用いられる薬剤師の介入を追跡するシステムについても情報を提供している。権限や資格の章，「薬剤師に対する権限付与のプロセス」では，CPS が教育と訓練を受け，必要な知識，技能，能力を身につけ，十分に CDTM サービスを提供できることを保証するために用いられるプロセスについて詳しく述べている。

要約

　プライマリケアクリニックは，薬剤師が患者やヘルスプロバイダと協同して，費用対効果の高い治療に取り組み，個々の患者と患者群を管理する機会を提供する。
　CDTM 契約を通じて，薬剤師は，根拠に基づく薬物治療にかかわるコンサルテーションを提供することで，効果的に患者のアウトカムを改善でき，患者の管理を指導できる。積極的に患者と面談する技術は，アドヒアランス（薬物治療と生活様式）に対する患者の問題点を明らかにして解決すること，ヘルスケアの目標を達成すること，アウトカムを改善することといった患者固有の目標を立てる助けとなる。臨床薬学的なサービスが量において拡大し，質において進化するためには次のことが必要である。
　継続的にコミュニケーションすること，患者と向かい合うこと，共通の目標や計画を立てるために患者とプロバイダが協同すること，患者の情報や治療のはかどり具合を共有すること，プロバイダと共同的に努力すること。
　今日，我々の病院の臨床薬学的なサービスは，日々の患者ケアになくてはならないものに

なっている。このハンドブックの情報が，CDTMを通して臨床薬学的なサービスを展開し，実施する手助けになることを願っている。

参考文献

1．Carmichael JM, O'Connell MB, Devine B, et al. Collaborative drug therapy management by pharmacists. *Pharmacotherapy*. 1997 ; 17(5) : 1050-61.
2．Hammond RW, Schwartz AH, Campbell MJ, et al. Collaborative drug therapy management by pharmacists-2003. *Pharmacotherapy*. 2003 ; 23(9) : 1210-25.
3．American Society of Health-System Pharmacists. Issue paper : collaborative drug therapy management. Available at http://www.ashp.org/s_ashp/docs/files/GAD_CDTM_issuePaper.pdf. Accessed February 27, 2007.
4．Singla D. MTM services : opportunities for collaborative practice relationships. Available at http://www.pharmacytimes.com/article.cfm?ID=2003.Accessed March 18, 2007.
5．Scott MA, Fritsch M, Powell LK, et al. Collaborative drug therapy management. Available at http://secure.pharmacytimes.com/lessons/20112-01.aspAccessed March 14, 2007.

治療ガイドライン/プロトコル例示

冠動脈疾患

Carrie L. Yuan

第 1 章

　冠動脈疾患（CAD）は西欧諸国で最も多い心臓疾患の1つで，冠動脈心疾患（CHD），虚血性心疾患，アテローム硬化性心疾患とも呼ばれる。およそ1,580万人のアメリカ人が冠動脈疾患をもち[1]，この疾患は米国における主要な死因の1つである[2]。薬剤師は，特にCDTMを通して，冠動脈疾患の予防や治療に大きく貢献することができる。

適応

冠動脈疾患/アテローム硬化性心疾患をもつ患者の同定

1. 不安定狭心症，非ST上昇型心筋梗塞（NSTEMI）または急性心筋梗塞（ST-elevation MI）の診断を受けたことがある患者。
2. 慢性安定型狭心症の患者。経皮的冠動脈インターベンション（PCI），冠動脈バイパス術（CABG）を受けたことがある患者も含まれる。
3. 虚血性脳梗塞の病歴の有無にかかわらず，末梢血管疾患または脳血管疾患をもつ患者。
4. 糖尿病をもつ患者。また，10年間の心血管系イベントのリスクを20％以上にするような複数のリスクファクタをもつ患者は，冠動脈疾患と同等のリスクをもつとみなす[3]。

管理

死亡率を下げるための薬物治療

1．抗血小板治療薬

　アスピリン療法（81～325mg）は，禁忌でなければ推奨される。アスピリンが禁忌の場合には，クロピドグレル（75mg）が推奨される。チクロピジンは第3選択薬であるが，チクロピジンには好中球減少のリスクがあり，有害な心血管系イベントを減らすという十分な証拠がない[4]。

2. β遮断薬

禁忌でなければ，β遮断薬による治療は（心不全症状が症候性であるか否かにかかわらず），心筋梗塞（MI），急性冠症候群（ACS），左心室機能障害の病歴があるすべての患者で開始または継続することが推奨される。これは米国心臓協会（American Heart Association, AHA）/米国心臓病学会（American College of Cardiology, ACC）の虚血性心疾患および他の動脈硬化性疾患の2次予防ガイドライン（Guidelines for Secondary Prevention for Patients with Coronary and Other Atherosclerotic Vascular Disease）に従う処置である[5]。

3. 脂質異常症治療薬

冠動脈疾患をもつすべての患者にHMG-CoA還元酵素阻害薬（スタチン）を用いて，低比重リポタンパクコレステロール（LDL-C）を減らすための治療を行う[5,6]。スタチンの単独療法でLDL-Cを減らすことができない場合には，エゼチミブ，フィブラート，コレステロール結合樹脂またはナイアシンなどの第2選択薬の追加を検討する。これらの薬を併用する場合には，他に実施している薬物療法，リポタンパク質の目標値，患者の薬歴，代謝パラメータ，費用などを考慮する。

4. レニン・アンジオテンシン・アルドステロン系阻害薬

禁忌でない限り，心筋梗塞後のすべての患者と左心室機能低下（駆出率40％以下）のすべての患者は，アンジオテンシン変換酵素阻害薬（ACE阻害薬）による治療を開始または継続する[5]。冠動脈疾患/アテローム硬化性心疾患，中でも糖尿病，慢性腎疾患または高血圧を併発している患者には，必ずACE阻害薬の投与を検討しなくてはならない。ACE阻害薬を服用することができない患者には，アンジオテンシンII受容体拮抗薬（ARB）を投与してもよい。

症状を改善するための薬物治療

1. 硝酸薬/β遮断薬

β遮断薬は狭心症の症状を改善し，慢性安定狭心症の患者の有害な心血管系イベントのリスクを減らすことができる[4,7]。硝酸薬は狭心症の症状を軽減することが証明されているが，死亡率の減少については証明されていない。β遮断薬を硝酸薬と併用することにより，硝酸薬の単独療法で発生する反射性頻脈をしばしば緩和できる。急性の狭心症の発作に備えて，即効性の硝酸薬を適切に使用できるように患者を教育することが重要である。

2. カルシウム拮抗薬

徐放性で，持続性のカルシウム拮抗薬は慢性安定狭心症の症状を緩和する[4]。β遮断薬に対して忍容性がない患者，あるいは最大許容量のβ遮断薬によっても適切に狭心症の発作をコントロールできない患者には，しばしばカルシウム拮抗薬を使用する。硝酸薬と同様に，カルシウム拮抗薬は狭心症の症状を緩和するが，死亡率の低下は証明されていない。短時間作用型のカルシウム拮抗薬は，有害な心血管系イベントのリスクを高めるため，使用を避けるべきである。

リスクファクタの管理

1．高血圧
　高血圧の治療により，有害な心血管系イベントのリスクを減らすことができる。高血圧の予防，発見，診断および治療に関する米国合同委員会の第7次報告（The Seventh Report of the Joint National Committee on Prevantion, Detection, Evaluation, and Treatment of High Blood Pressure, JNC7）[8]には，特定の降圧薬の使用が推奨される適応症が記されている。

2．禁煙
　すべての喫煙者に，継続的な喫煙によるリスクを助言するべきであり（強く禁煙するように勧める），集中的な禁煙カウンセリングを提供する。それでも喫煙を続ける患者には，クリニック訪問ごとに，継続的に禁煙を勧めなくてはならない。

3．運動
　すべての患者に対して，有酸素活動レベルを徐々に上げ，毎日30分程度の運動をするようにカウンセリングしなければならない。

4．食事
　栄養管理は単独で効果があるとは証明されていない。しかし，冠動脈疾患の患者が栄養管理に加えて，運動および脂質低下薬による治療を併用すれば，効果が上がる可能性がある。患者に対して基礎的な栄養教育を行うことが重要であるとともに，より集中的な教育や，カウンセリングで効果が上がると予測される患者に栄養士（Registered dietician）を紹介することも重要である。

治療目標

1．脂質
　冠動脈疾患またはこの疾患と同等のリスクをもつすべての患者に対して，LDL-Cの目標値＜100mg/dLを達成するように治療する[6]。非常にリスクの高い患者または空腹時LDL-Cが＜100mg/dLの患者では，＜70mg/dLのさらに低いLDL-C目標値を設定することが適切である[9]。低い空腹時LDL-Cを示す中等度から高度のリスク患者では，空腹時LDL-Cを少なくとも30〜40％下げることが目標となる[10]。LDL-Cの目標値を達成し，冠動脈イベントを二次的に予防するためには，スタチンの用量を積極的に増量する。脂質低下薬とモニタリングパラメータの詳細については，第2章を参照すること。

2．狭心症の治療
　狭心症の発作をできる限り抑えるために，狭心症治療薬の用量を調整する。頓服のニトログリセリン（舌下錠）の使用頻度を確認する。β遮断薬を服用している患者では症状に応じて，最大許容量，あるいは安静時の心拍数として50〜60回/minを達成するような最大用量に応じて，用量を徐々に増加していく。

3．高血圧

JNC7のガイドラインに従って，糖尿病または慢性腎疾患の患者は，140/90mmHg または 130/80mmHg の降圧目標に向けて治療する[8]。特定の降圧薬およびモニタリングパラメータに関しての詳細は，第3章を参照すること。

臨床薬学における目標

1. 診療録に冠動脈疾患の記載がある患者や，またはアテローム性血栓イベントのリスクがある患者（末梢性または脳アテローム性動脈硬化症，糖尿病，複数のリスクファクタがあるなど）を見い出す。
2. 適切な薬物治療を開始し，内在するアテローム性動脈硬化症の進行を遅らせ，再発を予防する。
3. 病態，治療にかかわる生活様式の改善，薬物治療の重要性と薬の一般的な使用法を患者に教育し，自己管理できるようにする。

アウトカム評価

1. プロセスの評価尺度：禁忌でない限り，診療録に冠動脈疾患の記載のある患者，または冠動脈疾患と同等のリスクをもつ患者は，アセチルサリチル酸（ASA），β遮断薬，ACE阻害薬，脂質低下薬による治療や，禁煙，食事療法，運動に対するカウンセリングを病態に合わせて受けるべきである。
2. 代理臨床マーカー：脂質と血圧の目標値を達成する。
3. 健康アウトカムの評価尺度：二次的心血管系イベント，脳虚血イベント，末梢性虚血イベントを減らす。

患者の情報源

1. 米国国立心肺血液研究所（National Heart, Lung, Blood Institute）website on CAD：http://www.nhlbi.nih.gov/health/dci/Diseases/Cad/CAD_WhatIs.html
2. 米国心臓協会（American Heart Association, AHA）：http://www.americanheart.org

症例研究

S：Jさんは53歳の女性で，非ST上昇型心筋梗塞を2ヵ月前に経験している。カテーテル法により50％の左前下行枝（mid-LAD）および95％の二次的な狭窄にステントが留置され，それに続く残存狭窄は0％であった。Jさんは自分の機能状態が徐々に回復していると報告している。退院後，日常生活で胸痛はほとんど起きていないが，短時間の胸の痛みを2度ほど経験した。最初の発作はゆっくりと階段を上っていたときに起きた。胸痛を数秒間感じたので休んだところ，すぐに回復した。2回目の発作は，今朝シャワーを浴びた後，着替えをし

ていたときに起きた。数分間の胸痛があったが，このときも休息により回復した。
アレルギー：薬物アレルギーの既往なし。
現在服用している薬：
    アトルバスタチン　10mg　1日1回　（退院後開始）
    メトプロロール　12.5mg　1日2回
    リシノプリル　10mg　1日2回
    クロピドグレル　75mg　1日1回
    アセチルサリチル酸EC（腸溶性）　81mg　1日1回
    マルチビタミン　1日1回

O：バイタルサイン：BP　114/56，HR　72
　　脂質：TC　222，TG　165，LDL　139，HDL　50

A/P：2回の短時間の労作性胸痛を伴う，非ST上昇型心筋梗塞の重大なイベントを経験。**この患者は狭心症が適切に管理されていない。彼女は死亡率を低下させるために推奨されるすべての薬物治療を受けている。**

1．メトプロロールを25mg，1日2回に増量する。**β遮断薬の用量を増加することで彼女の症状は改善するはずである。彼女の休息時の心拍数は72であり，これは用量制限心拍数である50～60以上であるので，メトプロロールをさらに増量することもできる。**

2．必要に応じてニトログリセリン舌下錠を胸痛発作のために処方し，それでも発作が収まらない場合に備えて，救急車を呼ぶかどうかの判断に関する患者教育を行う。**狭心症の症状を緩和させるために，頓服のニトログリセリンの処方を受けるべきである。**

3．アトルバスタチンを20mg，1日1回に増量する。6～8週間ごとに脂質を再チェックする計画を立てる。**彼女は2ヵ月間に渡り，現在の用量でアトルバスタチンを服用しているが，LDLの目標値である100mg/dLに到達していない。従って，アトルバスタチンの増量は妥当である。**

4．2週間後に心臓クリニックで定期のフォローアップを受けて，4週間後にプライマリケアプロバイダ（PCP）の診療所に戻す。

5．ニトログリセリン舌下錠の使用頻度を確認し，狭心症の発作がまだ起きるようであれば，メトプロロールをさらに増量する。メトプロロールの最大用量でも狭心症発作が継続して起きるようなら，カルシウム拮抗薬または長時間作用型の硝酸薬の併用などを検討する。

参考文献

1．Rosamond W, Flegel K, Friday G, et al. Heart disease and stroke statistics―2007 update : a report from the American Heart Association Statistics Committee and Stroke Statistics Subcommittee. *Circulation*. 2007 ; 115 : e69-171.
2．Heron MP, Smith BL. Deaths : leading causes for 2003. *Natl Vital Stat Rep*. 2007 ; 55 : 1-92.
3．National Institutes of Health ; National Heart, Lung, and Blood Institute ; National Cholesterol Education Program 10-year Risk Calculator. Available at http://www.nhlbi.nih.gov/guidelines/cholesterol/index.htm. Accessed October 23, 2006.
4．Gibbons RJ, Abrams J, Chatterjee K, et al. ACC/AHA 2002 guideline update for the manage-

ment of patients with chronic stable angina : a report of the American College of Cardiology/ American Heart Association Task Force on Practice Guidelines. Available at http://www.acc.org/qualityandscience/clinical/guidelines/stable/update_index.htm. Accessed June 14, 2006.
5 . Smith SC, Allen J, Blair SN, et al. AHA/ACC guidelines for secondary prevention for patients with coronary and other atherosclerotic vascular disease : 2006 update. *Circulation*. 2006 ; 113 : 2363-72.
6 . Executive summary of the third report of the National Cholesterol Education Program (NCEP) Expert Panel on detection, evaluation, and treatment of high blood cholesterol in adults. *JAMA*. 2001 ; 285(19) : 2486-95.
7 . Pepine CJ, Cohn PF, Deedwania PC, et al. Effects of treatment on outcome in mildly symptomatic patients with ischemia during daily life. The Atenolol Silent Ischemia Study (ASIST). *Circulation*. 1994 ; 90 : 762-8.
8 . Chobanian AV, Bakris GL, Black HR, et al. The seventh report of the Joint National Committee on Prevention, Detection, Evaluation, and Treatment of High Blood Pressure (JNC 7 Report). *JAMA*. 2003 ; 289 : 2560-71.
9 . Grundy SM, Cleeman JI, Merz CN, et al. Implications of recent clinical trials for the National Cholesterol Education Program Adult Treatment Panel III Guidelines. *Circulation*. 2004 ; 110 : 227-39.
10. Heart Protection Study Collaborative Group. MRC/BHF Heart Protection Study of cholesterol lowering with simvastatin in 20,536 high-risk individuals : a randomised placebo-controlled trial. *Lancet*. 2002 ; 360 : 7-22.

脂質異常症

Alvin Goo

第 2 章

　心血管疾患（CVD）のリスクを減らすためには，複数の改善可能な因子を管理することである。これらの因子とは血圧，禁煙，低比重リポタンパク（LDL）コレステロール，メタボリックシンドローム，減量，運動，栄養などである。全米コレステロール教育プログラム第3版（The Third Report of National Cholesterol Education Program, NCEP-III）のガイドラインでは，複数の研究で証明された有益性に基づいて，特に心血管疾患の二次予防のために，LDLを下げることに焦点をあてている[1]。LDL以外のコレステロール因子である高比重リポタンパク（HDL）コレステロールやトリグリセリド（TG）が，心血管疾患の発症に寄与しているかどうかは明確ではなく，さらなる研究が必要である。

　心血管疾患の病歴がある患者では，スタチンでLDLを下げることにより，心血管系イベントの発生を減らし，死亡率を下げることが明らかにされている。さらに，心血管疾患や脳卒中または一過性脳虚血発作（TIA）の病歴がない2型糖尿病（DM）患者，あるいはLDLが高く心血管疾患のリスクが高い患者では，スタチンにより心血管系イベントの発生を減らすことはできるが，死亡率を下げることができないとされている。コレステロールの治療では，投与量を漸増してLDL目標値を達成する。つまり，LDL値の一定の減少率を達成するべきなのか，スタチン標準投与量を決定して治療を簡素化するべきなのかの論争が存在する。将来の研究は，臨床的に最も効果のあるスタチン用量を決定することに向かうべきである。本章では脂質異常症の治療に焦点をあてているが，包括的な意味での患者の管理と，さまざまな改善可能な心血管系リスクファクタの管理が重要である。

適応

　二次予防のために脂質を低下させることで，全体および心血管疾患の罹患率と死亡率を顕著に減らせることが証明されている。将来，冠動脈心疾患（CHD）系イベントが発生するリスクが高い患者（心血管疾患の既往歴がある患者，急性冠症候群の既往歴がある患者，心血管疾患のリスクが高い2型糖尿病患者など）を治療することが最も有効である。医師からの紹介，診療録などを通して，心血管系イベントを発生するリスクが最も高い患者を特定することが重

要である。
　以下の患者はリスクが高い。ただし，限定はされない。
1. 急性冠症候群（ACS）
2. 心血管系イベントを経験している。
3. 2型糖尿病（DM）
4. 脳卒中または一過性脳虚血発作（TIA）
5. メタボリックシンドローム

リスクファクタ

1. 年齢：45歳以上の男性，55歳以上あるいは早期閉経を経験している女性
2. 家族歴：若年性の冠動脈心疾患をもつ家族。父親あるいはその他の男性一親等内の親族が55歳以下で突然死。母親あるいは女性一親等内の親族が65歳以下で突然死
3. 現在喫煙習慣あり
4. 高血圧（血圧≧140/90mmHg，あるいは降圧薬で治療中の患者）
5. 低 HDL＜40mg/dL
6. 糖尿病

＊プロテクティブファクタ：高 HDL≧60mg/dL（リスクファクタを1つ除外できる）

冠動脈心疾患（CHD）リスクと同等のリスクファクタ

1. 糖尿病
2. 末梢血管障害
3. 腹部大動脈瘤
4. 頸動脈疾患
5. Framingham 研究により提唱された Framingham 得点による10年リスク＞20%

　表2-1に空腹時 LDL とリスクファクタによる治療閾値をまとめた。

表2-1　全米コレステロール教育プログラム第3版（NCEP-Ⅲ）による LDL 管理目標

患者カテゴリー	LDL 管理目標	薬物療法を考慮すべき LDL 値
CHD なし，リスクファクタ 0〜1	＜160mg/dL	≧190mg/dL（160〜189mg/dL では LDL 低下療法を必ずしも行う必要はない）
CHD なし，リスクファクタ≧2 （CHD の10年リスク≦20%）	＜130mg/dL	10年リスク＜10%：≧160mg/dL 10年リスク10〜20%：≧130mg/dL
CHD，DM または CHD と同等のリスクファクタ （CHD の10年リスク＞20%）	＜100mg/dL	≧100mg/dL（100〜129mg/dL では LDL 低下療法を必ずしも行う必要はない）

オプション		
ACSまたはCHDを伴うDMで空腹時LDLが約100mg/dL	＜70mg/dL	≥70mg/dL

ACS：急性冠症候群，CHD：冠動脈心疾患，DM：2型糖尿病

管理

患者の評価

1．患者の心血管系リスクファクタまたは個人の特性を評価する。
2．Framingham心臓研究による10年リスクを計算する。表2-2, 表2-3を参照すること。計算のためにはhttp://hin.nhlbi.nih.gov/atpiii/calculator.asp?usertype=profを参照すること。

表2-2　男性における10年リスクの算出

年齢によるFramingham点数

年齢	ポイント
20～34	－9
35～39	－4
40～44	0
45～49	3
50～54	6
55～59	8
60～64	10
65～69	11
70～74	12
75～79	13

年齢と総コレステロールによるFramingham点数

総コレステロール	20～39歳	40～49歳	50～59歳	60～69歳	70～79歳
＜160	0	0	0	0	0
160～199	4	3	2	1	0
200～239	7	5	3	1	0
240～279	9	6	4	2	1
280＋	11	8	5	3	1

年齢と喫煙状況によるFramingham点数

	20～39歳	40～49歳	50～59歳	60～69歳	70～79歳
禁煙者	0	0	0	0	0
喫煙者	8	5	3	1	1

HDLによるFramingham点数

HDL	ポイント
60+	−1
50〜59	0
40〜49	1
<40	2

収縮期血圧とその治療状況によるFramingham点数

収縮期血圧	治療されていない場合	治療されている場合
<120	0	0
120〜129	0	1
130〜139	1	2
140〜159	1	2
160+	2	3

Framingham総点数による男性の10年リスク

総点数	10年リスク
<0	<1%
0	1%
1	1%
2	1%
3	1%
4	1%
5	2%
6	2%
7	3%
8	4%
9	5%
10	6%
11	8%
12	10%
13	12%
14	16%
15	20%
16	25%
≥17	>30%

表2-3 女性における10年リスクの算出

年齢によるFramingham点数

年齢	ポイント
20〜34	－7
35〜39	－3
40〜44	0
45〜49	3
50〜54	6
55〜59	8
60〜64	10
65〜69	12
70〜74	14
75〜79	16

年齢と総コレステロールによるFramingham点数

総コレステロール	20〜39歳	40〜49歳	50〜59歳	60〜69歳	70〜79歳
＜160	0	0	0	0	0
160〜199	4	3	2	1	1
200〜239	8	6	4	2	1
240〜279	11	8	5	3	2
280＋	13	10	7	4	2

年齢と喫煙状況によるFramingham点数

	20〜39歳	40〜49歳	50〜59歳	60〜69歳	70〜79歳
禁煙者	0	0	0	0	0
喫煙者	9	7	4	2	1

HDLによるFramingham点数

年齢	ポイント
60＋	－1
50〜59	0
40〜49	1
＜40	2

収縮期血圧とその治療状況によるFramingham点数

収縮期血圧	治療されていない場合	治療されている場合
＜120	0	0
120〜129	1	3
130〜139	2	4
140〜159	3	5
160＋	4	6

Framingham 総点数による女性の 10 年リスク

総点数	10年リスク
＜ 9	＜ 1%
9	1%
10	1%
11	1%
12	1%
13	2%
14	2%
15	3%
16	4%
17	5%
18	6%
19	8%
20	11%
21	14%
22	17%
23	22%
24	27%
≧25	≧30%

3．スタチン，フィブラート，ナイアシンなどを使用するうえでの注意または禁忌があるかを評価する．
4．患者の治療に対する理解度と目標を評価する．
5．患者の生活様式やアドヒアランスを低下させる原因を評価する．

計画

1．目標の設定を支援するとともに，患者教育のニーズやアドヒアランスを低下させる原因を取り除く計画を患者とともに立案する．
2．LDL が管理目標値以上の患者に，薬物治療上の生活様式改善プログラムへの参加を勧め，その改善を教育する．
3．目標値を達成するために必要な LDL の減少率を決定する．
4．スタチンまたはその他の脂質低下薬を適切に選択し，投与を開始する．
5．空腹時脂質検査（FLP）を継続的に行うために，適切な検査実施間隔を決定する．
6．肝炎，筋炎，横紋筋融解症など副作用の発生を確認するためのモニタリング計画を立案する．

脂質低下薬

1．HMG-CoA 還元酵素阻害薬（スタチン）

　スタチンは第1選択薬であり，LDLを下げ，心血管疾患の罹患率や死亡率を減らすことができる。スタチンの忍容性は十分に高いものであるが，2年後のアドヒアランスを見てみると必ずしも最適とはいえない。薬剤師は一連の患者教育を立案・実行し，副作用やアドヒアランスを低下させている原因を評価し，継続的に患者の目標を設定し，それを達成できるように支援する。

　現在では，LDL目標値を達成するために必要なLDLの減少率を見積もることによって，スタチンの選択が行われる。しかし，スタチンの用量はLDLの減少率と直線的に相関している訳ではない。すなわち，スタチンの用量を倍にしたからといって，LDLの減少率が倍になる訳ではない。特定のLDL目標値を達成するというよりも，心血管系疾患の罹患率を減らすことができるスタチンの投与量が将来的に研究されれば，スタチンの用量調整を簡素化することができるようになるだろう。

　スタチンの投与量は低用量から中用量で開始し，漸増していくことで，患者ごとに最も効果的な用量を決定することができる。ただし，この方法には診察や臨床検査の回数が増え，LDL目標を達成するのに時間がかかる欠点がある。もう1つの方法は，十分にLDL目標を達成できると考えられる投与量で開始するというものであり，スタチン投与量を漸増しないで済む。その一方，薬剤費用を無駄使いしてしまう可能性はあるが，LDL目標を4～8週間以内に達成することができ，空腹時脂質検査モニタリングの回数も少なくて済む。

　スタチン治療をどの程度行うかは，一次予防または二次予防のどちらであるかに依存する。一次予防では強引な治療を必要とせず，中等度の強さのスタチンを投与し，漸増していくことが可能である。心血管系イベントの発生経験がない患者へのスタチンの投与は，LDLを下げることで心血管系イベントの発生率を減らすが，死亡率を下げるわけではない。患者にかかる治療費の大部分は，スタチンの薬剤費そのものである。一次予防では費用対効果を考慮することが重要であり，リスクファクタが少ない若い患者では，スタチンによる一次予防は費用対効果が高いとはいえない。リスクファクタが多い人（拡張期血圧＞95mmHg，HDL＜35mg/dL，喫煙あり，一親等内に若年性心血管系イベントの家族歴あり，年齢など）ほど一次予防に対する妥当性が見い出しやすくなる。

　二次予防は，急性冠症候群または心血管疾患の既往がある場合に必要である。急性冠症候群では，脂質低下のためにより強力な治療が必要である可能性が高く，中等度から高度の効果があるスタチンが好んで使用される。

　以下2～6の脂質低下薬は，患者のスタチン忍容性が低く，スタチン治療に追加が必要な場合に，第2選択薬あるいは補助的治療法として推奨される。

2．胆汁酸捕捉薬（レジン）

　レジンは腸管内で胆汁酸を吸着し，胆汁酸の腸肝循環を抑制する。これにより肝臓でのコレステロールからの胆汁酸合成が増加し，結果的にLDL受容体を増やし，LDLが減少する。単剤で使用される場合にはLDLを15～30％減らすとともに，TGを増やすことができる。

3．ナイアシン

ナイアシンは肝臓でのVLDLの合成と分泌を減少させ，結果としてLDLとTGの低下と，HDLの増加をもたらす。ナイアシンはスタチンとの併用でLDL低下作用が増強される。

4．フィブラート

フィブラートはリポタンパク質リパーゼとTGの代謝を促進する。フィブラートの主作用はTGを下げることである。これにごくわずかなLDLの低下とHDLの増加を伴う。TGの上昇は心血管系疾患のリスクの上昇と相関している。しかし，TGの低下が心臓循環器系疾患の罹患率を減少させるかを検討する無作為化試験はない。TGの著しい増加（>600～800mg/dL）は膵臓炎のリスクを増加させるので，フィブラートで速やかに対処する必要性がある。

5．エゼチミブ

エゼチミブは，小腸で吸収されるコレステロールに関与し，小腸コレステロールトランスポータの働きを阻害する。エゼチミブを単独で使用すると，LDLは18％ほど低下する[2]。エゼチミブとスタチンの併用でLDLを大きく低下させることができる。エゼチミブとフィブラートとの併用では，TGを大きく下げることができる。

6．オメガ脂肪酸

オメガ脂肪酸はTGの合成を抑制し，TGを40～50％下げることができる[3]。オメガ脂肪酸には，エイコサペンタエン酸（EPA）やドコサヘキサエン酸（DHA）が含まれる。1gのオメガ脂肪酸を毎日サプリメントとして摂取することで，心筋梗塞の発作を経験した患者の心血管系疾患の再発を減少させる可能性がある[4]。

脂質低下薬の併用療法

スタチンに，ナイアシン，胆汁酸捕捉薬，エゼチミブまたはフィブラートなどを併用することにより，さらにLDLを下げることができる。多くの場合，それぞれの薬の投与量を下げることが可能である。併用療法の有効性は，まだ詳細には研究されていない。心血管系疾患の罹患率と死亡率を減らすために，併用療法とスタチンの単独療法のそれぞれの有効性を決定するための研究が現在進行中である。併用療法を検討する際には，患者のアドヒアランスの低下，薬の相互作用や副作用の増加および患者の費用負担の増加などを考慮することが重要である。

HDLの治療

現在の脂質低下薬は，HDLの増加に関してはごくわずかな有効性しかない。しかし，HDLが少しでも増加することは，リスクの高い母集団に対して，有意な結果をもたらす可能性がある。ナイアシンはフィブラートと比べ，比較的HDLを増加させる可能性がある。現在，フィブラートについてのみ，HDLの増加がもたらす有効性が研究されている。VA-HIT研究では，心血管系疾患の病歴があり，HDLが低く，LDLが正常範囲にある男性群に対するゲムフィブロジルの有効性が検討された。その結果，ゲムフィブロジルはHDLをわずかに増加させ，複

合型の心血管系イベントの発生を有意に減少させることがわかった[5]。

TG の治療

　フィブラートとナイアシンは TG を効果的に減少する。フィブラートはナイアシンと比べて，わずかではあるが TG を下げる効果が強い。フィブラートは著しく上昇した TG を穏やかに下げる効果をもつ第 1 選択薬である。ゲムフィブロジルに忍容性がない患者では，フェノフィブラートを代わりに使用することができる。オメガ脂肪酸，ナイアシン，あるいは亜麻油を単独かフィブラートと併用する場合は，著しく上昇した TG を低下させるのに有効である。フィブラートまたはナイアシンと併用したスタチンは，肝炎および筋炎を副作用として起こしやすい。しかし，この併用は糖尿病患者または複合型脂質異常症（LDL 上昇，TG 低下，HDL 低下）の患者にきわめて有効である。フィブラートあるいはナイアシンとスタチンを併用する場合には，肝炎または筋炎の症状が現れていないかを継続的に評価する必要がある。

投薬のガイドライン

1．一次予防および LDL 低下率<35％を必要とする冠動脈心疾患のリスクを有する患者に対して，ロバスタチン，プラバスタチン，シンバスタチンを使用する。
2．二次予防および LDL 低下率>35％を必要とする冠動脈心疾患のリスクを有する患者，急性冠症候群の患者，または直ちに LDL を低下させたい場合には，さらに効果が優れているアトルバスタチン，ロスバスタチンまたはシンバスタチンを使用する。
3．開始投与量
　a．必要な LDL 減少率に基づき薬剤と投与量を決定し，治療を開始する（二次予防でも適切である）。
　b．患者の反応はさまざまであり，至適開始投与量を予測することは難しい。

モニタリング

1．治療開始または用量の増加後，6〜8週間後には空腹時脂質検査を行う。
2．空腹時脂質検査と同時に肝機能検査（LFT）を行い，その後も定期的に検査する。もし LFT 値が正常範囲の上限の 3 倍まで上昇し続けている場合には（表 2－4 参照），脂質低下薬による薬物療法を中止する。
　スタチン誘発性の肝臓中毒は稀である。肝臓中毒は無症状性で，LFT 値だけが独立して上昇することはほとんどない。肝アミノ基転移酵素の検査値が上昇している状態で同時にビリルビンの上昇が見られる場合は，肝臓中毒が疑われ，迅速に対応する必要がある。米国脂質協会スタチン安全性調査特別委員会（The National Lipid Association Statin Safety Task Force）は，LFT 値を定期的にモニタリングするだけでは，スタチン誘発性の肝臓中毒の罹患率を減少させることはできないとしている[6]。肝臓中毒の臨床的症状を観察することが重要であり，定期的に評価すべきである。臨床症状には，長引くインフルエンザのような症状，疲労感，倦怠感，黄疸などがあるが，これらに限定はされない。

表2-4 独立して上昇している肝アミノ基転移酵素値の管理

肝機能検査(LFT)値の上昇	初期対応	フォローアップ
正常値の上限の1〜3倍	投薬を継続し，LFTを2〜4週間ごとに繰り返す	LFT値が引き続き上昇する場合には中止する
正常値の上限の3〜5倍	投薬を継続し，LFTをビリルビンとともに1週間以内に繰り返す	LFT値が通常値の上限の3倍以下に下がった場合には，現在の用量を継続し，定期的にLFT値を再チェックする。もしLFT値が引き続き上昇する場合にはスタチンを中止し，再チェックする
正常値の上限の5倍以上	投薬を停止し，LFTをビリルビンとともに繰り返す	LFT値が通常値の上限の3倍以下に下がった場合には，スタチンを低用量で再開し，LFT値を再チェックする

3．横紋筋融解症を発症することは稀である。しかし，筋炎を発症する可能性があり，筋肉の痛みや不快感，肉離れ，筋力低下，痙攣などの臨床症状がないかを確認する。特に併用療法や腎臓機能不全がある場合には，筋炎や肝炎の症状をモニタリングする。
4．特に併用療法を行っている場合や腎不全がある場合には，筋炎と肝炎の徴候をモニターすること。
5．筋炎や肝炎の症状が現れている場合には，クレアチニン・ホスホキナーゼ（CPK）またはLFT値を確認する。

継続的なフォローアップ活動

1．薬物療法および生活様式の改善（栄養，運動，喫煙，飲酒）について患者教育を行う。
2．アドヒアランスの低下に結びつく問題点を評価する。
3．心血管疾患の既往歴とそのリスクファクタを評価する。
4．心血管疾患の徴候，症状（息切れ，胸痛，疲労，倦怠感，心拍，血圧）などを評価する。
5．副作用や忍容性を評価する。
   a．肝炎：長期に渡る風邪のような症状，倦怠感，黄疸
   b．筋炎：筋肉の痛みや不快感，筋力低下，熱，腹部不快感
6．薬物相互作用を評価する。
7．目標に到達した場合，スタチン治療を継続し，1年後に空腹時脂質検査で再度チェックする。
8．目標に到達しなかった場合，スタチンの用量を増やし，6〜8週間後に空腹時脂質検査で再度チェックする。
9．目標値に到達していないが，すでにスタチンの投与量が最大値に達している場合，達成したLDL減少率を評価する。
   a．30〜40％のLDL減少率を達成している場合，現在の用量を継続する（特に一次予防ま

たはリスクの低い2型糖尿病)。
b．30～40％の減少率を達成していない場合，エゼチミブ，ナイアシンまたはレジンの追加を検討する。
c．LDLを50％減らすことは困難である。もし臨床的に必要ならば，高用量のスタチンをエゼチミブ，ナイアシン，レジンなどと併用することを検討する。

治療目標

LDL（管理）目標値

表2-1にさまざまなリスクグループのLDL目標を記載した．表2-5には冠動脈心疾患およびこの疾患に相当するリスクを有する患者のLDL目標を示す．

表2-5 冠動脈心疾患および冠動脈心疾患に相当するリスクを有する患者のLDL目標値

空腹時のLDL値	LDL目標値
≧130mg/dL	＜100mg/dLまたは少なくとも30～40％の減少
100～129mg/dL	＜100mg/dLまたは少なくとも30～40％の減少
100mg/dL付近	少なくとも30～40％の減少
＜100mg/dL	＜70mg/dLまたは少なくとも30～40％の減少

全米コレステロール教育プログラムの2004年改訂版ガイドラインには，非常にリスクが高い患者のLDL目標を＜70mg/dLにするとの記載が追加されている[7]．この目標は，空腹時のLDLが100mg/dL近くあるような，リスクが非常に高い患者のためのものである．少なくともLDLを30～40％減少させることを達成目標にする[7]．PROVE-It試験は，LDLを70mg/dL未満にすることで，心筋梗塞直後の患者の再発を減らせることを示している[8]．しかし，この研究では，空腹時脂質検査値の内容を考慮することが重要である．無作為に抽出した急性冠症候群既往患者の平均空腹時LDLは106mg/dLであったが，測定されたLDLが患者の実際のLDL値であるかどうかはわからない．急性冠症候群イベント直後にLDLを測定しているため，不当にLDLが下げられている可能性があるためである．いずれにせよ，最近急性冠症候群を発症した患者や，空腹時LDL値が110mg/dL付近の患者のLDL目標値を，70mg/dL未満に設定することは重要なことである．急性冠症候群発症後にLDLが160mg/dL以上の場合，この患者のLDLを70mg/dL未満に下げることは道理にかなっており，多くの人々によって提案もされている．しかし，依然として確実ではなく，さらに研究と確認が必要である．

追加目標

1．LDL目標値の達成が治療の主要な目標である．
2．総コレステロール（TC）値＜200mg/dL
3．TG＜150mg/dL

4. HDLを除くコレステロール値（TCからHDLを差し引いたもの）がLDL目標値よりも30mg/dL高い数値であること（LDL目標＜100mg/dLであれば，HDLを除くコレステロール目標値を130mg/dLより小さくする）。
5. HDL値＜40mg/dLになるように努力する。
6. 心血管系疾患の罹患率や死亡率を下げる。

臨床薬学における目標

1. 心血管系疾患の既往歴，冠動脈心疾患リスクを有する患者，糖尿病または2つ以上のリスクファクタを有する患者を特定し，コレステロール値を確認する。
2. 心血管系疾患の既往歴，冠動脈心疾患リスクを有する患者，糖尿病または2つ以上のリスクファクタを有する患者に対して，コレステロール管理目標値を確実に達成する。
3. 費用対効果の優れた方法で，一次予防および二次予防のためのコレステロール管理目標値を達成する。
4. 副作用，特にスタチン誘発性筋炎や肝炎の発症がないかを確認する。
5. アドヒアランスを低下させる要因を特定し，解決する。

アウトカム評価

1. プロセスの評価尺度：最も費用対効果の優れた投与計画を立案し，脂質管理目標を達成する。
2. 代理臨床マーカー：定義されたリスク分類に基づき脂質管理目標を達成する。
3. 健康アウトカムの評価尺度：心血管系イベントの発生率および死亡率を減らす。

患者の情報源

米国コレステロール教育プログラム，患者のための情報集（National Cholesterol Education Program, Information for Patients）：http://www.nhlbi.nih.gov/guidelines/cholesterol/index.htm

症例研究

S：58歳，男性。1ヵ月前に心筋梗塞の発作を経験し，本日再来。プロバイダが薬剤師に脂質低下のための投与計画の立案を依頼してきた。高血圧，全般性不安障害（GAD），胃食道逆流性疾患（GERD）および痛風の既往歴有り。
現在服用している薬：
　メトプロロールXL　100mg　1日1回
　リシノプリル　20mg　1日1回
　フルオキセチン　20mg　1日1回

　　　　パントプラゾール　40mg　1日1回
O：心筋梗塞以前の空腹時 LDL　120mg/dL
　　BP　128/80，HR　78
A/P：脂質異常症：冠動脈心疾患（心筋梗塞発作後）の患者では，LDL の目標（値）は＜100mg/dL（可能なら＜70mg/dL）。

1．栄養摂取と生活様式を再検討し，患者の目標設定を支援する。栄養摂取，コレステロールやカロリー，ナトリウムの摂取の変化を評価する。患者に治療上必要な生活様式の変更を教育する。

2．シンバスタチン20mgを開始し，6週間後に空腹時脂質検査と肝機能検査を再度行い，LDL減少率が30％以上またはLDL70mg/dL以下が達成されていなければ投与量を増加する。オプションとして低用量で開始し，LDL減少が30％以上またはLDL70mg/dL以下を達成するように投与量を漸増していく方法もある。心血管系イベントが最近あったため，より高用量のスタチンで開始することも妥当な選択である。ロバスタチン40mg，プラバスタチン40mg，シンバスタチン20〜40mg，アトルバスタチン20〜40mg，ロスバスタチン5〜10mgで開始する。LDL目標は＜70mg/dLとする。あるいは，アトルバスタチン40〜80mgも検討可能である。

参考文献

1．Third Report of the National Cholesterol Education Panel (NCEP) Expert Panel on Detection, Evaluation, and Treatment of High Blood Cholesterol in Adults (Adult Treatment Panel III). *JAMA*. 2001；285：2486-97.

2．Bays HE, Moore PB, Dreobl MA, et al. Effectiveness and tolerability of ezetimibe in patients with primary hypercholesterolemia : pooled analysis of two phase II studies. *Clin Therapeutics*. 2001；23：1209-30.

3．Stalenhoef AF, et al. Atherosclerosis. 2000；153：129.

4．GISSI-Prevenizone Investigators. Dietary supplementation with n-3 polyunsaturated fatty acids and vitamine E after myocardial infarction : results of the GISSI-Prevenzione trial. *Lancet*. 1999；354：447-55.

5．Rubins H, Robins SJ, Collins D, et al. Gemfibrozil for the secondary prevention of coronary heart disease in men with low levels of high-density lipoprotein cholesterol. *N Engl J Med*. 1999；341：410-8.

6．McKenney J. The report of the national lipid association statin safety task force. *Am J Cardiol*. 2006；97：supplement.

7．Grundy SM, Cleeman JI, Bairey Merz CN, et al. Implications of recent clinical trials for the National Cholesterol Education Program Adult Treatment Panel Ⅲ Guidelines. *Circulation*. 2004；110：227-39.

8．Cannon CP, Braunwald E, McCabe CH, et al. Intensive versus moderate lipid lowering with statins after acute coronary syndromes. *N Engl Med*. 2004；350：1495-504.

文獻目錄

1. Downs JR, Clearfield M, Weis S, et al. Primary prevention of acute coronary events with lovastatin in men and women with average cholesterol levels: results of the AFCAPS/TexCAPS. *JAMA*. 1998; 279: 1615-22.
2. Shepherd J, Cobbe SM, Ford I, et al. Prevention of coronary heart disease with pravastatin in men with hypercholesterolemia. *N Engl J Med*. 1995; 333(20): 1301-7.
3. Heart Protection Study Collaborative Group. MRC/BHF heart protection study of cholesterol lowering with simvastatin in 20,536 high risk individuals; a randomized placebo-controlled trial. *Lancet*. 2002; 360: 7-22.
4. Scandinavian Simvastatin Survival Study Group. Randomized trial of cholesterol-lowering in 4444 patients with coronary heart disease; the Scandinavian Simvastatin Survival Study (4S). *Lancet*. 1994; 344: 1383-9.
5. The Long-Term Intervention with Pravastatin in Ischemic Disease (LIPID) Study Group. Prevention of cardiovascular events and death with pravastatin in patients with coronary heart disease and broad range of initial cholesterol levels. *N Engl J Med*. 1998; 339(19): 1349-57.
6. Pedersen TR, Faergeman O, Kastelein J, et al. High-dose atorvastatin vs usual dose simvastatin for secondary prevention after myocardial infarction. The IDEAL study: a randomized controlled trial. *JAMA*. 2005; 294: 2437-45.
7. LaRosa JC, Grundy SM, Waters DD, et al. Intensive lipid lowering with atorvastatin in patients with stable coronary disease. *N Engl J Med*. 2005; 352: 1425-35.
8. de Lemos JA, Blazing MA, Wiviott SD, et al. Early intensive vs delayed conservative simvastatin strategy in patients with acute coronary syndrome. Phase Z of the A to Z trial. *JAMA*. 2004; 292: 1307-16.
9. Colhoun HM, Betteridge DJ, Durrington PN, et al. Primary prevention of cardiovascular disease with atorvastatin in type 2 diabetes in the Collaborative Atorvastatin in Diabetes Study (CARDS): multicenter randomised placebo-controlled trial. *Lancet*. 2004; 364: 685-96.
10. The Stroke Prevention by Aggressive Reduction in Cholesterol Levels (SPARCL) Investigators. High dose atorvastatin after stroke or tranisient ischemic attack. *N Engl J Med*. 2006; 355: 549-59.
11. FIELD study investigators. Effects of long-term fenofibrate therapy on cardiovascular events in 9795 people with type 2 diabetes mellitus (the FIELD study): randomized control trial. *Lancet*. 2005; 366: 49-61.

高血圧

Alvin Goo

第 3 章

　高血圧（HTN）は米国内でおよそ5,000万人，全世界で10億人が罹患している。広範囲で効果的な予防策が取られない限り，高血圧の患者数は引き続き増大すると考えられる[1]。

　高血圧は心血管疾患（CVD）の主なリスクファクタであるが，改善が可能である。現在，高血圧は多くの場合，適切に治療されていない傾向にあり，その原因は不十分な薬物治療と，不十分な患者の生活様式にかかわるアドヒアランスに関係づけられている。薬剤師は患者教育を行い，薬物治療におけるアドヒアランス低下の原因を見つけ，患者のアドヒアランス向上のための治療計画を提案し，実行するという重要な役割を担っている。

　多くの降圧薬が使用可能であり，患者個々の特性に合わせて選択するべきである。薬剤師は，エビデンスに基づく文献や薬物動態に関する知識，特定の種類の降圧薬がどのような場合に患者に有効であるかなどの知識を有しており，費用対効果の高い降圧薬を選択するという重要な役割を果たすことができる。以下の治療ガイドラインは，「高血圧の予防，発見，診断および治療のための全米高血圧合同委員会の第 7 次報告[1]（The Seventh Report of the Joint National Committee on Prevantion, Detection, Evaluation, and Treatment of High Blood Pressure, JNC7）」を利用して作成されたもので，成人（18歳以上）における血圧値を分類し，定義している。詳細については，以下のホームページを参照すること。

http://www.nhlbi.nih.gov/guidelines/hypertension

適応[1]

1. 18歳以上の成人で，心血管系イベントを発症する高いリスクをもつ患者。プライマリケアプロバイダ（PCP）から紹介されるか，医療データベースから見い出すことができる。糖尿病，腎疾患，心不全（HF），以前に心血管系イベントを経験した人などが高いリスクをもつ患者であるが，これに限定はされない。
2. 少なくとも 2 回の診察で，収縮期血圧（SBP）＞140mmHg あるいは拡張期血圧（DBP）＞90mmHg の結果が得られている患者。
3. 1 回の血圧測定の結果であっても，収縮期血圧＞180mmHg かつ拡張期血圧＞110mmHg

の場合は直ちに（1週間以内に）治療を開始する（表3-1，表3-2参照）[1]。

表3-1 血圧値の分類

分類	収縮期血圧（mmHg）	拡張期血圧（mmHg）
至適血圧	＜120	かつ ＜80
前高血圧	120～139	または 80～89
ステージ1高血圧	140～159	または 90～99
ステージ2高血圧	≧160	または ≧100

表3-2 心血管系のリスクファクタ

	主なリスクファクタ	障害を受ける臓器
改善可能 ・喫煙 ・脂質異常症 ・肥満 ・運動不足	・年齢（男性＞55，女性＞65） ・心血管疾患（CVD）の家族歴 　（年齢：男性＜55，女性＜65） ・糖尿病 ・微量アルブミン尿または糸球体 　濾過率（GFR）＜60mL/min	・左心室肥大（LVH） ・冠動脈疾患（CAD） ・脳卒中または 　一過性脳虚血発作（TIA） ・末梢動脈疾患 ・狭心症/心筋梗塞（MI） ・心不全（HF） ・腎疾患 ・網膜症

管理

生活様式の改善[1, 3]

表3-3参照。

表3-3 生活様式の改善

改善方法	推奨される改善内容	減少収縮期血圧（mmHg）
減量	BMI18.5～24.9を目指す	10kg減量ごとに5～20mmHg
DASH食の摂取 （高血圧治療の食事法）	・果物，野菜の摂取を増やす ・飽和脂肪酸，コレステロールを減らし 　た低脂肪乳製品の摂取	8～14mmHg
Na（食塩）の摂取量制限	Na摂取量を1日2.4gに制限する	2～8mmHg
運動療法	有酸素運動または少なくとも1日30分の ウォーキングを週5回行う	4～9mmHg
アルコール制限（節酒）	男性は1日2杯以下に制限する 2杯の目安：	2～4mmHg

・エタノール　30mL
・ビール　720mL
・ワイン　300mL
・40度のウイスキー　90mL
女性や体重が軽い場合には1日1杯以下
に制限する。

禁煙

一般的な治療と評価[1]

1. 治療とアドヒアランスへの妨げに対する理解度を次の5つの観点から評価する。
   ①身体状態，②生活習慣，③教育，④理解度，⑤健康に対する姿勢
   　動機づけのためのインタビューテクニックを用いて，アドヒアランスへの妨げを取り除けるように目標設定を支援する。明確になった問題を解決するために教育計画を作成する。
2. 生活様式の改善はすべての高血圧患者に提示しなくてはならない。前高血圧の治療では，生活様式の改善だけが行われる場合もある。禁煙，基礎栄養，ナトリウム摂取量の制限，コレステロール摂取量の制限，ストレスの解消，運動などを再検討する。必要な場合には栄養士に紹介する。
3. 患者の目標と服薬の重要性を明確にする。
4. 患者本人および一親等内の家族に，心血管疾患（CVD）またはCVDのリスクファクタがあるかを評価する（表3-2参照）。
5. 血圧と心拍数を評価する。
   a．適切な手法と適切な大きさの血圧計バンドを用いて血圧測定を行う。
   b．起立性低血圧があるかを評価する。
6. 薬の副作用，薬物相互作用，食物との相互作用，生活様式との相互作用があるかを評価する。
7. 高血圧を悪化させるような薬または他の原因物質があるかを評価する。
8. 低血圧，高血圧，末端器官の損傷などの兆候があるかを評価する。
9. 以前に頭痛，胸痛，息切れ，狭心痛などの症状があった場合には，こうした症状が改善しているかをモニタリングする。
10. 定期的評価：メタボリック検査，腎機能評価，アルブミン/クレアチニン比，空腹時脂質検査，必要に応じて心電図検査（EKG）を行う。
11. 患者の身体的特徴と臨床検査結果を評価し，降圧薬の薬物動態学的特性を考慮する必要があるかを判断する。
12. 合併症がない高血圧患者には，第1選択薬としてチアジド系利尿薬が使用されるべきである。チアジド系利尿薬は単独でも，他の降圧薬と併用してもよい。
13. 目標血圧値を達成するために，ほとんどの患者は2種類以上の降圧薬を必要とする。
14. チアジド系利尿薬，β遮断薬（BB），アンジオテンシン変換酵素阻害薬（ACE阻害薬）/アンジオテンシンⅡ受容体拮抗薬（ARB），カルシウム拮抗薬（CCB）は無作為化臨床試験

により，心血管系疾患の罹患率や死亡率を減少させることが証明されている．JNC7ガイドラインでは，チアジド系利尿薬とACE阻害薬が第1選択薬として推奨されている．ただし，禁忌であったり，忍容性が著しく低かったり，特別な適応症がある場合は除外される．
15. 血圧の評価は通常，治療開始後2〜4週間，ACE阻害薬およびレセルピン投与の場合は4〜6週間で行う．副作用（adverse effect）は薬物治療開始後または用量変更後2〜4週間で発現するので，定期的に確認しなければならない．患者の状態が安定した後は，合併症状によりモニタリングが必要な場合を除き，血圧測定は3〜6ヵ月ごとに，臨床検査は6〜12ヵ月ごとに行えばよい[2]．

推奨される治療[1]

表3-4参照．

表3-4　初期治療のためのガイドライン[1]

分類	生活様式の改善	初期薬物療法	
		特別な病態なし	特別な病態あり
正常	実施	薬物治療なし	薬物治療なし
前高血圧	実施	薬物治療なし	特別な病態のための薬物治療
ステージ1 高血圧症	実施	薬物治療： ほとんどの場合，チアジド系利尿薬 ACEI, ARB, BB, CCBまたは，これらの併用も検討する．	特別な病態のための薬物治療 必要があれば他の降圧薬を使用する．
ステージ2[*] 高血圧症	実施	ほとんどの場合，2剤併用による薬物治療 薬物治療： ほとんどの場合，チアジド系利尿薬 ACEI, ARB, BB, CCBまたは，これらの併用も検討する．	

ACEI：アンジオテンシン変換酵素阻害薬，ARB：アンジオテンシンⅡ受容体拮抗薬，BB：β遮断薬，CCB：カルシウム拮抗薬

[*]ステージ2高血圧症：ステージ2の高血圧患者には，2種類以上の降圧薬が必要であることを理解する．まず1剤目を開始し，忍容性を確認した後に2剤目を追加するか，合剤に変更することを考慮する．血圧のコントロールに，2種類以上の薬を必要とする場合には，合剤に変更することでアドヒアランスを高め，薬剤費用を削減することができる．

特別な病態における薬物選択その1 [1]

- うっ血性心不全（CHF）　　　　　　　：ACEI，BB，スピロノラクトン，ARB，チアジド系利尿薬
- 心筋梗塞（MI）後　　　　　　　　　　：ACEI，BB，スピロノラクトン，ARB
- 心血管疾患（CVD）のハイリスク群　　：チアジド系利尿薬，ACEI，BB，CCB
- 心疾患がなくタンパク尿を伴わない糖尿病：チアジド系利尿薬，BB，ACEI，ARB，CCB
- 脳卒中の再発予防　　　　　　　　　　：チアジド系利尿薬，ACEI

(ACEI：アンジオテンシン変換酵素阻害薬，BB：β遮断薬，ARB：アンジオテンシンⅡ受容体拮抗薬，CCB：カルシウム拮抗薬)

特別な病態における薬物選択その2

- タンパク尿を伴う糖尿病　　　　　　　：ARB，ACEI
  使用する降圧薬の種類にかかわらず，血圧を下げることで腎および心血管系のリスクを減らせることがメタ解析から示唆されている[4-9]。
- 慢性腎疾患　　　　　　　　　　　　　：チアジド系利尿薬，ACEI，ARB，BB[10,11]
- 左心室肥大（LVH）を有する高齢者　　：BB，ARB[12,13]（ACEIも投与可能）
- LVHと孤立性収縮期高血圧（ISH）の高齢者：ARB[12,13]（ACEIも投与可能）
- 心房細動　　　　　　　　　　　　　　：BB，CCB（非ジヒドロピリジン）
- 狭心症症状　　　　　　　　　　　　　：BB，CCB

推奨投与量

- JNC7ガイドラインを参照
- クロルタリドンがヒドロクロロチアジドよりも優れているかについては，議論が分かれている。また，患者のアウトカムに違いがあるかを明らかにする比較研究はない。主なチアジド系利尿薬の研究では，クロルタリドンが使用されている。クロルタリドンやヒドロクロロチアジドは12.5〜25mg，1日1回使用されている[14-16]。

抵抗性高血圧の原因 [1]

- 血圧測定上の問題
- 循環血液量の増加および擬忍容性（過剰のナトリウム摂取，腎疾患による体液保留，不適切な利尿薬の使用）
- 必ずしも最適ではない薬物療法（不適切な用量または不適切な併用療法，アドヒアランスの不良）
- 薬物誘発性（NSAID，ステロイド，違法薬物，交感神経作用薬，経口避妊薬，ハーブサプリメント，シクロスポリン，タクロリムス，エリスロポエチン，甘草）
- アルコールの過剰摂取

- 肥満
- 識別可能な合併症（睡眠時無呼吸症，慢性腎疾患，原発性アルドステロン症，腎血管疾患，クッシング症候群，褐色細胞腫，大動脈縮窄症，甲状腺疾患，副甲状腺疾患）

抵抗性高血圧の処置

- 白衣高血圧を見つけるために，24時間血圧測定または自宅での血圧測定を行う。いずれの血圧測定でも血圧が上昇しているようであれば治療を検討する。
- 抵抗性高血圧の患者には25～50mg，1日1回のスピロノラクトンを追加する。小規模研究ではあるが，スピロノラクトンが抵抗性高血圧に有効であるという報告がある。カリウムと血清クレアチニンをモニタリングすること。
- 血液量対血管収縮などの高血圧の発症機序の評価が必要であれば，他のケアプロバイダへの相談を検討する[17]。

治療目標

1. 心血管疾患および腎疾患の罹患率と死亡率を減少させる。
2. 目標血圧値を＜140/90mmHgとする。糖尿病，腎疾患患者の場合は＜130/80mmHgとする。

臨床薬学における目標

1. 血圧値が＞140/90mmHgの患者を特定する。糖尿病または腎疾患患者では＞130/80mmHgとする。
2. 目標血圧値を＜140/90mmHgとして指導する。糖尿病または腎疾患患者では＜130/80mmHgとする。
3. 禁忌，あるいは他の疾患の治療のために優先して服用する薬がない限り，チアジド系利尿薬を第1選択薬として目標血圧値を達成する。
4. 積極的に高血圧治療に取り組み，率先して生活様式を改善するように患者を指導する。
5. 共感を示したり，動機づけを促すことにより，治療に対するアドヒアランスの妨げになっているものを取り除く。
6. 薬の副作用の発生をモニタリングし，その発生を減らす。
7. 抵抗性高血圧の原因を見つけ，解決の努力をする。
8. 高血圧に対する患者の理解と，血圧の自己測定方法と適切な継続管理に対する患者の理解を確実なものにする。

アウトカム評価

1. プロセスの評価尺度：患者が，疾病の状態と治療法の基本的な考え方を理解する。最も費用対効果の優れた投薬により目標血圧値を達成する。

2．代理臨床マーカー：合併症のない高血圧患者の場合は，血圧を＜140/90mmHgに調整する。腎疾患または糖尿病患者では＜130/80mmHgとする。
3．健康アウトカムの評価尺度：心血管疾患の罹患率と，それに関連する罹患率および死亡率を減少させる。

患者の情報源

1．http://www.americanheart.org.
2．http://www.nhlbi.nih.gov/guidelines/hypertension/

症例研究

S：56歳の黒人男性が抵抗性高血圧のフォローアップのために来局した。薬剤師はプライマリケアプロバイダ（PCP）から，患者の薬を再検討し，適切なものを提案するように依頼された。診療録を確認した後，すべての薬を毎月ごとのリフィル調剤（**第21章参照**）にした。患者は薬の副作用もなく，何の問題もなく薬を服用していると述べている。患者は自分の薬物療法の目的，服用している薬の名前，用量を熟知している。メディセットという薬箱を使用しており，確認したところ，正しく補充している。診療録から，患者の血圧は降圧薬を追加することで改善されてきたことがわかる。

既往歴：高血圧，軽度の腎不全，うつ，5年前に心筋梗塞

生活様式：食生活は非常にバランスが取れており，フルーツ，野菜は適量を摂取している。また，ナトリウムの摂取量も十分少ない。仕事が忙しく，運動はやや少なめであるが，週に2，3回はウォーキングをしている。

身体所見：息切れ，胸痛，倦怠感，視力変化，虚脱感などは否定している。

現在服用している薬：

　　ヒドロクロロチアジド　25mg　1日1回
　　リシノプリル　40mg　1日1回
　　ニフェジピン XL　90mg　1日1回
　　メトプロロール XL　200mg　1日1回
　　ロバスタチン　40mg　夕食後

O：BP　158/94，HR　70
SCr　1.7（過去3年間安定している），K　4.3，BUN　15
2002年：LDL　186
2007年：LDL　130

A/P：高血圧－現在の投与計画では管理不良：目標血圧＜140/90mmHg
脂質異常症－現在の投与計画では管理不良：目標LDLは，冠動脈疾患があるので＜100mg/dLとする。

1．抵抗性高血圧の治療のためにスピロノラクトン25mg，1日1回を追加する。
現在の4種類の降圧薬では投与量が限界に達しているので，選択肢は少ない。妥当な選

択肢としてはスピロノラクトン，クロニジン，メチルドパ，低用量レセルピン，またはα遮断薬を追加することであるが，いずれも固有の副作用があり，薬の種類が増えるとアドヒアランスが下がるので限度がある。

2．脂質を下げるため，ロバスタチンからシンバスタチン40mgに変更する。
3．45分間のウォーキングを週に2〜3回行い，最終的には週に4〜5回を目標とするように促す。
4．スピロノラクトンを開始すると高カリウム血症を引き起こす可能性があるため，血清クレアチニンとカリウムを2週間後に再度確認する。フォローアップのため，4週間後に再度クリニックを訪ねてもらう。

参考文献

1. National High Blood Pressure Education Program Working Group. The seventh report of the Joint National Committee on prevention, detection, evaluation and treatment of high blood pressure. *JAMA*. 2003 ; 289 : 2560-72. http://www.nhlbi.nih.gov/guidelines/hypertension/.
2. Saseen JJ, Carter BL. Hypertension. In : DiPiro JT, Talbert RL, Yee GC, et al, eds. *Pharmacotherapy : a pathophysiologic approach*. 6th ed. New York, NY : The McGraw-Hill Companies, Inc ; 2005 : 185-217.
3. Smith SC, Allen J, Blair SN, et al. AHA/ACC guidelines for secondary prevention for patients with coronary and other atherosclerotic vascular disease : 2006 update. *Circulation*. 2006 ; 113 : 2363-72.
4. Cases JP, Chua W, Loukogeorgakis S, et al. Effect of inhibitors of the renin-angiotensin system and other antihypertensive drugs on renal outcomes : systematic review and meta-analysis. *Lancet*. 2005 ; 366 : 2026-33.
5. Strippoli G, Craig M, Deeks JJ, et al. Effects of angiotensin converting enzyme inhibitors and angiotensin II receptor antagonists on mortality and renal outcomes in diabetic nephropathy : systematic review. *BMJ*. 2004 ; 329 : 828.
6. Whelton PK, Barzilay J, Cushman W, et al. Clinical outcomes in antihypertensive treatment of type 2 diabetes, impaired fasting glucose concentration and normoglycemia. *Arch Intern Med*. 2005 ; 165 : 1401-9.
7. Berl T, Hunsicker LG, Lewis J, et al. Cardiovascular outcomes in the irbesartan diabetic nephropathy trial in patients with type 2 diabetes and overt nephropathy. *Arch Intern Med*. 2003 ; 138 : 542-9.
8. Lewis EJ, Hunsicker LG, Clarke WR, et al. Renoprotective effect of the angiotensin-receptor antagonist irbesartan in patients with nephropathy due to type 2 diabetes. *N Engl J Med*. 2001 ; 345 : 851-60.
9. Brenner BM, Cooper ME, deZeeuw D, et al. Effects of losartan on renal and cardiovascular outcomes in patients with type 2 diabetes and nephropathy. *N Engl J Med*. 2001 ; 345 : 861-9.
10. Rahman M, Pressel S, Davis B, et al. Renal outcomes in high-risk patients treated with an angiotension-converting enzyme inhibitor or a calcium channel blocker vs a diuretic. *Arch Intern Med*. 2005 ; 165 : 936-46.
11. Wright JT, Bakris G, Greene T, et al. Effect of blood pressure lowering and antihypertensive

drug class on progression of hypertensive kidney disease: results from the AASK Trial. *JAMA*. 2002 ; 288 : 2421-31.
12. Dahlof B, Devereux RB, Kjeldsen SE, et al. Cardiovascular morbidity and mortality in the losartan intervention for endpoint reduction in hypertension study (LIFE): a randomized trial against atenolol. *Lancet*. 2002 ; 359 : 995-1003.
13. Kjeldsen SE, Dahlof B, Devereux RB, et al. Effects of losartan on cardiovascular morbidity and mortality in patients with isolated systolic hypertension and left ventricular hypertrophy: a losartan intervention for endpoint reduction (LIFE) substudy. *JAMA*. 2002 ; 288 : 1491-8.
14. ALLHAT Officers and Coordinators for the ALLHAT Collaborative Research Group. Major outcomes in high-risk hypertensive patients randomized to angiotensin-converting enzyme inhibitor or calcium channel blocker vs diuretic: the antihypertensive and lipid-lowering treatment to prevent heart attack trial (ALLHAT). *JAMA*. 2002 ; 288 : 2981-97.
15. Multiple Risk Factor Intervention Trial Research Group. Multiple risk factor intervention trial. Risk factor changes and mortality results. *JAMA*. 1982 ; 248 : 1465-77.
16. SHEP Cooperative Research Group. Prevention of stroke by antihypertensive drug treatment in older persons with isolated systolic hypertension. Final results of the systolic hypertension in the elderly program (SHEP). *JAMA*. 1991 ; 265 : 3255-64.
17. Taler S, Textor S, Augustine J. Resistant hypertension. Comparing hemodynamic management to specialist care. *Hypertension*. 2002 ; 39 : 982-8.

糖尿病

Laura J. Hanson

第 4 章

　糖尿病はインスリンの分泌障害，インスリンの作動障害またはその両方の障害から生じる高血糖に特徴づけられる代謝性疾患である。糖尿病は，米国では約2,000万人が発症しており，その90％が2型糖尿病である。2型糖尿病とその前兆である耐糖能異常の発症率が上昇し続けており，肥満の増加と比例している[1]。薬剤師は糖尿病の患者ケアにさまざまな形で参加する機会をもっている。CDTMに関する協定により，薬剤師は糖尿病および糖尿病に関連した合併症の予防と治療，患者教育および患者の自己管理技能の向上などに関与することができる。

適応

糖尿病は次の4種に分類される。
1. 1型糖尿病（β細胞の破壊，通常は絶対的インスリン欠乏に至る）
2. 2型糖尿病（インスリン抵抗性を伴う進行性のインスリン分泌障害）
3. その他の特定の機序，疾患による糖尿病（β細胞機能の遺伝子異常，膵外分泌疾患，薬または化学物質などにより誘発される糖尿病）
4. 妊娠性糖尿病（GDM）

　薬剤師のもとへ糖尿病管理のために紹介されて来る患者のほとんどは事前に診断が確定しているが，診断基準（表4-1）とスクリーニングのためのリスクファクタ（表4-2）を理解しておくことが重要である。

表 4-1　糖尿病の診断基準[*]

1) 糖尿病の症状に加えて，食後血糖値（随時血糖値）≧200mg/dL である。食後血糖値とは食事後，経過時間にかかわらないある時点の血糖値として定義される。典型的な糖尿病の症状に，多尿症，多渇症，および説明のつかない体重減少などがある。

または

2）空腹時血糖値≧126mg/dL である。空腹時とは，少なくとも8時間はカロリーを摂取していない状態と定義される。

または

3）経口的ブドウ糖負荷試験において，ブドウ糖負荷2時間後の血糖値≧200mg/dL である。水に無水グルコース75g 溶解したものと同等のものを用いて，WHO の定める方法で実施する。

*1）～3）のいずれかの項目に該当する場合，糖尿病と診断される。

表4-2　スクリーニングのための付加的なリスクファクタ

・運動習慣がない。
・一親等内の親族に糖尿病患者がいる。
・リスクの高い人種である（アフリカ系や，ラテン系，アジア系アメリカ人，アメリカ先住民，太平洋諸島アメリカ人など）。
・体重9ポンド（およそ4,000g）より大きな胎児を出産したことがある。または妊娠性糖尿病と診断されたことがある。
・高血圧（≧140/90mmHg）
・HDL-C＜35mg/dL および/または TG＞250mg/dL
・多嚢胞性卵巣症候群（PCOS）
・耐糖能異常（IGT）または空腹時血糖異常（IFG）の検査結果が出たことがある。
・インスリン抵抗性に関連した他の臨床症状を有している（黒色表皮肥厚症など）。
・血管疾患の病歴がある。

糖尿病の管理

　糖尿病治療では，生活様式の改善と薬物療法の両方に力点を置き，各個人に合わせた治療を行わなくてはならない。血糖値の正常化，微小血管と大血管の合併症を予防することが，あらゆる種類の糖尿病治療の主要な到達目標である。血糖値正常化のために集学的治療を行うことで，網膜症や腎症，神経障害の発症率を減らせることが大規模臨床試験によって証明されている[2-4]。HbA1c を1％減らすごとに臨床的なアウトカムが改善される。しかし，集学的治療に関連して，重度の低血糖症のリスクが増大することも考慮しなくてはならない。

非薬物療法

　血糖コントロールに加えて生活様式の改善ができる患者は，糖尿病につながる耐糖能異常の進行を抑えることができる[5]。糖尿病患者への非薬物療法の主要な要素は次の3つである。
・低カロリー，低脂肪，高炭水化物を摂取するような食生活への改善
・運動の増加
・減量

糖尿病の薬物療法

1．血糖コントロールのための経口治療薬

経口治療薬は，2型糖尿病またはβ細胞がまだ機能している患者に使用される。現在のところ，糖尿病のための経口治療薬には4つの作用機序がある。

a．スルホニル尿素あるいはメグリチニドにより，インスリン分泌を促進する。
b．ビグアナイドあるいはチアゾリジンにより，インスリンの抵抗性を改善する。
c．$α$-グルコシダーゼ阻害薬により，炭水化物の腸内吸収を遅延する。
d．シタグリプチンにより，活性型のインクレチンホルモンを増加させ，インスリン分泌を促進する。

これらの薬は，治療目標を達成するためにしばしば併用される。薬剤師は薬効，副作用，費用などを考慮して薬を選択する。インスリン療法は，二次的な低血糖の問題があり，自己注射を躊躇する患者がいたり，自己注射そのものが患者には難しいため，しばしば中断せざるを得ないことがある[6]。しかし，血糖降下薬として最も有効なインスリンを避けることは，長期的に見ると有益ではない。

2．血糖コントロールのためのインスリン以外の注射薬

グルコース恒常性は複数のホルモンの相互作用に依存している。膵臓のβ細胞からは，インスリンとアミリンが分泌され，膵臓のα細胞からは，グルカゴン，胃腸ペプチドであるグルカゴン様ペプチド1（GLP-1）および胃抑制ペプチド（GIP）などが分泌される。これらのペプチドの調節異常は高血糖を引き起こす[7]。プラムリンチド（アミリンの合成アナログ）とエクセナチド（GLP-1と同様の作用をもつインクレチン類似薬）が，最近米国で認可された合成医薬品である。これらの薬は，単独では体重の減少や血糖の低下をもたらすことはないが，他の薬との併用で血糖低下作用を増大させる可能性がある。

3．インスリン療法

インスリン療法は糖尿病後期の合併症の頻度と重症度を軽減することを目的として，厳密なグルコース管理を達成するものである。この治療法では，健常人のインスリン分泌の生理的な変動を模倣する。インスリンはあらゆる種類の糖尿病患者で使用することができる。1型糖尿病患者はインスリン療法を必須とし，2型糖尿病患者も時間の経過とともにβ細胞の機能が低下するとインスリン療法を必要とする。2型糖尿病では，体外から投与されるインスリンが内因性インスリンの相対的な欠乏を補完し，インスリン抵抗性を改善する。

標準的なインスリン療法

「標準的なインスリン療法」とは，比較的単純なインスリン投与法を意味し，例えば，1日に1回または2回，速効型（R）または中間型（N）インスリンを同じ注射器で混合し，朝食前や夕食前に一定の量を投与するものである。標準的なインスリン治療によって1型糖尿病患者の目標とするHbA1c値を達成することは難しい。2型糖尿病患者においても適切に血糖値を調節できない可能性がある。

強化インスリン療法

「強化インスリン療法」とは，持続性の基礎インスリン注射と組み合わせた速効型のインス

リンを，毎食前などに1日3回以上注射する治療法を意味する。強化インスリン療法は，当初1型糖尿病の治療のために用いられたが，現在ではあらゆる種類の糖尿病治療に用いられている。この治療法は，健常人のインスリン分泌の日内変動を模倣することに力点を置いている。すなわち，食間と夜間の基礎インスリンレベルを維持し，食後30〜60分には急激に上昇し，食後2〜3時間で基礎インスリンレベルに戻るように体外からインスリンを補充する。

インスリン療法の開始

開始投与量はプロバイダの経験に依存し，開始後すぐに患者の反応に基づき調整される。患者の体重に応じて，開始投与量を決めることもできる（**表4-3参照**）。インスリンの投与計画を立案する際には，インスリンごとの効果の違い，安全性，費用などを詳細に調べる必要がある。通常1日量の40〜60%が基礎インスリンとして投与され，残りは食前に分割して投与される。肥満の2型糖尿病患者はインスリン抵抗性のために，通常よりも多くの用量が必要な場合がある[8]。

a．1型糖尿病患者のインスリン投与計画の例
　ⅰ．基礎インスリン
　　・就寝前に中間型（N）
　　・インスリングラルギン
　ⅱ．追加インスリン（食事に合わせて投与する）
　　・脂肪やタンパク質が多い食事では，効果が長く続く速効型（R）インスリンで良好な血糖コントロールが可能
　　・超速効型はインスリンの作用が非常に短いため，炭水化物が多い食事で良好な血糖コントロールが可能

b．2型糖尿病患者のインスリン投与計画の例
　ⅰ．すでに経口治療薬を服用している患者にインスリン療法を開始する場合には，就寝前の中間型（N）が効果的であることが証明されている。空腹時血糖を下げ，さらに日中の血糖値を下げる。
　ⅱ．朝食前および夕食前の持続性のインスリン（中間型（N）など）と速効性のインスリン（速効型（R）または超速効型など）の複合投予計画，あるいは速効型（R）と中間型（N）を混合したインスリン製品（ヒューマリン3/7®など）の使用も便利である。食前の速効型（R）インスリンの投与量を調整する必要がある場合には，速効型（R）インスリンと中間型（N）インスリンを別々の注射器に分けて，それぞれの用量を調整する必要がある。
　ⅲ．患者がすでに経口治療薬を服用している場合でも，その治療を中止し，基礎インスリンおよび追加インスリン投与による強化インスリン療法に変更することも検討した方が

表4-3　体重に基づくインスリン投与量

標準のインスリン投与量（単位/kg 実体重）	
1型糖尿病	0.2〜0.6単位
2型糖尿病，空腹時血糖140〜250mg/dL	0.3〜0.6単位
2型糖尿病，空腹時血糖＞250mg/dL	0.5〜1.5単位

よい。

推奨される治療法

1型糖尿病と診断されたすべての患者は，インスリン療法を開始する必要がある。食事療法や運動療法，良好な血糖コントロールが達成できないのであれば，2型糖尿病患者であっても，薬物療法を開始すべきである。スルホニル尿素またはメトホルミンは第1選択薬として妥当である。副作用を考慮するとメトホルミンの方がよい。米国糖尿病協会（American Diabetes Association, ADA），欧州糖尿病学会（European Association for the Study of Diabetes, EASD）は，2006年に2型糖尿病の治療に関する合同声明を発表した[9]。ADAとEASDの合同委員会は，目標血糖値と必要な減量を達成し，その状態を維持することが困難である場合には，メトホルミン療法と生活様式の改善を同時に開始すべきことを結論としている。体重が軽い患者，体重が減ってきた患者，ケトン症の患者は，インスリン療法を開始しなくてはならない。インスリンは2型糖尿病の患者すべてに対して第1選択薬の1つに位置づけられる。

1種類の経口治療薬で血糖コントロールがうまくいかない場合には，作用機序の異なる薬またはインスリンを開始する。HbA1cが8.5％以上の患者には，経口治療薬を追加しても目標の血糖値を達成できないと考えられるので，インスリンの追加を優先する。

3種類の経口治療薬の使用は，有効性と経済性を考えると，インスリン療法に切り替えた方がよい[10]。ADAとEASDの合同委員会は，プラムリンチド，エクセナチド，α-グルコシダーゼ阻害薬，マグリチニドなどを第2選択薬とは見なしていない。臨床データが少ないこと，血糖値の減少効果が低いこと，比較的費用が高いことなどが，その理由である。

治療法の見直しは3ヵ月に1回以上の頻度で行うべきで，HbA1cの測定結果に基づき，可能な限り正常値に近いレベルを目標とする。HbA1c＞7％の場合は，投与計画のさらなる見直しが必要である。

血糖自己測定（Self Blood Glucose Monitoring, SBGM（SMBG））

薬剤師は，患者に血糖自己測定と血糖測定器の使用法を教育する機会が多い。血糖コントロールのために薬物療法を受けているすべての糖尿病患者は，定期的に血糖値を測定しなければならない。インスリンを使用している患者は高血糖と低血糖の両方を防ぐために，より頻回に血糖値を測定する必要がある。ADAでは1日最大4〜6回の測定を推奨している。血糖値は日内変動するので，インスリンを使用している患者では，血糖自己測定がきわめて重要である。運動，ストレス，病気，ホルモンの変化，旅行などを含めたさまざまな要因が血糖値に影響を及ぼす可能性がある。インスリン療法を最適化し，目標血糖値を達成するために，血糖自己測定を高い頻度で行うことは必要不可欠である。

糖尿病自己管理教育（Diabetic Self-Management Education, DSME）

ADAにより，糖尿病自己管理教育の標準が定められている。糖尿病の自己管理教育は，総合的なケア計画に基づいて，多くの専門分野から構成されたチームが実施する場合に最も効果

的であると証明されている。

　適切に教育された薬剤師は，糖尿病患者に彼ら自身の病態を理解させることができ，アドヒアランスの向上を図ることができる。患者のそれぞれのニーズを考慮し，どの分野の糖尿病教育が相応しいのかを決定し，糖尿病自己管理教育の内容を定期的に見直すことが必要である。ADAは，以下に記載されたカリキュラムを推奨している[11]。

- 糖尿病の発症機序と治療方法の選択肢に関する説明
- 適切な栄養学的な管理（栄養療法）
- 日常的な運動（運動療法）
- 治療効果の高い薬の使用方法
- 血糖値と，必要に応じて尿中ケトン値を測定し，その結果から血糖値の改善を図る方法
- 急性合併症を予防し，発見し，治療すること
- リスクファクタをできるだけ取り除き，慢性合併症を予防し，発見し，治療すること
- 日常生活において健康促進と問題解決の目標を設定すること
- 日常生活において心理社会的調整（Psychosocial adjustment）を取り入れること
- 妊娠前ケア，妊娠中および妊娠性糖尿病の管理を（該当する場合には）促すこと

合併症の管理

高血圧

　高血圧の早期治療は，心臓血管疾患の予防，糖尿病性腎症および網膜症の進行を最小限に食い止めるために重要である[12]。腎疾患または心臓血管疾患のリスクがそれほど高くない場合には，初期治療として生活様式を改善することが好ましい。生活様式の改善には減量，運動量の増加，ナトリウム摂取量の制限，禁煙およびアルコール摂取量の制限などが含まれる。

　糖尿病患者に対して，降圧薬は心血管系イベントを予防するために選択され，内在する腎疾患の進行を遅らせる役割も担う。

- ALLHAT研究は，糖尿病患者を始めとするリスクの高い患者では，アンジオテンシン変換酵素阻害薬（ACE阻害薬）よりもチアジド系利尿薬の方が，優れた心血管系のアウトカムを示すことを明らかにしている[13]。
- ACE阻害薬とアンジオテンシンII受容体拮抗薬（ARB）は，1型および2型糖尿病による進行性腎症の悪化を阻止する[14,15]。しかし，ほぼすべての高血圧を有する糖尿病患者は，目標血圧を達成するために，利尿薬とACE阻害薬またはARBの併用療法を必要とする。従って，これらの薬を単独で選択することに臨床的な妥当性はない。
- ALLHAT研究に基づき，高血圧を有する糖尿病患者は，他の降圧薬の適応がない限り，低用量のチアジド系利尿薬で治療を開始する。低用量のチアジド系利尿薬だけで目標血圧を達成することができない場合には，ACE阻害薬またはARBを追加する。ほとんどの患者で併用療法が必要になり[16]，ACE阻害薬に忍容性がない場合には，ARBを使用する。

脂質異常症

　全米コレステロール教育プログラム（The National Cholesterol Education Program）報告書およびヨーロッパのガイドラインでは，2型糖尿病を冠動脈心疾患（CHD）と同等に，最も高いリスクカテゴリーに分類している[17]。この分類は，心筋梗塞の病歴のない2型糖尿病患者が，心筋梗塞や冠動脈心疾患による死亡率に関して，心筋梗塞の病歴はあるが糖尿病でない患者と同等のリスクをもつことに基づいている[18]。

　コレステロール値のレベルにかかわらず，糖尿病患者は，糖尿病ではない患者よりも冠動脈疾患の罹患率が高い。これは，リポタンパク分画の質的な違いやアテローム硬化前の代謝的な変化によるものかもしれない。冠動脈心疾患の臨床所見のない患者を含めて，スタチン療法が糖尿病にかかわるアウトカムを改善することを示す無作為化臨床試験は，多くの疫学研究で見い出されたLDLコレステロールの上昇と心血管系リスクとの関係を明らかにしている[19]。

抗血小板療法

- 心血管疾患（CVD）の病歴をもつすべての糖尿病患者には，二次予防としてのアスピリン療法（75〜162mg/day）が推奨される[20]。
- 1型または2型糖尿病患者で心血管疾患のリスクの高い患者（40歳以上，心臓血管疾患の家族歴，高血圧，喫煙，脂質異常症，タンパク尿）では，一次予防としてのアスピリン療法（75〜162mg/day）が推奨される。
- 心血管疾患のリスクファクタをもつ30〜40歳の患者では，アスピリン療法を行ってはならない。
- 21歳以下の患者では，ライ症候群に対するリスクが上昇するので，アスピリン療法は行わない。
- アスピリンに他の抗血小板薬を併用するのは，重篤で（あるいは）進行中の心血管疾患をもつ患者に限るべきである。
- アレルギーや直近の消化管出血などの病歴のためにアスピリンが使用できない患者には，他の抗血小板薬を使用する。

禁煙

　近年，米国で実施された調査では，年齢，性別，人種，教育レベルを補正しても，非糖尿病患者よりも糖尿病患者で喫煙率が高かった[21]。新たに診断される糖尿病患者の25％以上が喫煙者である。心血管系リスクを減らすことを目的とする多くの臨床試験のメタ解析から，禁煙は他の介入よりもはるかに生存率に大きな影響を与えることが見い出されている[22]。この知見は，糖尿病患者にとって禁煙が最も重要な治療法の1つであることを示すものである。

予防接種

　糖尿病患者は，インフルエンザの予防接種を毎年受けるべきである。また，肺炎球菌の予防

接種を65歳になる前に受けた場合は，65歳を越えた後に再接種を受けるべきである．破傷風とジフテリアワクチンの再接種も必要である[20]．

治療目標

1. 標準化された方法でHbA1cを測定し，個々の患者の状況に応じて，適切に標準血糖値に近づける．
   a．HbA1cを3ヵ月ごとに測定する（治療目標に到達している患者では，測定頻度をさらに少なくしてよい）．
   b．HbA1cの目標値≤7％．HbA1cの目標値は，急激な血糖値の低下をきたさないように，できるだけ正常値である＜6％に近づける．低血糖を引き起こすリスクが高い患者や，調節を厳しく行っても良好な結果が得られない患者（高齢者や年齢の低い子供など）では，より高い目標値を設定することもある．
2. 空腹時血糖値90～130mg/dL
3. 血圧≤130/80mmHg（高血圧の管理に関しては第3章を参照）
4. 脂質管理
   a．LDL-C＜100mg/dL，TG＜150mg/dL，HDL-C＞50mg/dL
   b．総コレステロール値≥135mg/dLを示す40歳以上の糖尿病患者では，空腹時のLDL値にかかわりなく，スタチン療法によりLDL-C値をおよそ30％減少することが推奨される[23]．
   c．脂質異常症の管理に関しては第2章を参照
5. 心臓血管系のリスクの減少
   a．必要に応じて抗血小板療法を行う
   b．減量
   c．禁煙（禁煙に関しては第8章を参照）
6. 糖尿病の合併症の予防
   a．網膜症，腎症，神経障害，心血管疾患
   表4-4を参照すること．

臨床薬学における目標

1. 薬物療法における治療目標に到達していない患者（HbA1c，高血圧，脂質異常症など）を特定し，目標を達成できる費用対効果の高い治療法に変更する．
2. 必要な抗血小板療法を受けていない患者を見い出し，最適な薬物療法を開始する．
3. 喫煙している患者を特定し，禁煙を推奨し，その支援を行う．
4. セルフケア，血糖自己測定，糖尿病そのものや糖尿病の合併症を理解する教育を行う．
5. すべての患者が正しく血糖測定器を使えることを確認する．
6. 高度救急診療部や糖尿病関連クリニックを緊急ケアで訪れる患者を見い出し，フォローアップをする．

表 4-4 必要なモニタリングとその評価

患者情報	頻度
診断時の年齢	1回
健康に関する習慣（酒，運動，喫煙）	毎年
肥満（スクリーニング）	3年ごと
グリコヘモグロビン（HbA1c）	3ヵ月ごと，治療目標に合致している患者では測定の頻度を少なくしてもよい。
眼科診療	毎年，眼科専門医のアドバイスに従う。リスクの低い患者では検査の頻度を少なくしてもよい。
尿タンパク，アルブミンスクリーニング	毎年
足の検査，末梢動脈疾患のスクリーニング	毎年
血圧（スクリーニング）	糖尿病のフォローアップ時に毎回
空腹時脂質検査	毎年または目標に合致した患者では2年に1回
インフルエンザの予防接種	毎年
肺炎球菌の予防接種	1回，またはガイドラインに従い再接種する。
冠動脈心疾患のスクリーニング，リスク評価	毎年
喫煙の評価	フォローアップ時に毎回

アウトカム評価

1．代理臨床マーカー

次の薬理学的治療目標を達成する。

a．HbA1c＜7％
b．血圧＜130/80mmHg
c．LDL＜100mg/dL

2．健康アウトカムの評価尺度

糖尿病に関連した問題で，救急診療部や緊急ケアクリニックを訪問する回数を減らす。糖尿病の合併症による入院回数を減らす。心血管系イベントの発生を減らす。

患者の情報源

http://www.diabetes.org

症例研究

S：45歳のアフリカ系アメリカ人の男性。糖尿病の疑いで，指先穿刺による血糖自己測定と薬物治療を開始する可能性があるため，薬剤師に紹介された。

　過去の病歴に高血圧と肥満がある。患者は先週，プロバイダの診察で，空腹時血糖値が128mg/dL に上昇していることを指摘された。患者は過去にも「前糖尿病状態」であると指摘されたことがあったが，「自己注射は打ちたくなかった」ので再診にはいたらなかったと説明している。ヒドロクロロチアジド（HCTZ）25mg，1日1回をほぼ1年間服用しているが，定期的に服用していたと報告している。彼は定期的に血圧も確認しており，通常130/80mmHg なので「良好である」と考えている。胸痛，息切れ，浮腫，頭痛，めまいなどは否定している。ファーストフードを頻繁に食べており，昨年と比較して7.5kg ほど体重が増えたと報告している。彼は食事の摂取カロリー，食物脂肪，塩分の摂取量には注意を払っていない。デスクワーク中心の生活様式であるが，来春には運動を始める予定である。

　本日のカウンセリングでは，トイレの回数が多くなっているのは血圧の薬が原因なのかどうかを知りたがっていた。先週の診察で，主治医にこのことを訪ねるのを忘れていたが，最初にヒドロクロロチアジドを服用し始めたときにもトイレの回数が増えたことを記憶していた。最近は疲れやすく，夜中に3～4回，トイレに行かなくてはならないと訴えている。また，「皮膚のかゆみ」も訴えている。

家族歴：母親は糖尿病歴有り。父親は高血圧と冠動脈疾患歴有り。両者はすでに亡くなっている。兄弟はいない。

社会歴：喫煙習慣有り。夕食時に毎日ビールを1～2本。違法薬物を使用したことはない。

アレルギー：薬物アレルギーはない。

現在服用している薬：

　　ヒドロクロロチアジド　25mg　1日1回

　　マルチビタミンを毎日

　　一般用医薬品（OTC）の水虫薬

O：バイタルサイン：BP　139/89，HR　80回/min で正常

　Wt　120kg，RR　16回/min，T　36.6℃

　生化学検査は本日の午前実施

　臨床検査値：血糖値　280，SCr　1.4，他の数値は正常範囲内

　肝機能検査値：正常範囲内

　空腹時脂質検査値：LDL-C　190，HDL-C　30，TG　220

　HbA1c：8％

A：1．糖尿病：患者は新たに2型糖尿病と診断され，薬物治療を直ちに開始することが適切である。**本日の検査でも血糖値が高く，高血糖症の兆候で，症状から糖尿病と診断するには十分である。また，最近クリニックで測定した血糖値も高かった。HbA1c も上昇。複数のリスクファクタが混在している。**

　2．高血圧：現在の投与計画では目標血圧（<130/80mmHg）には達していない。おそらくナトリウムの多い食事，最近の体重増加および運動不足が原因である。

3．脂質異常症：コレステロール値上昇，冠動脈疾患の病歴なし，新たに糖尿病と診断。目標LDL-C値＜100mg/dL。生活様式の改善だけでは，この目標値を達成することはできないと考えられる。脂質の値は，血糖値がうまくコントロールされれば，改善すると考えられる。LDL-Cの目標値を達成するためには薬物治療が必要である。

P：1．糖尿病

a．糖尿病，疾患のリスクファクタ，糖尿病の合併症および血糖値を正常化することの重要性を説明する。本日から低用量のメトホルミンを1日2回開始する。目標HbA1c＜7％に抑え，血糖値をコントロールするために必要に応じて用量を漸増する。**患者は体重過多であり，減量がメトホルミン治療によい影響を与えるだろう。患者は幾分血清クレアチニンの値が高いが，メトホルミンを安全に使用することによりクレアチニン値は正常化するだろう。2006年のADAとEASDの合同委員会はメトホルミンを薬物治療の第1選択薬としている**[9]。

b．正しい血糖測定器の使用方法を実演説明した。患者は指示通りに血糖測定器を使用することができるようになり，本日，自分一人で自己血糖値を測定した。次のフォローアップまでの間，空腹時と就寝前の1日2回，血糖値を測定することに同意した。

c．心臓血管リスクの削減：アセチルサリチル酸81mg，1日1回を追加する。体重を減らすために，運動を増やして，食生活を改善することを勧めた。

d．患者教育：次のフォローアップ時には，さらに広範囲の糖尿病教育が必要になる。患者は糖尿病の合併症と食事，シックデイの管理，足のケア，口腔衛生など，リスクの削減に関して追加情報を必要とするため，定期的なフォローアップを計画する。さらなる教育のために，栄養士への紹介や糖尿病教室などへの参加を促す予定。

e．生化学検査：次のフォローアップの前に，アルブミン/クレアチニン比を確認する。

f．年に一度の検査のため，足治療や眼科の専門医に紹介する。

g．予防接種：毎年1回，インフルエンザの予防接種および肺炎球菌の予防接種を勧める。

2．高血圧：リシノプリル5mg，1日1回を服薬し，生化学検査を2週間ごとに行う。**患者はすでにチアジド系利尿薬を服用しているが，適切にコントロールできていないため，ACE阻害薬を追加することで糖尿病腎症の予防，あるいは進行を遅らせることができる。リシノプリルは後発薬が利用でき，費用対効果に優れている。**

3．脂質異常症：ロバスタチン40mg，1日1回を追加し，食事内容を改善する。6～8週間ごとに空腹時脂質検査を実施する。

4．1週間後に薬剤師によるフォローアップがあり，糖尿病と高血圧の管理が予定されている。薬が変更されたことと，必要な検査について理解していることを患者は自ら説明することができた。この時点ではこれ以上の質問はなかった。

参考文献

1．Killilea T. Long-term consequences of type 2 diabetes mellitus : economic impact on society and managed care. *Am J Manag Care*. 2002 ; 8 : S441-9.

2．The Diabetes Control and Complications Trial Research Group. The effect of intensive treat-

ment of diabetes on the development and progression of long-term complications in insulin-dependent diabetes mellitus. *N Engl J Med.* 1993 ; 329 : 977.
3 . UK Prospective Diabetes Study (UKPDS) Group. Intensive blood-glucose control with sulfonylureas or insulin compared with conventional treatment and risk of complications in patients with type 2 diabetes (UKPDS 33). *Lancet.* 1998 ; 352 : 837.
4 . Ohkubo Y, Kishikawa H, Araki E, et al. Intensive insulin therapy prevents the progression of diabetic microvascular complications in Japanese patients with non-insulin-dependent diabetes mellitus : A randomized prospective 6-year study. *Diabetes Res Clin Pract.* 1995 ; 28 : 103.
5 . Knowler WC, Barrett-Connor E, Fowler SE, et al. Reduction in the incidence of type 2 diabetes with lifestyle intervention or metformin. *N Engl J Med.* 2002 ; 346 : 393.
6 . Hirsch IB, Bergenstal RM, Parkin CG, et al. A real-world approach to insulin therapy in primary care practice. *Clin Diabetes.* 2005 ; 23 : 78-86.
7 . Riddle MC, Drucker DJ. Emerging therapies mimicking the effects of amylin and glucagon-like peptide 1. *Diabetes Care.* 2006 ; 29 : 435-8.
8 . Hirsch IB, Vega CP. Optimal initiation of insulin in type 2 diabetes. *Med Gen Med.* 2005 ; 7(4) : 49.
9 . Nathan DM, Buse JB, Davidson MB, et al. Management of hyperglycemia in type 2 diabetes : a consensus algorithm for the initiation and adjustment of therapy : a consensus statement from the American Diabetes Association and the European Association for the Study of Diabetes. *Diabetes Care.* 2006 ; 29 : 1963.
10. Sheehan MT. Current therapeutic options in type 2 diabetes mellitus : a practical approach. *Clin Med Res.* 2003 ; 1 : 189-200.
11. National Standards for Diabetes Self-Management Education. *Diabetes Care.* 2006 ; 29 : S78-85.
12. Adler AI, Stratton IM, Neil HA, et al. Association of systolic blood pressure with macrovascular and microvascular complications of type 2 diabetes (UKPDS 36) : prospective observational study. *BMJ.* 2000 ; 321 : 412.
13. Major outcomes in high-risk hypertensive patients randomized to angiotensin-converting enzyme inhibitor or calcium channel blocker vs diuretic : the Antihypertensive and Lipid-Lowering Treatment to Prevent Heart Attack Trial (ALLHAT). *JAMA.* 2002 ; 288 : 2981.
14. Lindholm LH, Ibsen H, Dahlof B, et al. Cardiovascular morbidity and mortality in patients with diabetes in the Losartan Intervention for Endpoint reduction in hypertention study (LIFE) : a randomized trial against atenolol. *Lancet.* 2002 ; 359 : 1004.
15. The Microalbuminuria Captopril Study Group. Captopril reduces the risk of nephropathy in IDDM patients with microalbuminuria. *Diabetologia.* 1996 ; 39 : 587.
16. Chobanian AV, Bakris GL, Black HR, et al. The Seventh Report of the Joint National Committee on Prevention, Detection, Evaluation, and Treatment of High Blood Pressure : The JNC 7 Report. *JAMA.* 2003 ; 289 : 2560.
17. Third Report of the National Cholesterol Education Program (NCEP) Expert Panel on Detection, Evaluation, and Treatment of High Blood Cholesterol in Adults (Adult Treatment Panel III) final report. *Circulation.* 2002 ; 106 : 3143.
18. Haffner SM, Lehto S, Ronnemaa T, et al. Mortality from coronary heart disease in subjects with type 2 diabetes and in nondiabetic subjects with and without prior myocardial infarction. *N Engl J Med.* 1998 ; 339 : 229.
19. Yudkin JS. How can we best prolong life? Benefits of coronary risk factor reduction in non-dia-

betic and diabetic subjects. *BMJ*. 1993 ; 306 : 1313.
20. American Diabetes Association : Standards of Medical Care in Diabetes—2006. *Diabetes Care*. 2006 ; (29 Suppl) : S1-S85.
21. Ford ES, Malarcher AM, Herman WH, et al. Diabetes mellitus and cigarette smoking : findings from the 1989 National Health Interview Survey. *Diabetes Care*. 1994 ; 17 : 688.
22. Yudkin JS. How can we best prolong life? Benefits of coronary risk factor reduction in non-diabetic and diabetic subjects. *BMJ*. 1993 ; 306 : 1313.
23. Heart Protection Study Collaborative Group. MRC/BHF Heart Protection Study of cholesterol lowering with simvastatin in 20,536 high-risk individuals : a randomized placebo-controlled trial. *Lancet*. 2002 ; 360 : 7-22.

血栓塞栓症

Greta Sweney

第 5 章

　動脈および静脈血栓症は死亡の主要な原因である。毎年70万人が脳卒中を新規発作として，あるいは，再発発作として経験している。そのうちの87％は虚血性脳梗塞である[1]。加えて，深部静脈血栓症（DVT），肺塞栓症（PE）を含む静脈塞栓血栓イベント（VTE）は毎年200万件以上発生している。これもまた主要な死因になっている[2]。薬剤師は，血栓塞栓症患者をケアするうえで重要な役割を果たす。患者が抗凝血クリニックを利用することで，費用を抑え，出血や血栓塞栓によるイベントの発生を著しく減らすことができる[3]。

適応

　抗凝血療法を必要としている血栓塞栓症患者は，疾病の管理と教育のためにプライマリケアプロバイダ（PCP）から薬剤師に紹介される。表5-1に抗凝血療法の適応，国際標準化比（INR），推奨される治療期間を示す。

管理

1．抗凝血療法を行ううえで，適応と治療の選択肢を確認することは重要である。
2．出血と血栓塞栓症のリスクを判断するために，病歴，検診および投薬記録の再検討を行う。
3．最適な抗血栓薬（ワーファリン，ヘパリン，低分子量ヘパリン，あるいはそれらの併用）を決定し，治療を開始する。
4．患者に抗凝血の知識を教育するとともに，医療スタッフに対する指導も行う。患者，医療スタッフのカウンセリングに応じる。
5．開始した抗血栓薬ごとに指示された間隔で臨床検査を行い，その検査値を確認する。
6．抗凝血作用が維持されるよう，必要に応じて投与量を調整する。
7．過剰抗凝血や過少抗凝血を管理する。
8．必要に応じて抗凝血療法を中止する。

表 5-1 抗凝血療法における最適化された治療有効範囲と実施期間

適応	目標国際標準化比（範囲）	期間	コメント
心房細動（AF）/心房粗動			
リスクファクタなし，年齢65歳以上	なし	長期	アスピリン325mg（のみ）1日1回
リスクファクタなし，年齢65～75歳	2.5(2.0～3.0)	長期	
75歳以上またはリスクファクタあり	2.5(2.0～3.0)	長期	
（一過性脳虚血発作/卒中/血栓塞栓症，高血圧，左心室機能不全，僧帽弁疾患，弁置換術などの病歴あり）			
電気的除細動前（心房細動/心房粗動48時間以上）	2.5(2.0～3.0)	3週間	
電気的除細動後（正常洞調率）	2.5(2.0～3.0)	4週間	
心原性脳卒中			
脳卒中のリスクファクタあり	2.5(2.0～3.0)	長期	
（心房細動，うっ血性心不全，左心房機能不全，壁在血栓：一過性脳虚血発作/卒中/血栓塞栓症の病歴）			
抗凝血療法中におきた血栓イベントの後	2.5(2.0～3.0)	長期	抗血小板療法を追加
左心室機能不全			
駆出率30％以下	2.5(2.0～3.0)	長期	
一過性，心筋梗塞後	2.5(2.0～3.0)	3ヵ月	アスピリン81mg 1日1回追加
抗凝血療法中におきた血栓イベントの後	2.5(2.0～3.0)	長期	抗血小板療法を追加
心筋梗塞（MI）			
前壁心筋梗塞後	2.5(2.0～3.0)	3ヵ月	アスピリン81mg 1日1回追加
一過性のリスクのある下壁心筋梗塞後	2.5(2.0～3.0)	3ヵ月	アスピリン81mg 1日1回追加
（心房細動，うっ血性心不全，左心房機能不全，壁在血栓：血栓塞栓症の病歴）			
持続性リスクのある初回の治療後	2.5(2.0～3.0)	長期	アスピリン81mg 1日1回追加
血栓塞栓症（DVT, PE）*			
再発の治療/防止（ふくらはぎの静脈と上肢の深部静脈血栓症（DVT）を含む）			
一過性リスク要因	2.5(2.0～3.0)	3ヵ月	
特発/初回の病状発現	2.5(2.0～3.0)	6～12ヵ月	長期療法を考慮
再発した静脈血栓塞栓	2.5(2.0～3.0)	長期	
悪性腫瘍がある	2.5(2.0～3.0)	長期	3～6ヵ月の低分子量ヘパリンを先に
過剰凝血状態	2.5(2.0～3.0)	6～12ヵ月	長期療法を考慮
血栓性素因状態が2つまたは3つ	2.5(2.0～3.0)	12ヵ月	長期療法を考慮
抗リン脂質抗体症候群	2.5(2.0～3.0)	12ヵ月	長期療法を考慮
～再発した静脈血栓塞栓または他のリスク要因	3.0(2.5～3.5)	12ヵ月	長期療法を考慮
慢性血栓塞栓性肺高血圧症	2.5(2.0～3.0)	長期	
脳静脈洞血栓症	2.5(2.0～3.0)		3～6ヵ月

心臓弁膜症			
大動脈弁疾患	2.5（2.0〜3.0）	長期	
（可動性アテロームまたは4mm以上の大動脈プラークを伴う）			
僧帽弁逸脱，逆流，輪部石灰化			
心房細動あるいは全身性塞栓症の病歴がある	2.5（2.0〜3.0）	長期	
アスピリン治療中に再発した一過性虚血発作	2.5（2.0〜3.0）	長期	
リウマチ性僧帽弁疾患			
心房細動あるいは全身性塞栓症の病歴がある，または左心房肥大（5.5cm以上）	2.5（2.0〜3.0）	長期	
抗凝血療法中の血栓イベント後	2.5（2.0〜3.0）	長期	アスピリン81mg1日1回追加
弁置換術－生体弁			
大動脈弁	2.5（2.0〜3.0）	3ヵ月	アスピリン継続（またはアスピリンのみ）
僧帽弁	2.5（2.0〜3.0）	3ヵ月	アスピリン81mg1日1回継続
大動脈弁または僧帽弁			
左心房の血栓症	2.5（2.0〜3.0）	3ヵ月以上	アスピリン81mg1日1回継続
全身性塞栓症の病歴がある	2.5（2.0〜3.0）	3〜12ヵ月	アスピリン81mg1日1回継続
心房細動がある	2.5（2.0〜3.0）	長期	
全身性塞栓症後	2.5（2.0〜3.0）	長期	アスピリン81mg1日1回追加
弁置換術－機械弁			
大動脈弁			
二葉弁，St Jude	2.5（2.0〜3.0）	長期	
二葉弁，Carbomedics/傾斜型ディスク弁 Medtronic Hall Valve	2.5（2.0〜3.0）	長期	
正常洞調律，駆出率および左心房正常	3.0（2.5〜3.5）	長期	
傾斜型ディスク弁（他のメーカー）	3.0（2.5〜3.5）	長期	
ボールとケージ/ケージディスク弁	3.0（2.5〜3.5）	長期	アスピリン81mg1日1回併用
僧帽弁			
二葉弁または傾斜型ディスク弁	3.0（2.5〜3.5）	長期	
ボールとケージ/ケージディスク弁	3.0（2.5〜3.5）	長期	アスピリン81mg1日1回併用
追加的なリスクファクタあるいは血栓塞栓イベント後	3.0（2.5〜3.5）	長期	アスピリン81mg1日1回追加

*非分画ヘパリン/低分子量ヘパリンを最低5日間，国際標準化比2になるまで。深部静脈血栓症（DVT）では2年間足首に30〜40mmHgの弾力圧迫靴下を追加

ヘパリン

　低分子量ヘパリン（LMWH）が導入されるまでは，非分画ヘパリン（UFH）がすべての血栓塞栓治療の標準であった。ヘパリンの投与量設計は一般的に体重を基にして行い，適応症によって変わる。薬の有効治療濃度域が狭く，予測できない用量反応があるため，注意深くモニタリングすることが必要である[4]。定められたプロトコルに基づき，必ず活性化トロンボプラ

スチン時間（aTTP）を測定し，ヘパリン投与量を有効治療濃度域になるよう調整し，維持しなくてはならない。臨床試験に用いられる試薬や機器により，得られる値が異なるので，それぞれの医療機関で検査結果と用量調整の方法を補正する必要がある。

　UFH による合併症には次のものがある。
　・出血
　・骨粗鬆症
　・ヘパリン起因性血小板減少症（HIT）

　ヘパリンの抗凝血作用はプロタミンによって阻害することができる。HIT は直接トロンビン阻害薬を用いて管理する。詳細については，抗血栓症および血栓溶解剤治療に関する第 7 回米国胸部専門医学会会議（The Seventh American College of Chest Physicians (ACCP) Conferrence on Antithrombotic and Thrombolytic Therapy）のエビデンスに基づくガイドライン[4]を参照すること。

低分子量ヘパリン（LMWH）

　LMWH は，分画により得られる短鎖のヘパリン分子で，UFH よりも低分子量である。現在，米国ではエノキサパリン，ダルテパリン，チンザパリンの 3 種の LMWH が入手できるが，すべて異なった化学的手法により抽出されたもので，異なる分子量をもつ。いずれも良好な生物学的利用率と優れた薬物動態特性を有している。予防目的では，一定量を投与し，血栓塞栓イベントの治療を目的とする場合には，総体重から投与量を算出して用いる。LMWH を使用する場合は，腎疾患患者，肥満患者や妊婦などの特別な患者群を除いて，一般的に臨床検査は不要である。

1．一般的な投与におけるガイドライン
　a．急性血栓症の初期治療
　　ⅰ．エノキサパリンを 1 mg/kg の割合で皮下注射にて12時間ごとに投与し，最低治療単位を 5 日間として，国際標準化比（INR）が 2 日間継続して治療域になるまで行う。
　　　肥満でない患者（BMI 27以下）や悪性腫瘍がない患者では，エノキサパリンを1.5 mg/kg の割合で24時間ごとに投与することができる[5]。
　　ⅱ．チンザパリン 175 IU/kg を皮下注射にて毎日投与し，最低治療単位を 6 日間として，INR が 2 日間継続して治療域になるまで行う[6]。
　　ⅲ．ダルテパリン 200 IU/kg を皮下注射にて24時間ごとに投与し，最低治療単位を 5 日間として，INR が 2 日間継続して治療域になるまで行う（世界的に常用されている用量であるが，FDA に承認されてはいない）。
　b．心房細動，心臓弁置換，左心室血栓患者，あるいはその他の心血管疾患患者における抗凝血を目的とした初期治療
　　ⅰ．エノキサパリン 1 mg/kg を皮下注射にて12時間ごとに投与する[5]。
　　ⅱ．ダルテパリン 120 IU/kg を12時間ごとに投与する（FDA は急性心筋梗塞，ST 上昇，不安定狭心症のみに適応を承認している）[7]。
　c．肥満患者への投薬

ほとんどのLMWHの臨床試験では，体重150kg以上の患者は除外されている。全体重を基にして算出されたLMWHを投与し，体重150kg以上の患者ではanti-factor Xa値を測定しながら投与量を調整する方法が推奨されている。

d．腎不全患者への投薬

　定常状態では，血漿anti-factor Xaクリアランスとクレアチニンクリアランス（CrCl）の間には直線的な相関関係が観察されるため，CrClの低下している患者は，LMWHのクリアランスも減少する[4]。患者のCrClが中等度（60mL/min以下）に低下している場合には，LMWHを注意深く使用し，anti-factor Xa値をモニタリングする。CrClが30mL/min以下の場合は，エノキサパリン（腎機能疾患患者に推奨投与量が設定されている）以外のLMWHの投与は推奨されない。

e．妊娠中の投薬

　ワーファリンには催奇形性があり，妊娠中の投与は避けるべきである。妊娠前または妊娠中の血栓塞栓イベントの予防や治療には，UFHあるいはLMWHの投与量を調整しながら使用すること。LMWHでは予防および治療のための適切な投与量を，総体重を基に算出する。anti-factor Xa値を測定することは必須である。

f．LMWHの短期間モニタリングのためのガイドライン

　ⅰ．血小板数：治療開始後14日間は2～3日ごとに測定する。
　ⅱ．投与直後のピーク値におけるanti-factor Xa活性：
　　● 次の患者では投与後3～4時間後に測定する。
　　　・腎機能障害（CrCl＜60mL/min）
　　　・肥満（体重＞150kg）
　　　・予期せぬ出血
　　● 3回目の投与前に測定し，調整が必要ならば再度測定する。
　　● 目標：
　　　・1日2回の投薬では0.5～1.0単位/mL
　　　・1日1回の投薬では1.0～2.0単位/mL
　ⅲ．蓄積を評価するためにトラフ値でのanti-factor Xaをモニタリングする。
　　● 次の投与の直前に測定する。
　　● 4回目の投薬前に測定し，調整が必要ならば再度測定する。
　　● 目標：0.5単位/mL以下

g．LMWHの長期的モニタリングのためのガイドライン

　妊娠または癌患者の血栓塞栓イベントの予防を目的として，LMWHを長期間使用することができる。次の検査値を常にモニタリングし，必要に応じて用量を調整する。

　ⅰ．ピーク値におけるanti-factor Xa活性：毎月1回測定する。
　ⅱ．血清クレアチニン（SCr）：毎月1回測定する。
　ⅲ．CrCl：毎月1回算出する。
　ⅳ．患者の体重：毎月1回測定する。
　ⅴ．血小板：毎月1回測定する。
　ⅵ．ヘマトクリット（Hct）：毎月1回測定する。
　ⅶ．骨密度

ワーファリン

ビタミンK拮抗薬（VKA）は50年以上抗凝血療法の標準薬であった[4]。ワーファリンは米国で使用できるビタミンK拮抗薬の1つである。表5-1に記載されているほとんどの適応症に対して，ワーファリンの有効性は適切に設計された臨床試験で立証されている[4]。ただし，ワーファリン療法は次の理由により管理が難しい。

- 治療域が狭い。
- 用量反応が個々の患者により異なる。
- 薬や食事などとの相互作用が起こる。
- 臨床検査値による管理が標準化しにくい。
- 患者のノンアドヒアランスにより問題が起こる。さらに，患者と抗凝血療法を実施するプロバイダとの間のコミュニケーションの失敗から生ずる問題がある。

ワーファリン療法の開始方法には2通りある。初回に大量投与した後，INRに合わせて初期の投与量を日々変更する方法（Flexible initiation method）と，初回に5mgを投与した後，3日後のINRによりその後の投与量を決定する方法（Average daily dosing method）である。いずれもノモグラム（表5-2と表5-3）をガイドとして使用し，過剰抗凝血および過少抗凝血を避ける。過剰抗凝血では出血の危険性が増加する。一方，過少抗凝血では入院期間が長くなったり，静脈注射で抗凝血薬を投与する必要が生じたり，血栓性のイベントを引き起こす可能性がある。療法開始後およそ6～24時間後に3つのビタミンK依存性因子が減少することにより抗凝血作用が発現するが，プロトロンビン（因子II）の半減期は長いので（およそ60～72時間），完全な抗凝血効果を得るには4日ほどかかる。このように抗凝血効果の発現が遅れるため，急速な抗凝血効果が必要な場合には，ワーファリンとともに，ヘパリンあるいはLMWHを少なくとも4日間，INRが2日間治療域に入るまで，重複して投与することが推奨される[4,8]。

表5-2 Flexible initiation method（初回に大量投与した後，国際標準化比（INR）に合わせて初期の投与量を日々変更する方法）

Day	INR	5mgで開始する場合 投与量	10mgで開始する場合 投与量
1	—	5mg	10mg
2	<1.5	5mg	7.5～10mg
	1.5～1.9	2.5mg	2.5mg
	2.0～2.5	1.0～2.5mg	1.0～2.5mg
	>2.5	0	0
3	<1.5	5～10mg	5～10mg
	1.5～1.9	2.5～5mg	2.5～5mg
	2.0～2.5	0～2.5mg	0～2.5mg
	2.5～3.0	0～2.5mg	0～2.5mg
	>3.0	0	0

4	<1.5	10mg	10mg
	1.5〜1.9	5〜7.5mg	5〜7.5mg
	2.0〜3.0	0〜5mg	0〜5mg
	>3.0	0	0
5	<1.5	10mg	10mg
	1.5〜1.9	7.5〜10mg	7.5〜10mg
	2.0〜3.0	0〜5mg	0〜5mg
	>3.0	0	0
6	<1.5	7.5〜12.5mg	7.5〜12.5mg
	1.5〜1.9	5〜10mg	5〜10mg
	2.0〜3.0	0〜7.5mg	0〜7.5mg
	>3.0	0	0

表5-3 Average daily dosing method（初回に5mg投与した後，3日後の国際標準化比（INR）によりその後の投与量を決定する方法）

	非感受性患者	感受性患者[*]
初回投与量	5mg（1日1回）	2.5mg（1日1回）
最初のINR	3日	3日
<1.5	7.5mg（1日1回）	5mg（1日1回）
1.5〜1.9	5mg（1日1回）	2.5mg（1日1回）
2〜3	2.5mg（1日1回）	1.25mg（1日1回）
3.1〜4	1.25mg（1日1回）	0.5mg（1日1回）
>4	中止	中止
次回のINR	2〜3日	2〜3日

[*]ワーファリン感受性に影響を与える因子：年齢>75歳，心不全の臨床症状有り，下痢，ワーファリン代謝酵素阻害を招く薬物相互作用，ベースラインINRの上昇，発熱，甲状腺機能亢進症，悪性腫瘍，栄養失調症または3日以上の絶食

Flexible initiation method

INRを毎日測定できる入院患者では，表5-2のノモグラムが有益である．2つの無作為化試験により，5mgでの治療開始でも，INRが必要以上に延長することなく，10mgで開始した群と同様に抗凝血作用を発現することが明らかにされている[9,10]．10mgでの開始ノモグラムは，ワーファリンに非感受性の比較的若く健康な患者，またはワーファリンの代謝酵素（CYP450）を誘導する薬を併用している患者にのみ使用すべきである．

Average daily dosing method

表5-3のノモグラムは，ワーファリン開始時の1日平均投与量を示している．特に外来患者に有益な方法であり，INRの目標値が2.0〜3.0の患者のために設計されている．

開始後のモニタリングの頻度

1. Flexible initiation method：1日目から4日目までは毎日INRを測定し，その後は3～5日以内に行う。
2. Average daily dosing method：INRが治療域の最低値になるまで3～5日に1回は測定し，その後は1週間以内に測定する。
3. 退院後：安定している場合は，3～5日以内にINRを確認する。
   不安定な場合は，1～3日以内にINRを確認する。
4. 治療を開始した月：少なくとも1週間に1回INRを確認する。

維持療法

維持療法は，患者のINRが安定し，維持用量が確定してから開始する。INRが治療域内にあることが，ワーファリンの効果と安全性に重要である。食事内容の変化，使用している薬の変更，低いアドヒアランス，合併症やアルコールの摂取などにより，説明のつかない用量反応が現れるので，ワーファリン療法を受けている間はINRの定期的なモニタリングが必要である[8]。患者の評価ノモグラムは図5-1を，維持療法における投与量調整に関しては表5-4を参照すること。

表5-4 維持療法における投与量の調整

目標INR 2.0～3.0	推奨される変更内容	目標INR 2.5～3.5
<2.0	再投与 ×0～1 5～15％ほど増量	<2.5
2.0～3.0	変更なし	2.5～3.5
3.1～3.5	0～15％ほど減量	3.6～4.0
3.6～4.0	×0～1で中止 5～15％ほど減量	4.1～4.5
>4.0	INR治療域になるまで用量を保持 （+/− 低用量ビタミンK） 10～20％ほど減量	>4.5

維持療法におけるモニタリングの頻度

1. 重度の過剰抗凝血の患者で投薬を当日中止する場合：1～2日以内にINRを確認する。
2. 用量を当日変更する場合：1～2週間以内にINRを確認する。
3. 用量の変更が過去2週間以内にあった場合：2～4週間以内にINRを確認する。
4. 医学的に安定しており比較的管理状態がよい患者の定期的なフォローアップ：INRを4週間ごとに確認する。
5. 医学的に不安定で比較的管理状態が悪い患者の定期的なフォローアップ：INRを1～2週間ごとに確認する。

過剰抗凝血の修正のためのガイドライン

出血はワーファリン療法の主要な合併症である。出血のリスクはワーファリン療法の程度に関連している。出血性の合併症のリスクを高めるその他の因子には次のものがある。

1. 年齢＞65歳
2. アスピリンまたは非ステロイド性抗炎症薬（NSAID）のような血小板機能を弱める薬の併用
3. 腎不全，貧血といった合併症状
4. 消化管出血の病歴

リスクファクタを2つまたは3つもつ患者では，出血のリスクが高まる[8]。

INRが治療域を超えて延長してしまう場合には，ワーファリンの効果を阻害するため，ビタミンKの静脈注射（IV）や皮下注射ではなく，ビタミンKを経口投与する。ビタミンKの経口投与により直ちにINRが下がる。ビタミンKの経口投与は静脈注射や皮下注射と比べて，ワーファリン療法の再開時に耐性を招きにくい[4]。

INR延長を治療するための方法については，表5-5を参照すること。

表5-5 過剰抗凝血の管理

国際標準化比（INR）	臨床での背景	治療のオプション
＜5	出血なし	INRが範囲内になるまでワーファリンを中止
5～9	出血なし	INRが範囲内になるまでワーファリンを中止 +/−低用量ビタミンKを経口で2.5mg
＞9	出血なし	INRが範囲内になるまでワーファリンを中止し，ビタミンKを経口で5～10mg投与
いかなるINR上昇でも重度の出血	急速な反転が必要	ワーファリンを中止し，ビタミンKを1～10mg点滴静注し，必要に応じて処置を繰り返す。
生命に危険がある出血	急速な反転が必要	ワーファリンを中止し，ビタミンKを10mg含むプロトロンビン複合体濃縮製剤を点滴静注。必要に応じて処置を繰り返す。

手術前後に行われる抗凝血療法

手術前後に抗凝血療法を行っている患者は，個別に管理しなくてはならない。ブリッジセラピーにおけるリスクの評価方法と推奨される投与計画については，第7回米国胸部専門医学会会議（The Seventh American College of Chest Physicians (ACCP) Conference on Antithrombotic and Thrombolytic therapy）：エビデンスに基づくガイドライン[4]またはワシントン大学メディカルセンター抗凝血サービス（University of Washington Medical Center Anticoagulation Services）のWebサイト（www.uwmcacc.org）を参照すること[11]。

ハーブが関与する薬物相互作用に関する情報

ワーファリンはチトクローム P450酵素群（CYP450）で代謝される。CYP450で代謝される多くの薬がワーファリンと相互作用を起こすため，こうした薬の併用時にはINR測定を高頻

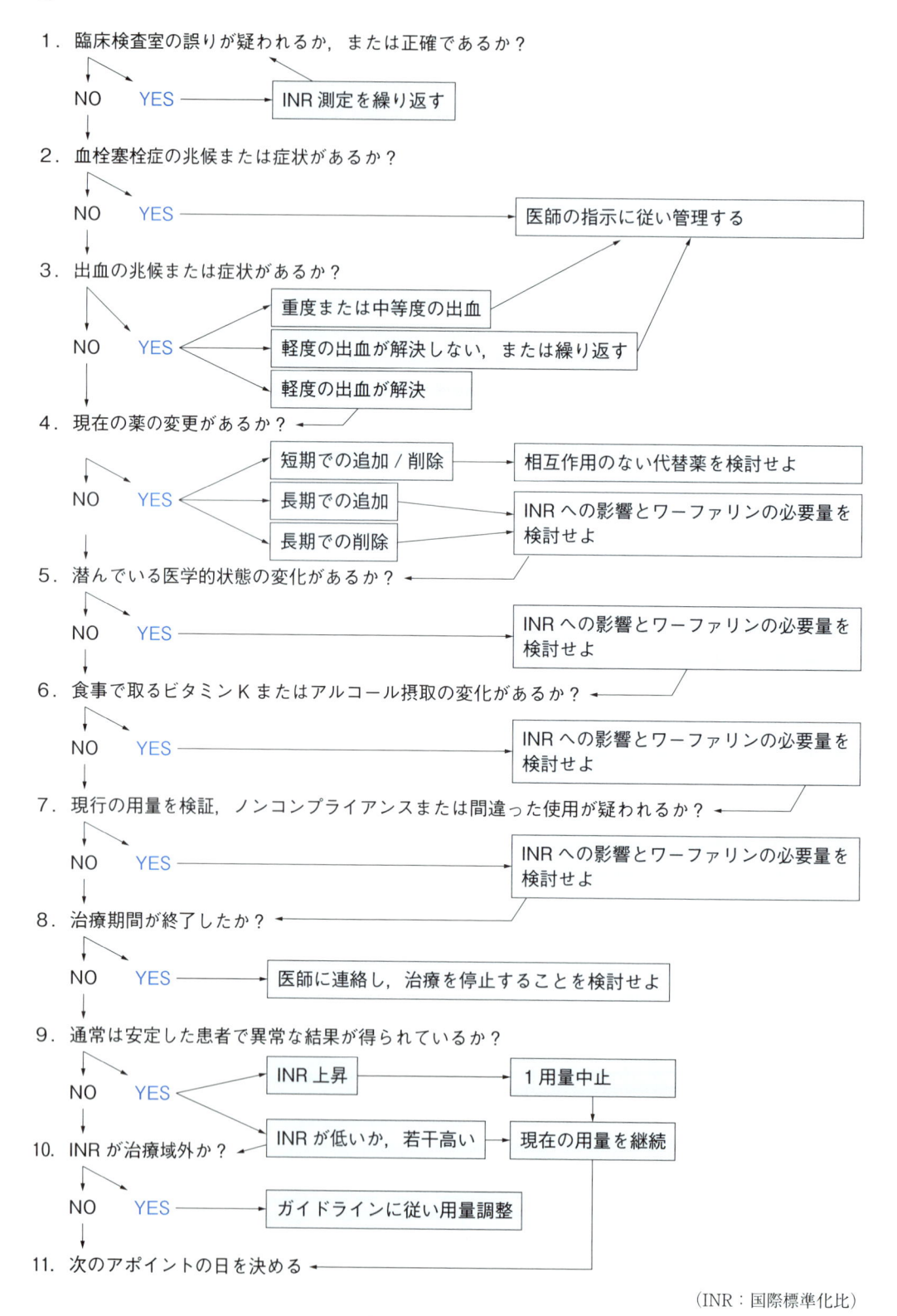

1. 臨床検査室の誤りが疑われるか，または正確であるか？
   - NO ↓
   - YES → INR 測定を繰り返す

2. 血栓塞栓症の兆候または症状があるか？
   - NO ↓
   - YES → 医師の指示に従い管理する

3. 出血の兆候または症状があるか？
   - NO ↓
   - YES →
     - 重度または中等度の出血 → 医師の指示に従い管理する
     - 軽度の出血が解決しない，または繰り返す
     - 軽度の出血が解決

4. 現在の薬の変更があるか？
   - NO ↓
   - YES →
     - 短期での追加/削除 → 相互作用のない代替薬を検討せよ
     - 長期での追加 → INRへの影響とワーファリンの必要量を検討せよ
     - 長期での削除

5. 潜んでいる医学的状態の変化があるか？
   - NO ↓
   - YES → INRへの影響とワーファリンの必要量を検討せよ

6. 食事で取るビタミンKまたはアルコール摂取の変化があるか？
   - NO ↓
   - YES → INRへの影響とワーファリンの必要量を検討せよ

7. 現行の用量を検証，ノンコンプライアンスまたは間違った使用が疑われるか？
   - NO ↓
   - YES → INRへの影響とワーファリンの必要量を検討せよ

8. 治療期間が終了したか？
   - NO ↓
   - YES → 医師に連絡し，治療を停止することを検討せよ

9. 通常は安定した患者で異常な結果が得られているか？
   - NO ↓
   - YES →
     - INR上昇 → 1用量中止 ↓
     - INRが低いか，若干高い → 現在の用量を継続

10. INRが治療域外か？
    - NO ↓
    - YES → ガイドラインに従い用量調整

11. 次のアポイントの日を決める

(INR：国際標準化比)

図5-1　患者の評価

度に行う必要がある。いくつかの相互作用は明確で，このため INR を厳密に測定する必要があるだけではなく，相互作用のある薬が追加された場合，ワーファリンの用量を変更する必要がある。薬物相互作用では，2つの相互作用を引き起こす薬の投与のタイミングを検討する必要がある。ワーファリンと相互作用がある慢性疾患治療薬を服用している患者にワーファリンを追加する場合と，ワーファリンを服用している患者に相互作用のある薬を追加するのではその管理は全く異なる。薬物相互作用の全情報に関しては「上位100位の薬物相互作用：患者管理ガイド（The Top 100 Drug Interactions: A Guide to Patient Management）」を参照すること[12]。

　緑茶など，多くのハーブ製品はますます人気が出ており，しばしば患者が自己服用している。ハーブ製品の中にはワーファリンと相互作用を起こすものがあり，出血のリスクを高める。抗凝血管理では，毎回のフォローアップ時にハーブ製品を使っているかを確認することが重要である。相互作用を引き起こすハーブ製品の詳細情報は，www.naturaldatabase.com または www.uwmcacc.org を参照すること[11]。

治療目標

1．抗凝血療法で血栓塞栓症を安全かつ効果的に管理する。
2．適切な治療域での抗凝血療法を行う。
3．抗凝血療法の合併症を最小限に抑える。
4．さらなる血栓塞栓イベントを予防する。

臨床薬学における目標

1．抗血栓症治療を必要とする患者を見い出し，これらの患者の管理に携わるケアプロバイダを支援する。
2．患者に抗凝血療法に関する教育を行うとともに，ケアプロバイダに対してもカウンセリングを提供する。

アウトカム評価

健康アウトカムの評価尺度
1．重度および軽度の出血性合併症の発生
　a．以下のことに関連づけられる重大な出血として分類されるもの
　　ⅰ．少なくとも 2 mg/dL 以上のヘモグロビンの減少
　　ⅱ．2単位以上の赤血球輸血
　　ⅲ．後腹膜出血または頭蓋内の出血
　　ⅳ．抗凝血薬の恒久的な中止
　　ⅴ．入院
　b．軽度の出血として分類されるもの：上記以外の出血

2．血栓塞栓イベントの再発
3．血栓塞栓イベントの再発または出血性の合併症による入院
4．血栓塞栓または出血による死亡

患者の情報源

1．Medline Plus：http://www.medlineplus.com
2．米国心臓協会（American Heart Association, AHA）：http://www.americanheart.org
3．クーマディン（Coumadin）：http://www.coumadin.com

症例研究

S：IB 氏は76歳の男性。抗凝血療法のフォローアップのため抗凝血クリニックを訪問。彼は心房細動で入院し，5日前に退院した。胸痛，めまいを訴え，心拍数が上昇していたため入院となった。救急診療室に来る前に，これらの症状が7〜10日間続いていたと訴えていた。6日前にワーファリン2.5mgを1日1回服用し，エノキサパリン80mgを12時間ごとに皮下注射する抗凝血療法を開始した。

問題リスト：
　　高血圧の管理不良
　　心房細動
　　2型糖尿病
　　前立腺肥大症
　　アルコール依存症（現在5日間禁酒している）

彼はワーファリン治療に関していくつかの疑問がある。特に，いつ注射を止めることができるかを知りたがっている。彼は自分がワーファリンを投与されている理由を理解していない。退院するときに患者の教育資料は渡されなかった。彼は，出血（鼻血，歯茎の出血，尿や便に血が混じること）やあざなどの兆候や症状をすべて否定している。立ちくらみ，めまい，片側性の脱力感，視界不良，胸痛なども否定している。彼は自分の心臓が飛び回る感じがなくなり，エネルギッシュに感じている。退院して以来，アルコールは飲んでいない。その前までは毎日ビールを6缶飲んでおり，1週間に1〜2度は500ccほどのラム酒をさらに飲んでいた。他の薬は服用していない。

現在服用している薬：
　　ワーファリン　2.5mg　1日1回　6日間
　　エノキサパリン　80mgを12時間ごとに皮下注射
　　ヒドロクロロチアジド　25mg　1日1回
　　リシノプリル　40mg　1日1回
　　メトホルミン　1,000mg　1日2回
　　NPH（中間型）インスリン　20単位，就寝前に自己注射
　　アスピリン　81mg　1日1回

O：INR 1.2（目標2～3）
BP 147/94, HR 82
退院時，Chem-7（米国で使用されている基本生化学検査）と肝機能検査は正常範囲内であった。

A：低用量ワーファリン治療を6日前に開始し，INRは治療域以下である。**脳卒中の高いリスクとなる心房細動がある同患者に，ワーファリンによる抗凝血療法は適切である。リスクファクタとして，65歳以上であること，高血圧および糖尿病が挙げられる**[4]。

P：1．ワーファリン投与量を1日5mgに増量。**これは表5-3に示すように，Average daily dosing methodの一般的な初回投与量である。**

2．エノキサパリンは心房細動への適応がないので中止する。**血栓が存在し，塞栓症の高いリスクがあるときは，初期療法としてヘパリンあるいは低分子量ヘパリンが適応である。**

3．ワーファリンのパンフレットと患者教育用の資料を提供する。出血，あざなどの兆候や症状が発生したときに何をしたらよいかを話し合う。患者が注射による抗凝血療法を望まない場合には，INRの管理目標と脳卒中のリスクを話し合う。患者には，自分の食生活や生活習慣に何か変化や変更があったら報告することを理解させる。維持用量が確立するまでは，少なくとも毎週クリニックに来ることを理解させる。ワーファリン治療の最中に安全に使用できる一般用医薬品（OTC）を再調査しておく。

4．アルコールの乱用に関して，禁酒状態を保つように患者を励ます。アルコールの服用による出血のリスクを説明する。患者には理解したことを口に出していわせて確認すること。毎週4～5回は禁酒の会に継続して出席させる。

5．3日後にINRの確認のため，クリニックを再診させるとともに，1週間後には心臓専門医の診察を予約する。

参考文献

1．American Heart Association. Heart disease and stroke statistics—2007 update. Available at http://www.americanheart.org/presenter.jhtml?identifier=1200026. Accessed April 16, 2007.
2．Deitcher SR. Antiplatelet, anticoagulant, and fibrinolytic therapy. In : Kasper DL, Fauci AS, Longo DL, et al., eds. *Harrison's principles of internal medicine.* 16th ed. New York, NY : The McGraw-Hill Companies, Inc ; 2005 : 687-93.
3．Chiquette E, Amato MG, Bussey HI. Comparison of an anticoagulation clinic with usual medical care. *Arch Intern Med.* 1998 ; 158 : 1641-7.
4．Hirsh J, Albers GW, Guyatt GH, et al. The Seventh ACCP Conference on Antithrombotic and Thrombolytic Therapy : Evidence-Based Guidelines. *Chest.* 2004 ; 3 (suppl) : 163S-703S.
5．Lovenox package insert. Bridgewater, NJ : Aventis Pharmaceuticals Inc. ; November 2005.
6．Innohep package insert. Boulder, CO : Pharmion Corporation ; January 2003.
7．Fragmin package insert. Kalamazoo, MI : Pharmacia and Upjohn Company ; March 2004.
8．Hirsh J, Fuster V, Ansell J, et al. American Heart Association/American College of Cardiology Foundation Guide to Warfarin Therapy. *Circulation.* 2003 ; 107 : 1692-1711.
9．Harrison L, Johnston M, Massicotte P, et al. Comparison of 5 mg and 10mg loading doses in initiation of warfarin therapy. *Ann Intern Med.* 1997 ; 126 : 133-6.

10. Crowther MA, Ginsberg JB, Kearon C, et al. A randomized trial comparing 5 mg and 10 mg warfarin loading doses. *Arch Intern Med*. 1999 ; 159 : 46-8
11. University of Washington Anticoagulation Clinic Guidelines. Available at http://uwmcacc.org. Accessed November 1, 2006.
12. Hansten PD, Horn JR, eds. *The top 100 drug interactions : a guide to patient management*. Freeland, WA : H&H Publications ; 2006.

心不全

Steve Riddle

第6章

　心不全（HF）は慢性かつ進行性の疾患で，結果として重度の疾病や死亡を引き起こす。心不全は米国で500万人に影響を及ぼし，かなりのヘルスケアの費用や資源を消費している。心不全は65歳以上の人では入院の主要な原因であり，年間およそ25万人以上の死亡の要因になっていると推定される[1]。心不全の薬理学的治療により疾患の進行を遅らせ，入院を減らし，生存率を高められることが，臨床で得られたエビデンスから証明されている。薬剤師は心不全患者に有効な治療法を早期に開始し，適切に実施するべき重要な位置にある。

適応

心不全の分類

　心不全は心室機能に基づいて分類される。心臓に血液が満たされるときの異常は拡張期心不全，心臓から血液が排出されるときの異常は収縮期心不全である。ほとんどの患者はすでに両方の心室機能不全をもっているか，いずれそのような状態に進行する。駆出率が減少する収縮機能障害は，適切な薬物治療を決定するうえで重要な鍵を握っている[2]。

　心不全の分類は，患者の臨床状態や疾病の進行度をよりよく理解するために開発されてきた。ニューヨーク心臓協会（New York Heart Association, NYHA）の機能分類では，症状の程度により4クラス（I～IV）の基準を設けている。一方，米国心臓病学会および米国心臓協会（American College of Cardiology and American Heart Association, ACC/AHA）ガイドラインでは，心不全を予防が必要なステージを含む4ステージ（A～D）に分類している[2,3]。これらの分類方法はかなり異なっているが，相互に補完することが意図されている。表6-1は2つの分類法を比較したものである。ACC/AHAの分類は，進行のステージとそれぞれのEBMによる治療とを結びつけるように考案されているので，薬剤師にとっては非常に役立つものである。

心不全患者の同定

共同的に治療が行われる場合，ほとんどの心不全患者は医師やプロバイダによって特定され，薬物治療の適切な管理のために（臨床）薬剤師に紹介されて来る。心不全の症状を示す患者が薬剤師のところにやって来た場合には，適切な診断のために医師に紹介する。

ヘルスケアプロバイダが，心不全の発症リスクをもつ患者を特定することが重要である。ACC/AHA の分類において，ステージ A または B にいる患者は，心不全の症状や兆候は全くないが，非器質的なリスクファクタ（高血圧，アテローム性動脈硬化症，糖尿病，肥満，心筋ミオパチーの家族歴など）や器質的な心臓疾患（過去の心筋梗塞（MI），左心室（LV）リモデリング，症状を伴う心臓弁膜症など）をもっている[2]。

管理

薬剤師は症状のある心不全患者の治療に加えて，中等度または重度に左心室収縮機能が低下している（駆出率40％以下）にもかかわらず症状がない患者，すなわち無症候性左心室機能不全（ALVD）の患者を治療し，症候性心不全への進行を遅らせたり，予防しなければならない[4]。

ライフスタイルの改善

1. すべての安定した心不全患者には，ウォーキングやサイクリングのような定期的な運動（耐えることのできる少し活発なもの）を勧める[2]。
2. すべての心不全患者におけるナトリウム摂取量を，1日につき2～3gに制限する。中等度から重度の心不全患者は，さらに1日につき2g未満に制限する必要がある[4]。
3. 禁煙を勧める。必要に応じてカウンセリングや薬物療法によって適切に禁煙を支援する。

薬理学的な管理

1．アンジオテンシン変換酵素阻害薬（ACE 阻害薬）

ACE 阻害薬は，心不全の予防と治療の両方に対して有効である。ACE 阻害薬は無症候性で既知の器質性疾患がある患者（ステージ B），あるいは収縮機能障害のある患者に対して適応がある。駆出率40％未満の左心室収縮機能障害による心不全の患者には，ACE 阻害薬による治療は，最も高いレベルのエビデンスで支持されている。しかし，心不全の危険性があるステージ A の患者では，ACE 阻害薬が他の治療法（降圧薬など）より，心不全への進行を予防するために有益であるとはいえない[2]。

2．β遮断薬

β遮断薬は ACE 阻害薬とともに，心不全の薬物治療の基礎となるものである。β遮断薬は ACE 阻害薬と同様に，駆出率または心不全の症状の有無にかかわらず，器質性疾患があるステージ B のすべての患者に適用される。β遮断薬は，駆出率40％未満の収縮機能障害の患者

表 6-1　NYHA と ACC/AHA の心不全分類の比較[*]

ACC/AHA ステージ		NYHA 機能クラス	
ステージ	詳細	クラス	詳細
A	心不全の進行に強く関与する状態にあり，心不全が進行するリスクが高い患者 心膜，心筋，心臓弁には器質性または機能性の異常がなく，心不全の症状または兆候が全く見られない患者	対応する機能分類なし	
B	心不全の進行に大きく関与する器質性心疾患が存在する患者であるが，心不全の症状や兆候を全く示していない患者	I（軽度）	運動に関しての制限はない患者 通常の運動では過度の疲労，動悸，呼吸困難を起こさない。
C	潜在性の器質性心疾患に関連した心不全の症状が，現在または過去にあった患者	II（軽度）	運動に関しては若干の制限がある患者 休んでいると快適だが，通常の運動では疲労，動悸，呼吸困難を引き起こす。
		III（中等度）	運動に関して明らかな制限がある患者 休んでいると快適だが，通常の運動以下でも疲労，動悸，呼吸困難を引き起こす。
D	進行した器質的心疾患があり，最大の医学的な介入が行われているにもかかわらず休息時にも顕著な心不全の症状があり，特別の介入が必要な患者	IV（重度）	不快感なくいかなる運動も行うことはできない患者。休息時にも心不全の症状あり。いかなる運動でも行うと不快感が増す。

[*]ACC/AHA：米国心臓病学会/米国心臓協会，NYHA：ニューヨーク心臓協会

にも適用され，冠動脈疾患（CAD）がある患者にも有益である。左心室機能不全があるNYHA クラス II，III，IV にあてはまるすべての患者に β 遮断薬が処方されるべきである。現在または過去に NYHA クラス IV の症状があった患者に β 遮断薬を使用することについては，歴史的にも議論が分かれている。しかし，重度の症状をもつ患者に β 遮断薬が依然として有効であることをエビデンスは示している[2]。

　β 遮断薬はしばしば ACE 阻害薬と併用される。血行動態パラメータが許す限り，目標の用量まで β 遮断薬と ACE 阻害薬を徐々に増やしていく。β 遮断薬の効果は不均一（heterogeneous）であることから，心不全の治療に対して臨床でのエビデンスが立証されている薬や，FDA の承認がある薬を限定して選ぶことが推奨される。これらの薬にはビスプロロール，カルベジロールおよび徐放性のメトプロロールがある。

3．アンジオテンシンⅡ受容体拮抗薬（ARB）

ARB であるバルサルタンやカンデサルタンは，心不全に対して良好なアウトカムを示している。CHARM-Added トライアルでは，ACE 阻害薬を用いた標準心不全療法にカンデサルタンを追加することにより，罹患率や死亡率の減少が見られた[5]。しかし，他の研究結果では幾分食い違った点もあり，ACE 阻害薬と同様の評価を行うにはデータが不足している。従って，ARB は ACE 阻害薬による副作用を呈した心不全患者への代用薬として，また，ACE 阻害薬の目標用量をすでに投与されている患者への追加薬として検討されている。

4．利尿薬

利尿薬は心不全患者の死亡率を減少させるわけではないが，ほとんどの心不全患者に見られる浮腫を，適切かつ効果的に改善する唯一の薬である。従って，相当な体液量過剰の症状がある心不全患者は，利尿薬治療を受けるべきである。利尿薬を用いた治療の目標は，体液貯留を取り除くことにある。ナトリウムの制限とともに，心不全治療の基本薬である ACE 阻害薬とβ遮断薬に利尿薬を併用することにより，利尿治療に対する反応を改善することができ，臨床的代償不全のリスクを減らすことができる[2]。

軽度の体液量過剰の患者はチアジド系利尿薬で管理することができ，高血圧の患者においては二重の恩恵を与えるものである。しかし，ほとんどの心不全患者とさらに重度な体液過剰の患者では，ループ利尿薬が必要になる[2]。

利尿薬に対する反応は，心不全が臨床的に進行するにつれて低下することがあることにも注意しなければならない。医学的管理を始めたにもかかわらず，体液量過剰が続く患者では，利尿薬の投与量の増加や，さらに有効な利尿薬の使用や頻回な投与，あるいは静脈内投与などの投与計画の変更が必要である。最初にナトリウムの過剰摂取や非ステロイド性抗炎症薬（NSAID）の使用など，利尿薬の反応に影響を及ぼしている外的要因を検討する。もし患者が高用量の利尿薬にも反応せず，上記の代替策が失敗した場合には，チアジド系利尿薬にループ利尿薬を併用することで克服することができるかもしれない。併用により遠位尿細管でのナトリウムの再吸収を抑制し，利尿を強く促進することができる。これらの薬の併用は臨床的に価値があるが，注意深く管理する必要がある。

5．アルドステロン拮抗薬

スピロノラクトンは死亡率と入院率を下げ，標準療法（ACE 阻害薬，ループ利尿薬，＋/－ジゴキシン）を受けている重度な心不全患者（NYHA クラスⅢ（表6-1参照）で最近入院したことがある患者，もしくはクラスⅣの症状がある患者）を改善することが証明されている[6]。この効果は低用量（1日12.5～25mg）で見られ，副次的な薬剤性神経ホルモン阻害（アルドステロン受容体拮抗作用）によって生ずるものであり，利尿効果によるものではない。エプレレノンの適応は現在のところ，心筋梗塞後の心不全に限定されている。これらの薬の主要な薬理学的違いは，エプレレノンはアンドロゲン媒介による副作用を顕著に減らしてくれることであり，最も顕著なものは女性化乳房である。

アルドステロン拮抗薬は「起きたばかりの代償不全または心筋梗塞後の左心室機能不全を伴った中等度または重度の心不全の症状を呈する患者を注意深く選択」して使用されなくてはならない[2]。アルドステロン拮抗薬療法に適していると評価される患者は，2.5mg/dL 未満の

安定した血清クレアチニン値と5.0mEq/mL 未満の血清カリウム値であることが必要で，重度のカリウム血症の病歴があってはならない。また，アルドステロン拮抗薬を投与する場合には，高カリウム血症のリスクを最小限にするため，ループ利尿薬と併用することが推奨される[2,4]。

6．ジゴキシン

ジゴキシンは軽度から中等度の心不全患者の症状，QOL および運動耐性を改善することができる。NYHA クラス II および III の症状がある患者の長期（2～5 年）治療において，入院のリスクを適度に減らすというエビデンスもある[6]。心不全の症状を改善し，死亡率を減少させることができる他の薬が利用可能なため，ジゴキシンは主に ACE 阻害薬，β 遮断薬，および（または）ARB で最大限の管理をした後も症状が残る患者に対して使用されてきた。ジゴキシンは，心不全および心房細動の患者の β 遮断薬の補助薬として検討してもよい[2,5]。

7．ヒドララジン硝酸塩

これまでヒドララジン硝酸塩は，ACE 阻害薬または ARB による治療に耐えることができない患者，または利尿薬，ACE 阻害薬，β 遮断薬およびジゴキシンなどの最適用量の投与後にも症状が持続する患者に選択されてきた。ヒドララジン硝酸塩の有用性は，忍容性，用法の難しさ，薬剤数の増加という観点から疑問視されている。近年，大規模無作為化臨床試験によって，血管拡張薬としてのヒドララジン硝酸塩は ACE 阻害薬でコントロールされているアフリカ系アメリカ人の心不全患者において，死亡率を減少させることが証明された[8]。この研究対象者以外の患者においての解釈は確立されていない。しかし，有効性が証明されているすべての心不全の二次的治療法とともに，血行動態とその他の臨床パラメータが許すならば，イソソルビドとヒドララジンを患者に追加するための評価を行うことは妥当である[2,4]。

8．心不全には禁忌または使用が推奨されない薬

a．クラス 1 A（キニジン，プロカインアミド，ジソピラミド）およびクラス 1 C（フレカイニド，プロパフェノン）などの抗不整脈薬やソタロールは，重度の収縮機能障害の患者では死亡リスクを増大するために禁忌とされている。

b．NSAID を含む COX-2 選択的阻害薬はナトリウムや体液の貯留作用があり，利尿薬との拮抗作用があるために十分注意しなくてはならない。

c．三環系抗うつ薬は不整脈を引き起こす可能性がある。

d．チアゾリジンジオン（ピオグリタゾン，ロシグリタゾン）は顕著な体液貯留を引き起こす可能性がある。

患者モニタリングとフォローアップによる評価

アウトカムの決定と治療法の方向づけをするために，病歴の聴取と身体検査を注意深く行うことが必要である。心不全で入院していた患者は，外来環境で症状が安定していることを確認するため，また，治療計画への理解とアドヒアランスを確認するため，退院後 1 週間以内に診察を受けるか，連絡を取らなくてはならない。心不全は初期診断に反して臨床的な症候群であるために，さまざまな臨床的特徴が考慮されなくてはならないが，それらのほとんどは定義さ

れたゴールや目標がない。薬剤師がモニターできるいくつかの基本的なパラメータを以下に記載する。

客観的評価

1．血圧（BP）

すべての患者で立位血圧，座位血圧を測定し，適切な血圧や体液の状態を評価しなくてはならない。高血圧は心不全の主要な原因でもあり，合併症でもある。従って，血圧の目標は，高血圧に関する共同全米会議（Joint National Congress of Hypertension）で樹立されているように140/90mmHg 未満であり，理想的には患者が耐えることのできる最低の血圧である[9]。しかし，心不全や血流力学的に不安定な状態を導く可能性があるので，血圧の下げ過ぎを避ける注意も払わなくてはならない。

2．体重

水分バランスを評価するうえで，患者の体重は重要である。患者個々の正常血液量もしくは「正常な」体重を決定することは，長期に渡る比較が可能になり，心不全の監視の助けになる。1日で2〜3ポンド（1〜1.5kg）または5日間で3〜5ポンド（1.5〜2.5kg）以上の説明のつかない体重増加には注意が必要であり，特に咳，腫れ，息切れなどの顕著な悪化が伴う場合は要注意である[4]。

3．生化学検査

心不全の監視には，電解質（特にカリウム）や腎機能検査が含まれていなくてはならない。

主観的評価

心不全の主観的評価は，主に水分バランスと行動制限が関連している。臨床医は患者の末梢や肺における浮腫の兆候を評価すべきである。例として，頸静脈腫脹（JVD），下肢の腫れ，咳または息切れなどの顕著な悪化が挙げられる。患者の活動レベルに関連した症状（NYHAと ACC/AHA の心不全分類の比較，表6-1参照）も評価しなければならない。

治療目標

心不全患者の一般的な治療目標は以下の項目である。
1．死亡率の減少
2．QOL の向上
3．患者自己管理の最大化

薬物治療に関連する目標

心不全の入院患者のほぼ50％は，食生活の指示を守らなかったり，薬へのノンコンプライア

ンスがあったりすると推定されている[10]。薬剤師は，以下の薬物治療に関連する目標を確実に達成するべき重要な位置にある。
1．根拠に基づく治療の開始
2．有効性や安全性の適切なモニタリング
3．薬の使用に関する患者アドヒアランスの向上と確実で長期的な薬の使用
4．最大の治療結果をもたらす薬の用量設定

a．アンジオテンシン変換酵素阻害薬（ACE 阻害薬）（FDA 承認薬。心不全または心筋梗塞後に適応）

ACE 阻害薬	初回投与量	推薦される目標用量
カプトプリル	6.25〜12.5mg（1日3回）	50mg（1日3回）*
エナラプリル	2.5mg（1日1回または2回）	10〜20mg（1日2回）*
フォシノプリル	5〜10mg（1日1回）	20mg（1日1回）
リシノプリル	5 mg（1日1回）	10〜20mg（1日1回）
キナプリル	5 mg（1日2回）	20mg（1日2回）
ラミプリル	2.5mg（1日2回）	5 mg（1日2回）*
トランドラプリル	1 mg（1日1回）	4 mg（1日1回）*

*治験により死亡率の減少が認められた目標用量

 i．治療開始後，3〜7日ごとに用量を倍増することが可能。この増量スケジュールが臨床的に妥当な場合は，これより早めても，遅くしても構わない。
 ii．心不全患者への初回 ACE 阻害薬の投与後は，2〜3時間または血圧が安定するまで監視を続けること。
 iii．もし，血清ナトリウム＜135mmol/L または腎機能障害（SCr ＞1.6 または CrCl ＜30mL/min）がある場合には，ACE 阻害薬の初回投与量をさらに低くしなくてはならない。
 iv．治療開始後のフォローアップは2週間以内に行い，血圧，電解質，腎機能などを必ず再評価する。

b．β遮断薬（FDA の承認薬。心不全への適応）

β遮断薬	初回投与量	推薦される目標用量
ビソプロロール	1.25mg（1日1回）	5〜10mg（1日1回）
カルベジロール	3.125mg（1日2回）	25mg（1日2回）あるいは 50mg（1日2回）[85kg 以上]
メトプロロール XL	12.5mg（1日1回）	100〜200mg XL（1日1回）

 i．治療が開始されたら血圧，心拍数，水分バランスを注意深く監視し，目標の用量まで耐えられる限り，2〜4週間ごとに徐々に漸増すべきである。
 ii．治療の開始および（それほど多くはなくても）用量を増加した場合，初回投与後1時間以内に，めまいまたは浮遊感（まれに意識消失）などの一時的な症状が発生する可能性が

あることを患者に伝えておかなくてはならない。
iii. 投与開始時に起こるめまいや水分貯留などは，治療を中止することなく管理することができる。その後の用量設定や治療効果などを阻害することはない。

c．アンジオテンシンⅡ受容体拮抗薬（ARB）

ARB	初回投与量	推薦される目標用量
カンデサルタン	4 mg（1日1回）	32mg（1日1回）
バルサルタン	20～40mg（1日2回）	80～160mg（1日2回）

i．治療が開始されたら血圧，電解質，腎機能を注意深く監視して目標の用量まで耐えられる限り，2週間ごとに徐々に漸増すべきである。

d．利尿薬（米国で利用可能な利尿薬すべてのリストではない）

利尿薬	初回投与量*	維持量*	最大用量
クロルタリドン	12.5～25mg（1日1回）	50mg（1日1回）	100mg/24時間
ヒドロクロロチアジド	12.5～25mg（1日1回）	25～50mg（1日1回）	200mg/24時間
ブメタニド	0.5～1 mg（1日1回）	必要に応じて漸増	10mg/24時間
フロセミド	20～40mg（1日1回）	必要に応じて漸増	600mg/24時間
トルセミド	10～20mg（1日1回）	必要に応じて漸増	200mg/24時間

*慢性心不全に対する経口投与の用量であり，重度の体液量過剰の救急治療用ではない。利尿薬の適量は，臨床状態に基づく患者のニーズに大きく依存するものである。

i．利尿治療の目標は，体液貯留を除去することである。外来施設では尿量が増加し，体重減少が一般的に1日で0.5～1kgになるまでは，利尿薬の用量を増加してもよい[2]。
ii．利尿薬の用量が変更されたとき，特に，より積極的な投与計画を行うときには，患者を厳密に監視しなくてはならない。電解質，腎機能，血行動態パラメータなどをモニタリングすること。
iii．患者は毎日自分の体重を記録し，医師の診察を受けるときに持参すべきである。1日で2～3ポンド（1～1.5kg）または5日間で3～5ポンド（1.5～2.5kg）以上の説明のつかない体重増加や，咳，腫れ，息切れなどの顕著な悪化が伴うときには，患者は医師に連絡しなくてはならない。適切な体液状態を維持するために，利尿薬の用量を患者自身で徐々に増やしていけるように教育することは，薬剤師の重要な役割であり，患者が自己管理するようになる手助けとなる（別表6-1参照）。

e．アルドステロン拮抗薬

アルドステロン拮抗薬	初回投与量	推薦される用量
エプレレノン	25mg（1日1回）	50mg（1日1回）
スピロノラクトン	12.5～25mg（1日1回）	25mg（1日2回）

ⅰ．初回投与量から推奨投与量の用量増加は，治療開始後4週間経過してから考慮する。カリウムレベルを基にした用量の調整が必要である。
ⅱ．カリウムレベルと腎機能は治療開始前，治療後3日目と7日目，その後3ヵ月間は1ヵ月ごとに確認しなくてはならない。安定後は，3ヵ月ごとに継続してモニタリングしなくてはならない。
ⅲ．サプリメントによるカリウムの摂取は一般的に中止し，高カリウム食品やNSAIDの使用を避けるように患者を教育しなくてはならない。
ⅳ．カリウムレベルが5.5mEq/L以上の患者は，他の高カリウム血症の原因が明らかにされて治療されない限り，アルドステロン拮抗薬を中止するか，相当な減量をしなくてはならない。

f．ジゴキシン

用量：ほとんどの患者でジゴキシン治療での初回投与量と維持量は，1日あたり0.125〜0.25mgでなくてはならない。70歳以上で腎機能が低下しているか，除脂肪体重の低い患者では，1日または2日に1回0.125mgの用量が推奨される。この推奨される用量で，血中濃度は示されていない。この濃度は血中濃度が上昇するリスクのある患者（腎機能障害，薬の相互作用など）にとっては有益な情報であるだろう。現在許容されているジゴキシンの血漿中濃度は0.5〜1ng/mLである[2]。

監視：胃腸関係（吐き気，食欲不振など）や神経関係（混乱，視覚障害など）のようなジゴキシン毒性に関連した兆候や症状があるかどうかを患者に尋ねる。心電図（ECG）の異常があった場合には，ジゴキシン毒性の可能性が検討されなくてはならない。

g．ヒドララジン硝酸塩

用量：初期のV-HeFT臨床試験で使用されたヒドララジン硝酸塩の目標用量は，ヒドララジン75mgとイソソルビド二硝酸塩40mgの1日4回投与であった。患者はこの用量の50%を1日4回の投与で開始し，第2週目に目標用量まで増加された[11]。最近行われたアフリカ系アメリカ人の心不全の治験では，BiDil®（ヒドララジン37.5mg/イソソルビド二硝酸塩20mg）を使用し，1回1錠を1日3回で開始し，徐々に用量を増加し，3〜5日目には1回2錠を1日3回にしている[8]。

監視：血圧，水分バランス，忍容性を確認すること。

臨床薬学における目標

1．心不全を進行させるリスクのある患者で，薬物治療の候補になる患者を特定する。
2．根拠に基づく治療を適切に開始し，推奨される用量まで確実に漸増していくことのできる薬物治療計画を作成する。
3．患者に対する，すべての薬に対する治療的反応，忍容性，安全性のパラメータなどを適切な時間間隔でモニタリングする。
4．心不全患者の薬に対するアドヒアランスと治療計画に対する理解を確実にし，能力レベルに基づき，患者に症状の自己管理を推奨する（**別表6-1，図6-1を参照**）。

アウトカム評価

　以下のアウトカム評価は，分子（アウトカム評価基準に合致する数）と分母（アウトカム評価を限定する，あるいは評価に対するリスクの数）が必要になる。以下のすべてのアウトカム評価では介入前/介入後を比較すること。例えば，心不全患者に ACE 阻害薬をベースライン治療薬として使用する場合，その有効性を改善する薬局または薬剤師の介入によって，ACE 阻害薬の使用率がどのように変化したかを比較する。

1．ケアプロセスの評価尺度
　　a．ACE 阻害薬治療を開始する（禁忌のない患者に限定して）。
　　b．β遮断薬治療を開始する（禁忌のない患者に限定して）。
　　c．ACE 阻害薬とβ遮断薬を併用する（禁忌のない患者に限定して）。
　　d．適切な薬と疾病管理情報（説明付きの薬のリスト，目標が記載された体重管理のためのチャート，食事の指示，症状の管理など）を提供する。

2．代理臨床マーカー
　　a．ACE 阻害薬の用量が目標範囲内（ACE 阻害薬治療をしているすべての心不全患者）
　　b．β遮断薬の用量が目標範囲内（β遮断薬治療をしているすべての心不全患者）

3．健康アウトカムの評価尺度
　　a．心不全関連の理由による入院率または再入院率
　　b．心不全関連の理由による死亡率
　　c．運動耐性および日常活動を実行する能力の改善

患者の情報源

1．ハーバービューメディカルセンターにおけるうっ血性心不全の自己管理のための補遺（別表 6-1，図 6-1 を参照）
2．米国心不全学会（Heart Failure Society of America）：http://www.abouthf.org.
3．全米国立心肺血液研究所（National Heart, Lung and Blood Institute, NHLBI）：http://www.nhlbi.nih.gov/health/public/heart/index.htm
4．Medline Plus：http://www.nlm.nih.gov/medlineplus/heartfailure.html
5．米国心臓協会（American Heart Association, AHA）：http://www.americanheart.org

症例研究

　S：DC 氏は 61 歳のアフリカ系アメリカ人の男性で，プライマリケアプロバイダ（PCP）による治療のためにクリニックを受診。薬物治療管理のために薬剤師を紹介された。DC 氏は，新たに心不全を診断されて緊急入院し，退院後 4 週間経過している。入院時は夜間呼吸困難と

第6章 心不全

一般的な活動での疲労を訴え，顕著な末梢浮腫および肺水腫を伴う体液過剰を呈していた。エコー検査によると駆出率が23％（ACC/AHA ステージCの心不全でNYHAではクラスII，表6-1参照）であった。彼は積極的に利尿薬で治療され，ACE 阻害薬治療（血行動態的に安定した状態）が開始され，入院4日目に退院した。

DC氏は過去14日間，息切れや呼吸困難はなく，日常作業を疲労感なしで行えたと話しているが，最近，緩やかな上り坂を2ブロックほど歩いたところすぐに疲れたとも話している。咳も全くないといっている。彼は自分の薬を指示通り飲んでいるが，「新しい水の薬と心臓の薬」という程度で，その薬の名前は思い出すことはできなかった。

既往歴：
1．高血圧：10年前に診断された。
2．心筋梗塞（非ST上昇型心筋梗塞）：2年前

家族歴：父親は車の事故により50歳で死亡。母親は存命であるが，高血圧。妹（55歳）は2型糖尿病

社会歴：DC氏は離婚し，1人住まいで，子供が2人いる（ともに州外に住んでいる）。DC氏は，過去または現在タバコを吸ったことがない。しばしばアルコールを飲んでいること（過度ではない）を認める。彼の運動レベルは低い（最低の身体活動）と話している。彼の食生活は毎日3回であり，主にファーストフードや加工食品を食べている。

現在服用している薬：
 アスピリン　81mg　1日1回（2年間）
 アムロジピン　10mg　1日1回（4年間）
 エナラプリル　5mg　1日1回（4週間前に開始）
 フロセミド　40mg　1日1回（4週間前に開始）

O：身体検査：下肢浮腫の兆候または症状なし。聴診では肺の音も正常

生化学検査：

Na　140	SCr　1.4	T-Chol　190
Cl　108	BUN　18	LDL　120
K　4.6	HDL　30	
CO_2　26	血中グルコース［空腹時］　92	

バイタルサイン：
 BP（座位）　128/88　　HR　74
 BP（立位）　132/90　　HR　70

Wt　78kg（入院時に89kg，退院時に79kgであった）

A/P：1．全般：心不全と診断され最近入院した患者。現在は臨床的に安定している（NYHAクラスIの軽度，表6-1参照）。薬物治療を少しだけ修正し，根拠に基づいた薬を使用する必要がある。投与計画の変更と心不全の管理に関して患者教育が必要である。フォローアップの予約は，PCPに併せて4週間後とする。

2．**心不全のため，適切にACE阻害薬治療を，毎日5mgのエナラプリルを開始した。患者は咳，めまいなど，その他の副作用を否定。電解質は正常（フロセミド投与状態でK＝4.6）。軽度な腎機能障害はあるが，クレアチニンが1.4であることと水分バランスが正常なので明らかに安定している。エナラプリルを5mg，1日2回に増量した後，目標用量の**

最低値である10mgを1日2回に増量する計画である。次回の診察のときに腎臓，血行動態，電解質の数値を再確認する予定。ACE阻害薬の合理的で適切な使用法と可能性のある副作用について，患者と再確認する。

3. **患者は入院したときの体重から11kg減り，現在は78kgで正常な体水分量と思われる。この時点で強力なループ利尿薬の治療が必要かどうかは明白ではない。食事のナトリウム摂取量が改善され，適応のある神経ホルモン治療（ACE阻害薬，β遮断薬）の開始と用量の調整により，フロセミドが不要になるかもしれない。フロセミドを1日20mgに減らし，次回の診察のときに中止してもよいかどうかを評価する。軽度の水分貯留はヒドロクロロチアジドで治療でき，高血圧に対しても有効であるだろう。**水分貯留と心不全悪化の指標となる体重の重要性についてDC氏と話し合う。体重計が利用できることを確認し，毎日，体重をモニタリングするシステムまたはツールを提供すること。体重変化と心不全の症状（水分貯留と脱水症の両方）を解釈する「赤信号」ツールの使用法と，どのような場合に医療サービスを求めたらよいかを指導する。DC氏に食事におけるナトリウムの摂取制限（1日2〜3g）の重要性を話す。現在の食生活にはナトリウム量が非常に多い食品が含まれていることを説明する。必要に応じてDC氏を栄養士に照会するか，教育的な情報を提供する。

4. **DC氏はβ遮断薬治療を受けるように指示されている。しかし，エナラプリルの漸増に加え，フロセミドの用量変更も計画されているので，用心のために，β遮断薬治療の開始をもう少し先延ばしにした方がよいと思われる。**血行動態パラメータが許す限り，低用量のメトプロロールXL（12.5mgを1日1回）を次回の診察のときに開始すること。β遮断薬の投与が必要ならば，ACE阻害薬の用量増加を遅らせることも考慮する。

5. 冠動脈疾患/心筋梗塞の予後：DC氏は心血管系イベントの再発に対して高いリスクをもっていると判断され，**アスピリンを必要としている。患者は胃腸障害または胃腸出血の徴候はないと述べている。**現在の用量でアスピリンを継続する。

6. 脂質：LDLが120であり，患者のリスクは高い。LDLの目標は100mg/dL以下。低用量のシンバスタチンを10mg就寝前に開始。8〜12週間後に再評価し，薬を追加するための理論的根拠を患者に説明する。

7. 高血圧：現在の血圧は132/90。DC氏の目標血圧は140/90以下であるが，さらに理想的な目標は120/80である。患者は1日1回アムロジピン10mgで治療されており，最近，エナラプリル5mgが1日1回追加された。**アムロジピンは心不全に対して，証明された罹患率，死亡率の改善といった有効性がないため，この薬は中止する。**計画通りにβ遮断薬を追加することを考えながら，エナラプリルを増加し，この2つの薬を心不全の目標用量まで徐々に増量していく。さらなる降圧薬治療が必要になった場合には，ヒドロクロロチアジドの追加を検討する。現在の血圧目標とそれを達成する計画，特に心不全に関連した重要性について話し合う。自己血圧測定ができることを確認し，最低1週間に2回血圧を測定し，次の診察の予約日までその数値を記録しておくよう指示する。血圧が160/100以上になった場合は，薬剤師または医師に連絡するようにアドバイスをする。ナトリウムの摂取制限を守るように推奨し，それが血圧と心不全に影響を及ぼすことについてアドバイスをする。

8. 自己管理：患者は自分が現在，薬をしっかりと服用していると述べている。食生活と運

動レベルに関して改善が必要である。明確な服用方法とそれぞれの薬の適応症が記されているリストを提供し，食生活（上記に記載したように）の説明をする。耐えられるまで運動レベルを増やすことを推奨し，心不全および全体的な心臓血管の保護に関して価値があることを説明する。心不全の管理ツール（別表6-1，図6-1参照）と心不全に関する基礎疾患情報を提供する。

参考文献

1. Masoudi FA, Havranek EP, Krumholz HM. The burden of chronic congestive heart failure in older persons : magnitude and implications for policy and research. *Heart Fail Rev.* 2002 ; 7 : 9-16.
2. ACC/AHA 2005 guideline update for the diagnosis and management of chronic heart failure in the adult : a report of the American College of Cardiology/American Heart Association Task Force on Practice Guidelines (Writing Committee to update the 2001 Guidelines for the Evaluation and Management of Heart Failure). *Circulation.* 2005 Sep 20 ; 112(12) : e154-235.
3. The Criteria Committee of the New York Heart Association. *Nomenclature and criteria for the diagnosis of the heart and great vessels*, 6th ed. Boston, MA : Little Brown and Co. ; 1964.
4. Executive summary : HFSA 2006 comprehensive heart failure practice guideline. *J Cardiac Failure.* 2006 ; 12 : 10-38.
5. McMurray JJV, Ostergren J, Swederg K. Effects of candesartan in patients with chronic heart failure and reduced left-ventricular systolic function taking angiotensin converting-enzyme inhibitors : the CHARM-Added trial. *Lancet.* 2003 ; 362 : 767-71.
6. Pitt B, Zannad F, Remme WJ, et al. The effect of spironolactone on morbidity and mortality in patients with severe heart failure. Randomized Aldactone Evaluation Study Investigators. *N Engl J Med.* 1999 ; 341(10) : 709-17.
7. Digitalis Investigation Group. The effect of digoxin on mortality and morbidity in patients with heart failure. *N Engl J Med.* 1997 ; 336(8) : 525-33.
8. Taylor AL, Ziesche S, Yancy C, et al. Combination of isosorbide dinitrate and hydralazine in blacks with heart failure. *N Engl J Med.* 2004 ; 351 : 2049-57.
9. Chobanian AV, Bakris GL, Black HR, et al. The seventh report of the Joint National Committee for the Prevention, Detection, Evaluation and Treatment of High Blood Pressure (JNC 7 Report). *JAMA.* 2003 ; 289(19) : 2560-72.
10. Michalsen A, Konig G, Thimme W. Preventable causative factors leading to hospital admission with decompensated heart failure. *Heart.* 1998 ; 80 : 437-41.
11. Kohn G, Archibald DG, Ziesche S, et al. Effect of vasodilator therapy on mortality in chronic congestive heart failure. *N Engl J Med.* 1986 ; 314 : 1547-52.

別表6-1　うっ血性心不全ケアのための自己管理計画
(ハーバービューメディカルセンター(HMC)で作成されたもの)

医薬品	血圧スクリーニング	LDLコレステロール試験	毎日の体重測定	低塩分食生活	禁煙
処方されたすべての薬を服用する	診察を受けるごとに	3～6ヵ月ごとに	毎日体重を測定する	常に，低塩分食生活は非常に重要である	喫煙は心イベントのリスクを2～5倍にする！
・アレルギーでない限り，アスピリンを1日1回服用すべきである ・健康のニーズに合わせて，主治医は他の薬も処方する。質問がある場合は，主治医または薬剤師に尋ねること	血圧管理は腎疾患，心臓発作および脳卒中のリスクを減らす	コレステロールは冠動脈疾患において，重要で管理可能なリスクファクタである	1日に2～3ポンド(1～1.5kg)以上，5日間で3～5ポンド(1.5～2.5kg)以上の体重増加は，うっ血性心不全を悪化させる可能性があるあなたの目標体重は_____kg	2g以下のナトリウムまたは塩分の摂取で体内水分の保留を減らし，心臓の負担を軽減する	禁煙することは重要である。タバコを止めるための方法は，医師に相談すること

目標範囲	<130/80		<100	体重の安定化	
	日付/結果		日付/結果	日付/結果	
第1四半期					
第2四半期					
第3四半期					
第4四半期					

別表6-1，図6-1　うっ血性心不全ケアのための自己管理計画
(ハーバービューメディカルセンター (HMC) で作成されたもの)

グリーン・ゾーン＝欠点全くなし

あなたの体重　＝　_____
- 息切れなし
- 腫れなし
- 通常の活動レベルを維持する能力の低下なし

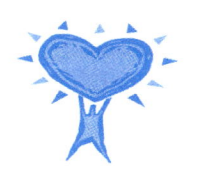

グリーン・ゾーンの意味：
- あなたの症状は管理されている
- 薬を飲み続けている
- 低塩分食生活に従っている
- 医師との予約を守っている

イエロー・ゾーン＝「注意」

以下の症状や兆候が合った場合：
- 1日に2〜3ポンド（1〜1.5kg）以上，5日間で3〜5ポンド（1.5〜2.5kg）以上の体重増加
- 咳の増加
- 腫れの増加
- 運動で息切れが増加
- 胸の痛み
- 眠るのに必要な枕の数が増えるか，椅子に座って眠る必要がある
- あなたが気になるその他すべて

あなたがイエロー・ゾーンにある場合は医師に連絡せよ

イエロー・ゾーンの意味：
- あなたの症状は薬の調整が必要であることを示している可能性がある
- 医師に電話せよ
  かかりつけ医：_____
  電話番号：_____

レッド・ゾーン　＝　「医学的に注意」

- 息切れが治まらない
- 胸痛が治まらない
- 休息時に喘鳴または胸が締めつけられる
- ニトログリセリンの錠剤を2錠飲んでも胸痛が繰り返し，治まらない

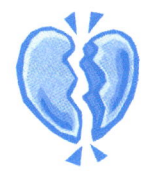

レッド・ゾーンの意味：

即座に医師に診察してもらう必要がある
  かかりつけ医：_____
  電話番号：_____
  心臓専門医：_____
  電話番号：_____

喘息

Theresa O'Young

第 7 章

喘息は気道の慢性炎症性疾患であり，米国で2,000万人以上に影響を及ぼしている[1]。喘息は断続的な息切れ，咳および喘鳴の典型的な3つの症状により特徴づけられる。しかし，この3つの症状のうち1つ，または2つ以上が伴わない場合でも，喘息と診断することも珍しくはない。米国では，特に少数派民族で，喘息の悪化による死亡率または入院率が引き続き増大している。喘息患者が通勤や通学，遊ぶことのできない日を，行動が妨げられる日数として計算すると合計1億日以上になる。

共同疾病管理モデルは，喘息の患者とのパートナーシップを通して，喘息のケアを改善する優れた方法を提供する。薬の服用方法を改善すること，疾病状態や薬物治療，生活改善について患者を教育すること，薬物治療に対するアドヒアランスをモニタリングすることにより，薬剤師は喘息のアウトカムを大きく改善することができる。

適応

以下を決定することにより確定診断する。
1．気道閉塞による一過性症状（喘鳴，息切れ，胸部圧迫感，咳など）の病歴またはその存在。喘息診断の可能性を大きくする所見には以下のものがある。
   a．病歴：発作性喘鳴，アレルゲン，刺激物または運動により悪化する症状，夜に悪化する症状，アレルギー性鼻炎またはアトピー性皮膚炎の患者
   b．病歴を支持する上部気道，胸，皮膚の身体検査。これには胸の検査（皮膚の色，体温と質感などの様子），触診（胸の圧痛や腫瘤，捻髪音），聴診（胸の音の特徴を聞く）などが含まれる。皮膚の身体検査には色，体温，質感および病変などが含まれる。
2．スパイロメータを使用して確認される可逆的な気道閉塞
3．他の診断の除外（声帯機能不全，異物，肺疾患など）

管理

1. 喘息を管理するためには段階的な薬物治療を行う。喘息の程度に基づき，長期的管理薬と速効性の発作治療薬が用いられる（**表7-1参照**[2]）。
   a．長期的管理薬（コントローラ薬）
      ⅰ．吸入コルチコステロイド薬は症状出現に対する長期的な予防効果（炎症の抑制，制御および回復）がある。吸入コルチコステロイド薬を使用することで，経口のコルチコステロイド薬投与の必要性を減らすことができる。
      ⅱ．経口コルチコステロイド薬は短期バースト療法に使用され，管理が不適切であった持続型喘息を迅速にコントロールする。
      ⅲ．クロモグリク酸ナトリウムとネドクロミルはマスト細胞の安定化薬であり，炎症を改善し，長期的に症状発現を予防する。これらの薬は，運動や既知のアレルゲンに曝される前に予防的に使用される。
      ⅳ．長時間作用型の吸入β_2刺激薬は長時間の症状予防，特に夜間の症状の予防などに使用される。この薬は抗炎症療法と併用され，運動によって誘発される気管支痙攣の予防にも使用することができる。
      ⅴ．メチルキサンチンは長期に渡る管理や症状の予防に使用することができ，特に夜間の症状に有効である。
      ⅵ．ロイコトリエン受容体拮抗薬は，軽症の持続型喘息症状の長期に渡る管理や予防に使用することができる。
   b．速効性の発作治療薬（レスキュー薬）
      ⅰ．急性症状には短時間作用型のβ_2刺激薬が吸入で使用される。この薬は運動誘発性気管支痙攣の予防のため，運動の前に使用される。
      ⅱ．抗コリン作用薬は，β遮断薬を使用している患者の急性気管支痙攣の緩和にも使用される。
      ⅲ．経口コルチコステロイドは増悪の予防，炎症の回復，回復時間の短縮，再発率の減少を目的として，中等症から重症の患者に使用される。

2. 喘息の重症度は，患者により報告される症状で分類される。迅速に管理できるように最初は高いレベルの治療から開始し，その後，薬の量や頻度を減らしていく。喘息の管理が達成され，維持されていることを検証するためには，継続的に監視することが重要である。以下のような患者に主観的な質問を行うことで，症状の頻度や程度から喘息の重症度を分類することができる。
   a．喘息発作が起こることなく，一晩中睡眠を取ることができる。
   b．普段の日常生活の中で，息切れせずに活動することができるか。
   c．過度な息切れや喘鳴なしで，歩いたり，走ったり，階段を上ったり，上の階に荷物を運んだりすることができるか。

   ピークフローメータを使用している患者の場合は，朝晩の最大呼吸速度を毎日記録させることにより客観的な情報を得ることができる。患者が1週間に何回，アルブテロールの吸入器やその他のレスキュー薬を使用したかなどの情報も有用である。

3. 患者教育は診断時に開始し，その後診察の度に，目標と適切な理解が得られるまで継続す

表7-1　成人と5歳以上の子供の喘息の長期管理のための段階的薬物療法

症状の分類：治療前または適切な管理前の臨床的特徴			長期的管理薬
	症状	PEFまたはFEV1（PEF変動）	連用薬
ステップ4 重症で 持続型	昼：継続的 夜：頻回	≤60% （>30%）	推奨薬： • 高用量の吸入コルチコステロイド薬 　および • 長時間作用型吸入β₂刺激薬 　および 必要に応じて 　経口コルチコステロイド薬 　長期（2mg/kg/日，一般的には1日60mgを越えないこと）。（全身性のコルチコステロイドを減らし，高用量の吸入コルチコステロイドでの管理を維持する努力を繰り返し行う）。
ステップ3 中等症で 持続型	昼：毎日 夜：週1晩 より多い	60～80% （>30%）	推奨薬： • 低用量から中用量の吸入コルチコステロイド薬および長時間作用型吸入β₂刺激薬 代替薬*： • 中用量範囲以内で吸入コルチコステロイド薬を増量 　または • 低用量から中用量の吸入コルチコステロイド薬にロイコトリエン受容体拮抗薬かテオフィリンを追加 必要に応じて （特に重度の急性増悪が再発する患者に対して） 推奨薬： • 中用量範囲以内で吸入コルチコステロイド薬を増量し，長時間作用型吸入β₂刺激薬を追加 代替薬： • 中用量範囲以内で吸入コルチコステロイド薬を増量し，ロイコトリエン受容体拮抗薬かテオフィリンのいずれか1剤を追加
ステップ2 軽症で 持続型	昼：週2回より多い（毎日ではない） 夜：月に2晩より多い	≥80% （20～30%）	推奨薬： • 低用量吸入コルチコステロイド薬 代替薬*： • クロモリン，ロイコトリエン受容体拮抗薬，ネドクロミルまたは徐放性テオフィリン（血清濃度5～15μg/mL）のうちいずれか1剤

| ステップ1 軽症で間欠型 | 昼：週2日以下 夜：月に2晩以下 | ≥80% （<20%） | 連用薬は必要なし。 正常な肺機能を保ち無症状が長く続いた後で重度な急性増悪が起こる可能性がある。一連の全身性コルチコステロイド薬が推奨される。 |

PEF：ピークフロー，FEV：1秒率
*記載順は選択順を示すものではない。
ステップダウン治療：治療を1〜6ヵ月ごとに再検討すること。徐々に段階的薬物治療の内容を縮小することができる。
ステップアップ治療：管理が維持できない場合には，ステップアップを検討すること。まず患者の服用方法，アドヒアランスおよび環境を確認すること。

る。その後も必要に応じて，患者教育を定期的に継続してもよい。患者教育には，以下の内容が含まれていなければならない。

a．喘息を気道の炎症を特徴とする慢性肺疾患として定義する。患者は自分の症状と管理目標をリストアップすることができる。
b．喘息の長期ケアについて話し合う。行動計画が適切であるかどうかを決定する。患者と医師とがしばしば共同で行動計画を作成し，追加的な治療が必要な徴候があった場合や，さらに行動が必要な場合には患者に指示する。
c．フォローアップについて話し合う。喘息症状の重症度に基づき，患者がいつ，どこに電話をしたらよいかを教育する。
  i．クリニック
  ii．救急診療部
  iii．救急車を呼ぶ（レスキュー薬を20分ごとに使用したにもかかわらず，1時間経っても喘息の発作や兆候が収まらない場合など）
d．喘息の管理と日常生活において予想されることを話し合う。喘息を管理することが可能になれば，慢性症状や厄介な症状を予防することができ，ほぼ正常な肺機能を維持することができる。また，通常の活動レベル（運動やその他の日常的な活動）を維持し，喘息発作の再発や増悪を防ぐことができる。
e．必要に応じて患者の症状をモニタリングするために，ピークフローメータの使用方法について話し合う。ピークフローメータは，喘息症状を客観的にモニタリングすることに関心がある患者に推奨される。
f．薬と器具の正しい使用方法に関する教育
  i．レスキュー薬の使用目的と使用方法
  ii．コントローラ薬の目的と使用方法
  iii．吸入器の使用技術を評価し，すべての患者に弁付き保持チャンバーまたはスペーサの使用を勧める。

治療目標

1．炎症，喘息発作，増悪を減らす。
2．医師と患者の間で同意した最適な薬物治療を提供する。慢性でかつ厄介な症状を予防する

ために薬物治療を行い，ほぼ正常な肺機能を維持し，仕事に出かけたり，運動したり，その他の身体活動を含む活動レベルを維持する。薬物治療を行うことで，再発や増悪を予防し，救急診療や入院の必要性を最小限にするよう努めなければならない。また，薬の副作用（adverse effect）を見つけ，最小限に留めることも重要である。
3．喘息の重度化に影響する要因を見つけ，管理する。
　a．喘息を誘発する環境的なリスクファクタを管理する。アレルゲン，職業的な曝露，受動喫煙などを見つけ，適切に取り扱うか，避けるようにする。
　b．鼻炎，副鼻腔炎，胃食道逆流性疾患（GERD），ウイルス性呼吸器感染症または薬（β遮断薬など）のような，喘息を悪化させる可能性のあるリスクファクタを取り除くか，治療する。

臨床薬学における目標

1．薬物治療による管理が必要な患者を見つける
　a．レスキュー薬の使用状況：アルブテロールや他のレスキュー薬を1週間に2回以上使用する患者は，喘息管理の段階的薬物療法に従って，最適に治療できない可能性がある。
　b．（段階的薬物療法に基づいて）コントローラ薬を使用するべき候補者であるにもかかわらず，コントローラ薬が処方されていないか，あるいはコントローラ薬の投与量が最適ではない患者を見つける。
　c．入院している患者または救急診療を受けている患者の中で，薬物治療の管理が必要な患者を見つける。
2．教育
　a．患者の吸入器やピークフローメータの使用技術が正確であるかを確認する。
　b．患者が，処方されたすべての喘息薬の目的と名前を理解しているかを確認する。
　c．診療録に患者の教育について記録する。

アウトカム評価

1．プロセスの評価尺度：レスキュー薬の使用頻度の減少。喘息の行動計画を書面に記録する。
2．健康アウトカムの評価尺度：喘息の悪化による救急診療部の受診と入院の削減。

患者の情報源

1．米国国立心肺血液研究所（National Heart, Lung, and Blood Institute, NHLBI）：http://nhlbi.nih.gov/health/dci/Diseases/Asthma/Asthma_html
2．米国喘息アレルギー基金（Asthma and Allergy Foundation of America）：http://www.aafa.org
3．米国環境保護局（U.S. Enviromental Protection Agency）：http://www.epa.gov/asthma/ahop
4．米国肺協会（American Lung Association）：http://www.lungusa.org/site

症例研究

S：SM 氏は23歳の女性で，薬剤師との予約でクリニックにやって来た。喘息管理のために薬物治療を最適化し，他の喘息管理を改善することができる要因を探るために，プライマリケアプロバイダ（PCP）が彼女を薬剤師に紹介した。彼女はアルブテロール吸入器を1日3～4回使用している。階段を上るときには息切れがするため，途中で止まらなくてはならないようである。喘息が悪化し，1年前にプレドニゾンのバースト療法を必要としたことがある。彼女には幾分喘鳴があり，昼間はよくなるが夜になると悪化すると述べている。1週間に少なくとも3回は，夜中に咳で目が覚める。彼女は花粉と猫のアレルギーがあるとしている。
既往歴：10年前，10代のときに喘息と診断された。
社会歴：週末にたばこを1日半箱ほど吸う。
アレルギー：薬物アレルギーなし
現在使用している薬：
  フェノフェキサジン　60mg　1日2回
  アルブテロールを2吹き，息切れのときに必要に応じて1日4回
  フルチカゾン　220μgを2吹き　1日2回
  オルト-サイクレン　1錠　1日1回

O：過去10年間，肺機能試験は行っていない。

A：1．アルブテロールの使用が1週間に2回以上あり，夜間の症状が1週間に1晩以上あることから，彼女の喘息は十分に管理されていない。
  2．禁煙とアレルギーの治療により，喘息が改善できると考えられる。
  3．喘息管理のためのコントローラ薬は最適化することができる。

P：1．禁煙の心構えができているかどうかを評価し，必要に応じて適切な禁煙のための援助プログラムを紹介する。
  2．アレルギー管理を評価する。必要なら点鼻用のステロイド薬を勧める。
  3．吸入器の使用技術を評価する。必要に応じて，弁付き保持チャンバーまたはスペーサを提供する。
  4．ピークフローのモニタリングを勧め，その測定結果の利用法を患者に教える。
  5．長期的な管理のために持続性β_2刺激薬の追加を提案する。
  6．症状が夜になると悪化するため，患者の環境を，特に家に限定して他に誘発原因がないかを評価する。
  7．夜間の咳の原因となりうる後鼻漏および（または）胃食道逆流性疾患などの疾患がないかを評価する。
  8．薬剤師による6～8週間ごとのフォローアップを計画する。

参考文献

1．American Lung Association. Asthma in adults fact sheet. Available at http://www.lungusa.org/site/pp.asp?c=dvLUK9O0E&b=22596. Accessed April 18, 2007.
2．NHLBI Expert Panel 2: Guidelines for the Diagnosis and Management of Asthma. June 2002.

禁煙

Steve Riddle

第 8 章

　喫煙は，米国における早期死亡原因の1つであり，予防ができる因子でもある。1995年から1999年の間に米国疾病対策センター（Centers for Disease Control and Prevention, CDC）に集められたデータでは，喫煙関連疾患で毎年44万人以上が死亡していると推定されている[1]。米国では毎年，癌による死因の30％以上を喫煙が占めている[1]。喫煙は心臓疾患，脳卒中，慢性閉塞性肺疾患の一因ともなっている。近年，全体の喫煙率は下降傾向にあるが，アメリカ人成人の21％にあたる4,450万人が喫煙者である[2]。アメリカの高校生の22％にあたる375万人が習慣的に喫煙しているという報告もある[2]。社会への喫煙の影響は甚大であり，1995年から1999年の間，直接的な医療に投じられた費用は年間755億ドル，生産性の損失は年間819億ドルにのぼると算定された[1]。

　すべてのヘルスケア専門家には，喫煙を始めたり，続けたりするのを止めさせる責任がある。薬剤師は非常に信頼され，ごく身近なヘルスケアプロバイダであるため，禁煙を希望する患者に情報提供し，教育し，手助けをすることのできる独特の立場にある。

適応

喫煙者を特定する

　喫煙をスクリーニングする質問は，入退院やクリニックでの診察の度に行うなど，通常の診療の中に組み込まれていなくてはならない。喫煙者を見つけるだけでなく，禁煙に興味があるかも見きわめることが目標となる。

　スクリーニングと評価プログラムを進めるうえで，いくつかのツールやガイドラインが有用である。公衆衛生局長官監修公衆衛生ガイド，禁煙と依存症の治療（The Surgeon General and Public Health Guide, Treating Tobacco Use and Dependence）では，「5つのA」と「5つのR」のツールが推奨されている。「5つのA」とは，Ask（尋ねる），Advise（忠告する），Assess（評価する），Assist（手伝う），Arrange（手配する）であり，禁煙に成功するための体系的なアプローチは，この5つの重要な段階から成っている。「5つのR」とは，現在禁煙

するつもりのない喫煙者に禁煙を動機づけるための，Relevance（妥当性），Risk（リスク），Reward（報酬），Roadblocks（障害物），Repetition（繰り返し）である。この情報は，次のwebサイトから入手することができる。

　http://www.surgeongeneral.gov/tobacco/clinpack.html

　以下に示すのは，我々の病院で開発されたスクリーニングツールで，喫煙者を見つけ，禁煙する準備があるかどうか（Readiness to Quit, RTQ）を評価する。このツールは「5つのA」を簡略にしたものである。

《喫煙者の特定とRTQツール》

1. 「喫煙の経験はありますか？」
   - □一度もありません。
   - □以前あります。
   - □現在喫煙しています。⇒もし現在も吸っていたら質問2に答えてください。
2. 「今後30日以内に禁煙することに興味がありますか？」
   - □いいえ⇒禁煙のための強いメッセージを伝え，禁煙に有効な手段を教える。
   - □はい　⇒禁煙のための強いメッセージを伝え，カウンセリングを紹介する。

禁煙への興味を見つけ出す

　多理論統合モデル（The Transtheoretical Model, TTM）は，喫煙者の禁煙への興味を分類するために使用される一般的なモデルである。重要な認識を行い，行動に変化を起こすときに，人は6つの異なるステージを通過する。多理論総合モデルは1983年にProchaskaとDiClementeにより提唱され，さまざまな健康リスクに関する行動を理解するために応用され，成功を収めている[3]。このモデルの6つのステージは次の通りである。

1. 前熟考ステージ：この時点では変化を起こす準備ができていない。
2. 熟考ステージ：変化を起こす価値とそうでない価値の間に相反感情が起きている。
3. 準備ステージ：変化を起こす準備ができている。
4. 実行ステージ：実際に変化を起こす段階にある。
5. 維持ステージ：変化を継続させるのに成功している。
6. 逆戻りステージ：継続させる試みが失敗し，以前の行動に逆戻りしてしまう。

　患者の現在のステージを知ることにより，禁煙カウンセリングに関与しているプロバイダに重要な情報を提供できる。前述したRTQツールは，今後30日以内に患者が禁煙する心構えがあるかを尋ねるものである。「はい」と答えた患者は準備ステージにあり，短期間のうちに行動を起こす心構えがあることを示している。喫煙者の20％がこの準備ステージにいると推定される[4]。これらの患者は，正式な禁煙カウンセリングが必要である。まだ準備段階に到達していない喫煙者は，準備ステージに進むための情報提供や支援が必要である。

管理

　喫煙者が禁煙する準備ができた場合には，中毒と依存の程度を分析する。精神疾患の分類と診断の手引（Diagnostic and Statistical Manual of Mental Disorders, DSM）第4版（DSM-IV）のような公的診断基準が，ニコチン依存や身体的離脱症状の程度を知るのに役に立つが（DSM-IV305.1，292.0の項目を参照）[5]，臨床的実践には特に役に立つことはない。喫煙者の特定に最もよく使用されるツールの1つに，「ニコチン依存テスト」がある[6]。このツールは6つの質問の総累計点数0～10で喫煙者のニコチン依存度を測定するものであり，8～10点は非常に高い依存を示す。

　我々の病院で開発した「タバコ中毒パイ」は，患者とカウンセラーの教育ツールである（図8-1）。このパイはたばこ中毒の主要な要素として，身体的，習慣的，精神的，感情的および社会的な要素を視覚化したものである。薬剤師はニコチンの身体依存性や，禁煙するときにほとんどの喫煙者が身体的離脱症状を経験することはよく理解している。しかし，タバコ中毒の身体的な特徴以外について，多くの薬剤師はあまり知らないようである。すべての喫煙者がパイの各要素をもっている訳ではないが，ほとんどの喫煙者はいくつかの要素をもっている。タバコ中毒は複雑で，それぞれの患者が特有なニーズをもっているので，禁煙カウンセリングプログラムでは薬理学的戦略と非薬理学的戦略（認知行動療法など）の2つを用いる。

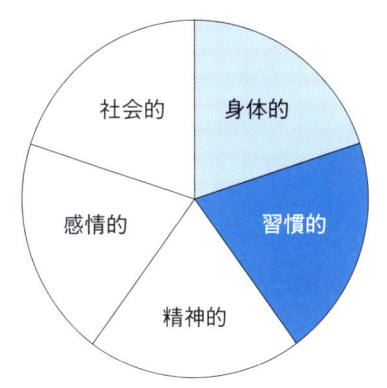

図8-1　タバコ中毒パイ：中毒の要素

禁煙のための非薬理学的戦略

　喫煙者は時々，催眠術，鍼治療，サプリメントなどの代替療法を使い禁煙を試みる。成功する者もいるが，これらの方法や広く広告されている他の禁煙方法の有効性を裏づけるデータはない。

　コールドターキー法は，医療機関の支援や禁煙カウンセリングなしに喫煙を突然止める方法である。成功率は平均で2～5％しかない（薬を用いる禁煙治療の成功率は10～20％）[7]。喫煙者によっては，ニコチンの摂取量を徐々に減らしていく「テーパリング法」を行う。テーパリング法による禁煙の成功率はコールドターキー法と類似しているが，ヘビースモーカーに関しては，計画的な禁煙をする前にタバコの本数を減らせる利点がある。

　根拠に裏づけられた非薬理学的アプローチのうち，最良の方法に認知行動療法が挙げられる[8]。タバコ中毒の主要な構成要素に習慣がある。喫煙者へのインタビューで，タバコに対する欲求を誘因するものを尋ねることは重要である。一般的に喫煙者は，喫煙を食事，運転，コーヒーの摂取（喫茶），仕事の休憩，電話などの一定の生活習慣や日常的な行動と関連づけている。ほとんどの患者は，喫煙とこのような習慣や行動とが深く結びついていて，無意識のうちに同時に行っている。喫煙する典型的な時間や状況をリストアップするように依頼し，行動パターンを認識させることが第一段階である。例を挙げて思い出させるとよい。喫煙の際にもう1度，

何か同時に行っている習慣がないかを思い返すように促し，さらに，喫煙衝動が起きた際にも考えるように伝える。

習慣の修正にはいくつかの戦略が必要となる。1つの方法として，これまでの習慣を新しい習慣に入れ替える方法がある。夕食後にいつもタバコを吸うのであれば，タバコの代わりにスナックや軽いデザートを取ることを助言する。もう1つの方法は，状況や環境を変えることである。いつもテーブルでタバコを吸うのであれば，別の場所に移動することを提案する。悪い習慣を良い習慣に変えることが，常に最良の戦略である。喫煙と結びついている習慣を，散歩や，何か他の運動に変更するよう患者に助言する。喫煙者の多くはテレビを見ながらタバコを吸っているので，テレビを見ないようにすることは，少なくとも禁煙を試みる初期段階では有効かもしれない。また，テレビの周辺の家具の置き場所を変えたり，違った場所に座ったりすることで，脳の環境認識に変化を与え，誘因を消し去ることができるかもしれない。

喫煙者の多くは，不安やうつを抱えていることが知られている[9]。喫煙者はしばしばストレスに対応するために喫煙する。ニコチンは多幸感や，鎮静効果，集中力の増加をもたらす。家族が亡くなったり，仕事を失ったりというストレスの高い状況では喫煙を再度始めてしまうことがある。感情的な要因がすべて悪い感情であるとは限らない。1日の厳しい仕事が終わったときなどの特別な報酬（ご褒美）として喫煙する人もいる。禁煙の戦略に，こうした状況に対処するためのアイデアや方法を含んでいない場合には，喫煙習慣が再発しやすい。感情的な要因に対処するためのリラックスする技術（深呼吸する，リラックスするために音楽を聞くなど）や，社会的なサポートの構築，タバコよりも健康的な報酬を見つけることなどを戦略として検討することが重要である。臨床的に重大な不安感やうつ症状がある場合には，適切な医療機関を紹介することが重要である。

自分自身ではできないことが，タバコによってできると感じている喫煙者もいる。例えば「タバコはストレスを処理してくれて，落ち着かせてくれる」とか「ダイエット効果がある」などという場合には，精神的なタバコ依存症である。そのような場合にはタバコではなく，患者自身が主導権を握っていることを示す別の戦略が必要である。

タバコの社会的側面も考慮することが重要である。喫煙者は，自分自身を所属する社会的グループや地位によって定義することが多い。喫煙者が所属している社会的グループには多くの喫煙者がいることがしばしばあるので，禁煙を一層難しくする。こうしたグループへの参加を避けることは，社会的なサポートが必要なときに喫煙者を孤立させてしまう可能性がある。喫煙者には社交のための戦略（喫煙を誘発する状況からの逃避手段など）や，禁煙サポートグループと接触するような戦略（地区ミーティングやインターネットチャットルームなど），禁煙の失敗を減らすための戦略が必要である。

禁煙のための薬理学的戦略

ノルトリプチリンやクロニジンのような処方薬を始め，禁煙に効果のあるいくつかの薬が研究されている。多くの薬は長期（6〜12ヵ月間）に渡る禁煙の維持にはほとんど，または全く効果がないことが明らかにされている[10]。

ニコチン置換療法

ニコチン置換療法（Nicotine Replacement Therapy, NRT）は他の補助的介入とは無関係に，プラセボのほぼ2倍の禁煙率を与えることが報告されている[11]。さまざまなニコチン製剤の中

表8-1 ニコチン置換療法（NRT）用製品

ニコチン置換製品	用量	使用上の注意
ニコチンガム 2 mg，4 mg	1日26本以上なら4 mg 1日25本以下なら2 mg 最初の1〜6週間は1〜2時間ごとに1個。次に2週間ごとに50％減らしていく 典型的な使用期間は8〜12週間	・歯ならびが悪かったり，顎の問題があった場合には不適 ・胃腸の副作用が問題 ・適切に噛む技術が必要 ・口寂しさを満足させる ・用量の自己調整が可能
ニコチンパッチ 7 mg，14 mg，21 mg （最も一般的な製品の含有量）	1日10本以上なら21 mgパッチで開始 10本未満なら14 mgパッチで開始 最初のパッチを4〜6週間維持し，次に2週間ごとに7 mgパッチまで減らしていく 典型的な使用期間は8〜12週間	・皮膚の状態やアレルギー反応により使用できないことがある ・使い勝手がよいのでコンプライアンスが向上する ・用量の自己調整ができない
ニコチントローチ 2 mg，4 mg	1日26本以上なら4 mg 1日25本以下なら2 mg 最初の1〜6週間は1〜2時間ごとに1個。次に2週間ごとに50％減らしていく 典型的な使用期間は8〜12週間	・胃腸の副作用が問題 ・口寂しさを満足させる ・用量の自己調整が可能 ・ガムに代わる経口薬 　特に歯ならびや顎に問題がある患者によい
ニコチン スプレー式点鼻薬	1時間1〜2用量 （1日8〜40用量） 注：1用量＝2スプレー 　　（左右の鼻孔に各1スプレー） 最大用量：1時間5用量 　　　　　1日40用量 使用期間は3〜6ヵ月で徐々に減らしていく 吸入してはいけない。鼻孔にスプレーすること	・鼻または喉の炎症，咳，涙が問題になる可能性がある ・鼻に障害があったり，気管過敏症の患者は不向き ・用量の自己調整が可能
経口ニコチン 吸入器	推奨範囲：1日6〜16カートリッジ カートリッジは20分連続して吹くことができる 吸入は喉の裏側を狙い，肺に向けてはいけない 使用期間は3〜6ヵ月で徐々に減らしていく	・鼻または喉の炎症が問題 ・味がよくない ・用量の自己調整が可能 ・手から口に動かす喫煙の動作ときわめて類似（よいか悪いか？） ・気管支痙攣の患者には要注意

で，薬物動態や作用時間，投与経路，副作用には考慮すべき違いがあるが，全体的な効果はいずれの製剤でもほぼ同等である[11]。NRT用製品の選択には，個人的な好み，以前の禁煙治療の経験，増量に対する忍容性，薬への耐性など，患者の特性を考慮して行う（表8-1）。

　NRTは1日20～25本のタバコを吸う人を前提にしているため，さらに多くのタバコを吸う人は禁断症状を避けるために，NRTの初期用量をさらに多くする必要があるかもしれない。高用量のNRTの研究も存在する。NRTでは，パッチおよび用量調整が可能なガムやトローチを組み合わせて用いることが一般的で，単一薬剤を使用するよりも効果的であることが証明されている[11]。しかし，これらの併用に関する安全性データはない。Shiffmanらによる研究では，禁煙の最初の3日間，24時間ごとに35mgのニコチンを経皮パッチで投与した際の有効性が証明されている[12]。

ブプロピオン

　ブプロピオンはプラセボのおよそ2倍の禁煙成功率があり，ニコチンパッチよりもはるかに顕著な成功率が示されている[13]。禁煙を行う日の少なくとも1週間または理想的には2週間前から，ブプロピオンによる治療を開始し，最初の3日間は1日150mgの用量を投与する。次いで1日300mgまで増量する。治療期間は少なくとも7～12週間であるが，最大6ヵ月まで継続することが可能である。迅速に漸増することによって，不眠症，神経系疾患（震えなど），口渇などの副作用の発現を避けることができる。不眠症を経験したことのある患者は2日目の投与を午後にするとよい（少なくとも最初の投与から8時間あけること）。

バレニクリン

　バレニクリンは禁煙のために承認されたばかりの薬である。非常に高度な選択的a_4, β_2ニコチン-アセチルコリン受容体の部分的作用薬であるバレニクリンは，いくつかの治験でプラセボより優れた効果があり，別の治験ではブプロピオンと同等か，さらに優れた効果を示した[14]。推奨される通り，7日間かけて投与量を上げ，禁煙のための維持用量である1mg，1日2回とする。治験で観察された最も多い副作用（adverse effect）は吐き気であり，30％の率で発生し，薬の中止率は3％に近い[15]。

複合療法

　上記の薬や製品は，すべて単一療法薬として認可されているが，単一療法だけで禁煙できない患者にとって複合療法が有益な場合がある[16]。薬はさまざまな作用機序をもつため，ブプロピオンとNRTを，理論的には最良の臨床的効果を与える可能性がある。ただし，NRTを併用する場合，ニコチンの適正用量を裏づけるデータはほとんどない。

禁煙補助薬の選択

　個々の患者に対して最善の禁煙薬を選択するのに役立つような，根拠に基づくガイドラインやアルゴリズムは存在しない。我々の病院では，禁煙補助薬の選択肢を患者に提示し，自分にとって最も興味を引く治療法を，または組み合わせを決めてもらうことにしている。カウンセラーは，これまでの禁煙治療，その治療に対する反応，現在の薬，重大な病歴に関する情報を集め，次に薬を選択するためのアドバイスを行う。効果的な薬の選択は重要であるが，マイナ

スのアウトカムを出さない薬を選択することが重要である。

ブプロピオンは薬と薬，薬と疾患との間に多くの相互作用が起こる可能性がある。粘着テープに対する皮膚反応がある患者では，ニコチンパッチが使えない可能性がある。歯が悪い患者はニコチンガムの使用に適さない。患者自身がニコチン摂取を管理することができるかどうかは重要であり，ニコチンガム，吸入器，スプレー式点鼻薬，トローチ製品は，患者が積極的に管理できるものである。ニコチンパッチを自己管理することは難しいが，反対に自分のニコチン摂取を積極的に管理したくない患者には適している。

予約とモニタリング

タバコ禁煙プログラムを立案する際に，薬剤師は患者の再診方法を決めておくこと。選択肢として，個人的な予約（一対一），グループでの面談，電話での診察などがある。この決定は，患者が利用できる資源，アクセスの問題，予約スケジュール，プログラムの大きさなどを基にして行う。根拠に基づくという観点から，患者と直接面談すること，カウンセラーと患者間に信頼関係を築くことを多くのデータが支持している（「臨床薬学における目標」を参照）[9]。

我々の病院では，グループクラスが禁煙サービスを提供する主要な手段として機能している。これらのクラスには社会的支援が組み込まれていて，個人の禁煙計画の立案を助けるためにカウンセラーとの短い一対一の面談も含まれている。

こうしたグループクラスに参加できない患者は，プライマリケアクリニックで薬剤師との一対一の予約を利用できる。

禁煙のゴールは自制できることであり，フォローアップの重要な焦点は，患者が喫煙していないかを確認することである。スリップ（ちょっとした間違い）やリラップス（逆戻り状態）を確認することは重要である。リラップスは以前の行動に戻ってしまうことであり，患者自身，本当に自分が喫煙を止めたいのかを再評価するのに必要な時間であると見なされる。禁煙を成功させるには動機，自信，執着が重要な要素であり，リラップス後には，これらがすぐに消えてなくなる可能性がある。次の禁煙に向けて，熟考するための時間を設け，エネルギーを充填することは，患者によっては有益である。我々の病院では，患者が別の禁煙方法を希望する場合には，必ず最初のクラスに再度参加しなくてはならない。ほとんどの喫煙者が，最終的に禁煙に成功するまでにリラップスを繰り返しているということはよく知られた事実である[17]。

スリップは喫煙を単独回だけ行い（通常はたばこを1〜2本），再度禁煙に戻ることを意味する。しかし，多くの人がこの1回の喫煙（スリップ）でリラップスに陥るのが問題である。喫煙者がスリップに対して罪悪感を感じることは普通（おそらく適切）であるが，これが学習のチャンスであると患者に伝えることが重要である。スリップは，しばしばストレス状態や問題のある社会的または環境的要因など，喫煙の誘因についての情報を与えてくれる。喫煙の誘因に加えて，前に進もうとする人々を防げる障壁を見つけ出さなければならない。例えば，体重増加は，禁煙する患者にとっては重大な問題となることがある。これらの障壁に対処するためのさまざまな戦略（健康的なスナック菓子，水を飲むこと，神経質に食事を取ることに対するストレス削減，運動増加など）について話し合うことは優れたアプローチである。

薬物治療と禁煙プログラムを受けている患者を監視しなくてはならない。患者のフォローアップは最低2週間に1回は行わなくてはならない。喫煙衝動の頻度や程度，（もしある場合

には）スリップの発生状況，非薬理学的な介入の成功，禁煙補助薬による副作用などについて，具体的に質問すること。ほとんどの禁煙治療の期間は8～12週間である。しかしタバコの自制，すなわち禁煙という最終目的に関する患者の継続的な前進に，より焦点をあてる方が役に立つ。患者が弛まぬ努力をして禁煙に対する固い意志を示すのであれば，治療期間がたとえ長くなっても問題はない。

治療目標

1．薬剤師の支援が，患者の禁煙状態の継続を達成するために役立つこと。
2．患者のアドヒアランスが維持され，禁煙補助薬を適切に使用できること。
3．患者がアポイントや診察スケジュールを守ること。

臨床薬学における目標

　喫煙者を発見し，その人が禁煙に興味があるかを評価することは，すべてのヘルスケアプロバイダや保険制度にとっての目標である。薬剤師は患者のニーズや現在服用している薬や健康状態を考慮して，適切な禁煙補助薬を提供すること。最良の結果を達成するためには，以下の5つの基準を満たすカウンセリングプログラムが必要であるということが最近のデータで示されている[17]。
1．ヘルスケアプロバイダが適切な訓練を受けていること。
2．根拠に基づくガイドラインを用いて，少なくとも10分のセッションを4回以上行うこと。
3．累積で30分以上の面談時間をもつこと。
4．セッションを少なくとも2週間以上，可能であれば8週間以上に渡って行うこと。
5．禁煙に利用できる薬について十分な情報を提供し，教育すること。

アウトカム評価

　病院認定合同委員会（Joint Commission®）では病院に対して，禁煙スクリーニング，禁煙アドバイスの提供および診断（心不全，急性心筋梗塞，肺炎）に関するカウンセリングのデータ収集を義務づけている。主なプロセス評価標準は(1)患者に喫煙状況を質問する，(2)喫煙者に禁煙アドバイスまたはカウンセリングを提供する，(3)(1)(2)の評価基準を文書化すること，の3つである。これらの評価が，すべての入院患者と外来患者に実施されることが強く推奨される。リスクが高い患者（慢性閉塞性肺疾患（COPD）など），または特定の患者群（プライマリケアクリニックの患者など）が優先される。目標はすべての方法に対して完全に遵守されなくてはならない。
　より正式な禁煙カウンセリングを提供することにより，アウトカムを追跡し，詳細に検討するための具体的なデータを得ることができる。マイクロソフト社のAccess®データベースソフトウェアを用いて，主要なデータを管理することができる。関連情報として，患者の臨床的指標（喫煙のタイプ，頻度，喫煙量，喫煙年数，現在の状況），与えられた禁煙補助薬（ニコチン置換療法，ブプロピオンなど），予約データ（1人の患者の予約数，1ヵ月の総診察数），

禁煙治療に対する副作用，禁煙カウンセリングのアウトカムなどが必要である。

モニタリングは困難ではあるが，目標は長期に渡る自発的な禁煙の継続である。ほとんどの臨床文献では3ヵ月，6ヵ月，12ヵ月間の自発的な禁煙を調査しているが，追跡には困難が伴う。質の高い評価には，自発的な禁煙の有無に加えて，他のケアやプロセス評価尺度が含まれることが望ましい。例えば，対象となる患者の総数，診察数，1人の患者の診察回数，薬物治療を受けた患者の総数，そしてプログラムを完了した数，または割合などである。

情報源

ヘルスケアプロバイダ向けの情報源

2種類の禁煙プログラムが利用可能である。短期プログラム（1～2時間）はヘルスケアプロバイダが，喫煙のスクリーニングと簡単な介入（「5つのA」）を行えるように考案されている。もっと強力な禁煙介入は，長期プログラム（8時間以上）で取り扱われる。

Rx for Change（http://rxforchange.ucsf.edu/）は薬剤師のために考案されたプログラムの1つで，無料で利用することができる。カリフォルニア大学サンフランシスコ校で開発されたこのプログラムは，院内研修プログラムを開発するのにも役立つ。PowerPoint® でのプレゼンテーションファイル，臨床ツール，患者の教育情報をダウンロードして利用することができる。Pharmacy Partnership for Tobacco Cessation を利用することもできる。このグループは禁煙のための教育ツール，資源，トレーニングの支援オプションなどを全国的に集めて保存している。www.ashp.org にアクセスし，「Resource Center」をクリックし，次に「Tobacco Cessation」をクリックして利用することができる。その他の情報源として，各地域の公衆衛生局，米国肺協会の支部（American Lung Associaton），米国癌学会（American Cancer Society）などが挙げられる。

患者向けの情報源

禁煙患者のための情報源は数多くある。地方および州の機関や組織には社会的サポートグループや資料がある。表8-2に，米国で利用可能な情報源のリストの一部を掲載する。

表8-2 禁煙のための情報源

情報源	連絡先	コメント
Agency for Healthcare Research and Quality（AHRQ）	www.ahcpr.gov	ヘルスケアプロバイダと患者のための情報。ガイドライン，データ，システムデザインなどの最も確実な情報源
American Lung Association	www.lungusa.org	プログラム，資料およびその他の情報
American Lung Association, Washington	www.alaw.org 1-800-732-9339	患者情報，ポスター

American Cancer Society（NW division）	www.cancer.org 1-800-ACS-2345 (1-800-227-2345)	患者情報，ポスター，報告書，統計など。「tobacco」で検索
American Heart Association	www.americanheart.org 1-800-242-8721	患者のための喫煙と心臓病のパンフレット。英語とスペイン語版あり
National Cancer Institute	1-800-4-CANCER (1-800-4-226237)	禁煙パンフレットと患者用情報。英語とスペイン語版あり
U.S. Surgeon General	www.surgeongeneral.gov/tobacco	たばこ依存ガイドラインと患者情報
Quit Net	www.quitnet.com	オンラインの患者情報，カウンセラー，社会的サポートグループ，EBMの禁煙情報。英語とスペイン語版あり
Freedom From Smoking（ALA）	www.ffsonline.org	喫煙者のためのオンライン禁煙プログラム
Why Quit?	www.whyquit.org	患者教育，自省，援助のための情報源。ここでは薬を使わず，コールドターキー法による禁煙の方法だけを提唱している。
Nicotine Anonymous	www.nicotineanonymous.org	12ステップのプログラム，患者情報，グループチャットラインによる支援。広告宣伝とタイアップしている
Nicotrol Helping Hand	www.helpinghand.com	喫煙者のためのオンライン禁煙プログラム。ファイザーがスポンサー
Tobacco Free kids	www.tobaccofreekids.org	社会的，政治的観点から喫煙の健康に対するリスクを特集しているホームページ
Pharmacia	1-877-872-8535 (Pharmaceutical Co.)	無料のニコトロール吸入器と禁煙キット
GlaxoSmithKline	1-800-493-3772 (内線8297)	認定プロバイダまたは患者はニコダーム（パッチ），ニコレット（ガム），トローチを入手可能。ザイバンは医者が入手可能。製品請求のための用紙が必要。禁煙キットもある
Boehringer Ingelheim Pharmaceuticals	1-877-933-4310 (内線9443)	患者教育用禁煙用品
Tobacco Prevention Resource Center	seattle@jba-cht-com 206-447-9538 Fax：206-447-9539	ヘルスケアプロバイダのための研修。コミュニティグループのための研修
Quit Smoking support Resource	www.quitsmokingsupport.com	成人のためのオンライン総合禁煙サポート

CDC Site for Tobacco Prevention & Control	www.cdc.gov/tobacco/	喫煙に関する報告書と統計へリンク。特にリスクの高いグループ向け
National Quitline（via HHS）	www.smokefree.gov 1-800-QUITNOW （1-800-7848669）	電話連絡で，喫煙者に役立つプログラムを利用可能。特定時間にオンラインでのライブチャットでアドバイスをし，楽しく禁煙をサポートしてくれる
Smoke Free Families	www.smokefreefamilies.org	喫煙とたばこに焦点をあてたホームページ。ヘルスケアプロバイダおよび患者にとっての情報源

症例研究

S：SJ氏は54歳の男性で，慢性閉塞性肺疾患（COPD）の悪化のため最近入院し，禁煙カウンセリングのためにクリニックを訪れた。SJ氏は，昨年から喫煙に対して不安を募らせており，自分の健康を保つためにできるだけ早く禁煙したいと考えている。昨年から咳の症状が多く発現し，軽い運動でも息切れがすると報告している。彼は以前に，2回ほど禁煙を試みたことがあり，最近では3年前に禁煙をし，6週間続いたそうである。いずれの禁煙にも特に禁煙補助薬は使用しなかった。患者に問診したところ，喫煙の主な誘発要因として，毎朝の日課，コーヒー，食後およびストレスがあることがわかった。SJ氏はニコチン置換療法に興味をもったが，歯の問題があるので，ニコチンガムよりもニコチンパッチの方を好んだ。
既往歴：脳部外傷（8年前）により，その後発作性疾患を合併し，フェニトインで治療。最後の発作は6年前に記録されている。5年前に鎮痙薬を中止。前立腺肥大症（2年前に診断）
アレルギー：ペニシリン（アナフィラキシー）
現在使用している薬：
　　チオトロピウム・吸入器　毎日1吹き
　　サルメテロール・吸入器　毎日2吹きを2回
　　アルブテロールMDI　必要に応じて6時間ごとに2吹き
　　テラゾシン　2mgを前立腺肥大症のために，就寝前に毎日服用
　　アスピリン　325mgを心臓保護のために毎日服用

O：バイタルサイン：BP　152/88，HR　74，Wt　72kg
現在の喫煙量：1日に1.25箱（25本）
ニコチン依存度テスト＝7（高度なニコチン依存度を示す）

A/P：患者は禁煙の準備ステージにいて，できるだけ早期に禁煙を開始する準備がある。
1．喫煙の誘発要因をリストアップし，それぞれに対する対処計画を患者自身に作ってもらう。これには認識・行動および感情に対処する戦略なども含まれている。喫煙衝動の管理方法も確認する。
2．現在のたばこ消費量を基に，1日21mgのニコチンを経皮パッチで投与する薬物療法を開始。初期計画では21mgの用量のパッチを6週間，その後14mgのものを2週間，7mg

のものを 2 週間使用し，途中で適宜用量を変更することとした．SJ 氏には，パッチの適切な使用方法，予測される副作用，ニコチン置換療法の目標などを伝えた．ニコチンの身体的離脱症状や兆候，およびそのときの対処の仕方なども教育した（**発作性疾患の病歴があるので，ブプロピオンは第 1 選択薬としては好ましくない．使用にあたっては，患者の主治医とそのリスクと有益性を評価する必要がある**）．

3．翌日を禁煙開始日に設定し，前の晩の就寝時に，最初のニコチンパッチを貼るように指示した．患者には喫煙に関するもの（道具や喫煙を誘発するもの）を生活環境からすべて「一掃」するよう指示した．

4．社会的サポート：SJ 氏に，自分の家族，友人，その他の人に対して，自分が現在禁煙中であると伝えるように勧めた．

5．2 週間後にフォローアップ受診を設定し，完全な禁煙，誘発原因および喫煙衝動の管理の改善を目標にした．

参考文献

1. Centers for Disease Control and Prevention. Annual smoking-attributable mortality, years of potential life lost, and economic costs—United States, 1995-1999. *MMWR Morb Mortal Wkly Rep*. 2002 ; 51 : 300-3.
2. NIH State-of.-the-Science Conference Statement on Tobacco Use : Prevention, Cessation, and Control. NIH Consensus and State-of-the-Science Statements. Volume 23, Number 3, June 12-14, 2006.
3. Prochaska JO, DiClemente CC. Stages and processes of self-change of smoking : toward an integrative model of change. *Journal of Consulting and Clinical Psychology*. 1983 ; 51 : 390-5.
4. Velicer WF, Fava JL, Prochaska JO, et al. Distribution of smokers by stage in three representative samples. *Preventive Medicine*. 1995 ; 24 : 401-11.
5. American Psychiatric Association. (*DSM-IV-TR*) *Diagnostic and statistical manual of mental disorders*, 4th ed. Washington, DC : American Psychiatric Press, Inc. ; 2000.
6. Heatherton TF, Kozlowski LT, Frecker RC, et al. The Fagerstrom test for nicotine dependence : a revision of the Fagerstrom tolerance questionnaire. *British Journal of Addictions*. 1991 ; 86 : 1119-27.
7. West R, McNeill A, Raw M. Smoking cessation guidelines for professionals : an update. *Thorax*. 2000 ; 55 : 989-99.
8. Vidrine JI, Cofta-Woerpl L, Daza P, et al. Smoking cessation 2 : behavioral treatments. *Behavioral Medicine*. 2006 ; 32(3) : 99-109.
9. Morrell HER, Cohen LM. Cigarette smoking, anxiety and depression. *Journal of Psychopathology and Behavioral Assessment*. 2006 ; 28(4) : 283-97.
10. Cofta-Woerpl L, Wright K, Wetter D. Smoking cessation 1 : pharmacological treatments. *Behavioral Medicine*. 2006 ; 32(2) : 47-56.
11. Hajek P, West R, FouldsJ, et al. Randomized comparative trial of nicotine polacrilex, a transdermal patch, nasal spray, and an inhaler. *Arch Intern Med*. 1999 ; 159 : 2033-8.
12. Shiffman S, Ferguson SG, Gwaltney CJ, et al. Reduction of abstinence-induced withdrawal and craving using high-dose nicotine replacement therapy. *Psychopharmacology*. 2006 ; 184(3-4) : 637-

44.
13. Holm KJ, Spencer CM. Bupropion : a review of its use in the management of smoking cessation. *Drugs*. 2000 ; 59 : 1007-24.
14. Gonazales D, Rennard SI, Nides M. Varenicline, an alpha-4, beta-2 nicotinic acetylcholine receptor partial agonist, vs sustained-release bupropion and placebo For smoking cessation : a randomized controlled trial. *JAMA*. 2006 ; 296 : 64-71.
15. Chantrix package insert. New York, NY : Pfizer Labs ; September 28, 2006.
16. Okuyemi KS, Ahluwalia JS, Harris KJ. Pharmacotherapy of smoking cessation. *Arch Fam Med*. 2000 ; 9 : 270-81.
17. The Tobacco Use and Dependence Clinical Practice Guideline Panel, Staff, and Consortium Representatives. A clinical practice guideline for treating tobacco use and dependence : a U.S. public health service report. *JAMA*. 2000 ; 283 : 3244-54.

緊急避妊

Marianne Weber

第 9 章

　緊急避妊は，避妊していない性交や，避妊に失敗した後に用いられる薬または器具と定義される[1]。現在，緊急避妊は一連のエストロゲン-プロゲスチン合剤，プロゲスチンだけのピルの服用または避妊リング（IUD）を挿入して行われる。PlanB® と呼ばれるプロゲスチンのみの製品が FDA により認可されており，18歳以上の女性に対して処方せんなしで調剤することができる。

　性交後の避妊は，時間が経過した後よりも早期の服用の方が高い効果があることが治験で証明されている[2-4]。ヘルスケアチームの中では薬剤師が一番アクセスしやすく，薬剤師は女性に対して，速やかにこの重要なサービスを提供する最良の立場にあり，望まない妊娠を減らすことに貢献できる。

適応

　このサービスは，避妊していない性交や避妊の失敗後，120時間以内[3]に，緊急避妊を希望する妊娠を望まない患者に対して提供される。

管理

緊急避妊ピルのプロトコルの作成

　1997年7月，ワシントン州の5つの組織が，薬剤師との共同契約に基づき，緊急避妊に対する公衆の意識向上とアクセスを増すための実証プロジェクトをスタートさせ[5,6]，米国で初めて，薬剤師が緊急避妊ピル（ECP）を直接女性に処方できるようになった。このプロジェクトの鍵となる要素は，薬剤師にECPの処方に関する教育を行うこと，参加する薬剤師と処方医との間でプロトコルの策定を容易にすること，女性にECPが利用できることを伝えること，そしてプロジェクトのアウトカムを評価することである。それぞれの要素に関する特定の情報は，参考文献に記載されている。

薬剤師にECPの提供を認める共同契約を策定するためには，適切な対象者を見つけるスクリーニング方法，確定した子宮外妊娠または子宮内妊娠の除外方法，追加的カウンセリングまたは他のヘルスケアプロバイダへの紹介の必要性についても決めておく必要がある。性感染症（STD）のリスク，習慣的な避妊用具の使用方法，または将来的な妊娠予防なども協議しておかなければならない。実行可能な処方計画を明確にしておくこと。さらに，必要になってから薬剤師が処方するということだけでなく，事前に処方することができるかどうかを決定しておくことについても同様である。

緊急避妊ピル（ECP）を提供するための手続き例

当メディカルセンターでは，確立した共同薬物治療契約によりECPを数年前から提供している。手続きは以下の通りであるが，別の医療施設で応用することも可能である。

1. 標準化された緊急避妊スクリーニングのための書類を入手する（図9-1）。
2. 患者をプライバシーが守れる場所に案内し，患者がECP提供対象者として該当するかどうかを決定するために以下の評価を行う。
   a. 彼女の年齢は？
      当メディカルセンターでは14歳未満の患者にECPを提供するには，患者を小児クリニックまたは救急診療室にゆだねる。ワシントン州の法律では，親の同意なく，薬剤師が14歳未満の患者を評価したり，治療することを禁止している。この法律は州によって異なることに留意する。州ごとの青少年の性と生殖に関する健康，避妊，中絶サービスの権利に関する情報は，以下のホームページから入手できる。
      www.guttmacher.org/sections/adolescents.php
      このホームページは優れた情報源であり，毎月アップデートされている。
   b. 患者は対象選定基準に合致しているか？
      過去120時間以内に避妊していない性交を行い，かつ避妊を希望している必要がある。性交後120時間以上経過している女性が避妊を希望する場合には，救急診療室，かかりつけの産婦人科医またはプライマリケアプロバイダ（PCP）に避妊リングを装着してもらうよう告げること。この方法は無防備な性交または避妊の失敗後8日間まで有効である。
3. 患者の最終月経の開始日を確認し，他に無防備な性交や避妊の失敗がその日以後にあったかを明確にする。なぜなら，患者はすでに妊娠している可能性があるからである。思いあたる事例がある場合にはECPを渡し，患者をPCPまたは産婦人科医に紹介し，妊娠テストを受けさせる。
4. 患者に現在実施している避妊方法を質問し，適切に理解したうえで使用しているかどうかを確認する。患者が現在避妊を全く行っていない場合には，ECPを渡し，避妊のためのカウンセリングを受けさせるためにPCPに紹介したり，プライマリケアを受けられるよう支援する。
5. STDのリスクファクタの存在を評価する。
   a. 最後の内診を受けた後，新しいパートナーと避妊していない性交があったか。
   b. パートナーが不特定多数との性交をしていないか。
      患者に自分自身の感染を心配しているかも尋ねること。患者の答えが「はい」の場合に

患者情報：年齢＿＿＿＿＿　アレルギー＿＿＿＿＿　プライマリケアプロバイダ（PCP）＿＿＿＿＿

性生活/月経歴：

	はい	いいえ	
1	□	□	今から120時間以内に，避妊せずに行った性交があったか？
2			最終月経の開始日＿＿＿＿＿
3	□	□	最終月経は4週間前よりも以前であったか？
4	□	□	最終月経以降，今回よりも前に避妊せずに行った性交があったか？

　性交後120時間以内なら，緊急避妊ピル（ECP）を提供する．120時間以上経過している場合，患者が避妊を希望する場合には，救急診療室または女性クリニックに避妊リング装着のために受診させる（性交後最大8日間は有効）．

　質問3および4に対して「はい」にチェックが入った場合には，患者はすでに妊娠している可能性がある．避妊せずに行った性交の後に少なくとも9日間経過している場合には，ECPを調剤し，＿＿＿＿＿クリニックを紹介し，必ず妊娠スクリーニングテストを受けさせる．

5　現在使用している避妊方法：＿＿＿＿＿

性感染症（STD）の教育：

	はい	いいえ	
6	□	□	前回内診をして以来，新しいパートナーと避妊せずに性交（コンドームなしで）を行ったか？
7	□	□	不特定多数と性交しているパートナーがいるか？
8	□	□	STDに罹ったかもしれないという心配があるか？

　上記の質問で「はい」にチェックが入った場合には，ECPを調剤し，STDのリスクに関して患者にカウンセリングを行う．1～2週間以内に＿＿＿＿＿クリニックでSTDの検査を受けるよう提案する．

子宮外妊娠の有無：

	はい	いいえ	
9	□	□	下腹部の痛みはあるか？
10	□	□	膣からの多量または少量の出血はあるか？

　上記の質問で「はい」にチェックが入った場合には，ECPを調剤し，当日のうちに＿＿＿＿＿クリニックで診察してもらえるように患者を紹介する．

計画：

　十分なカウンセリングと書面の説明をしてからECPを調剤する（選択された用法用量に1つ印をつける）．

- □　レボノルゲストレル0.75mg，今すぐに2錠（推奨）
- □　Ovral®（エチニルエストラジオール50μg/ノルゲストレル0.5mg）を今すぐに2錠服用し，12時間後に2錠を追加する．
- □　Ovral®服用の30～60分前にプロメタジン25mgを1錠，必要に応じて6時間ごとに繰り返す．

　4週間以内に月経がない場合には，＿＿＿＿＿クリニックを受診するよう患者に指示する．

薬剤師の署名＿＿＿＿＿

図9-1　緊急避妊スクリーニング用紙

は，ECP を渡し，1～2週間以内に PCP，産婦人科医またはその地区の公衆衛生クリニックに STD の検査に行くよう勧める。患者には，ECP は STD の予防にはならないことを伝える。
6. 子宮外妊娠を示す症状があるかどうかを評価する。
   a．下腹部の痛み
   b．膣からの少量または多量の異常な出血
      もし上記の症状のどちらかがあった場合には，ECP を渡し，その日のうちに，PCP，産婦人科医の診療所，救急ケアクリニックまたはその地区の公衆衛生クリニックに患者を紹介すること。
7. 以下の投与計画を使い，ECP の処方せんを書く。
   a．第1選択治療薬
      PlanB®（レボノルゲストレル0.75mg）を1回2錠投与する。患者が以前に吐き気を経験している場合には，先に1錠を服用し，12時間以内にもう1錠服用するという処方も可能である。後者の服用方法は，1回に2錠服用する場合に比べて効果が弱いことが証明されているので，一般的には推奨されない[4]。
   b．第2選択治療薬
      Ovral®（エチニルエストラジオール50μg/ノルゲストレル0.5mg）をすぐに2錠服用し，12時間後に2錠追加する。この投与計画では，Ovral® 服用の30～60分前にプロメタジン25mg 1錠が追加され，必要に応じて6時間ごとに繰り返し投与される。第2選択治療薬は PlanB® が利用できない場合だけ選択すること。Ovral® は PlanB® に比べて効果が弱く，副作用（吐き気，嘔吐，めまい，疲労感など）が多い[7]。
8. ECP を調剤し，カウンセリングをしっかり行うこと。患者が該当基準に合致する限り，ECP の提供を妨げる項目がプロトコル中にはないことを念頭に置くこと。ECP の提供に加えて，追加的スクリーニング，カウンセリング，その後の検査などが推奨される。通常のカウンセリングでは患者の理解度に合わせて，以下の内容を話し合うようにすること。
   a．ECP の作用機序と期待される効果
   b．用法・用量
   c．潜在的な副作用とその対処法
   d．妊娠している場合に起こる胎児への影響
   e．フォローアップ計画。4週間以内に月経がない場合には，妊娠スクリーニングのために，PCP か産婦人科医の診察を受けること。
9. 完全な文書化を行い，診療録に緊急避妊スクリーニングを送る。

治療目標

望まない妊娠を防ぐこと。

臨床薬学における目標

1. 基準に適合するすべての女性に便利で，安全で，効果的な性交後の避妊方法を提供する。

2．ECP の使用法を患者に教育し，避妊を日常的に行えるよう指導する。
3．必要に応じて，妊娠あるいは STD を評価する。

アウトカム評価

健康アウトカムの評価尺度：妊娠率，サービスに対する患者の満足度

患者とヘルスケアプロバイダの情報源

1．緊急避妊ホットライン：1-888-NOT-2-LATE（1-888-668-2583）または http://not-2-late.com
2．http://www.path.org/publications/pub.php?d=828
3．http://www.managingcontraception.com

症例研究

S：KL さんは25歳の女性。来局し，緊急避妊薬を求めている。昨晩，コンドーム使用の失敗から避妊しない性交をしたが，妊娠を望まないといっている。彼女の最後の月経は17日前に始まったが，月経の最中にも，ECP を使わず避妊しない性交をした。彼女のパートナーは1人だが，彼に他のパートナーがいるかどうかは定かではない。薬物アレルギー，子宮外妊娠の症状もなく，いたって健康である。

A/P：KL さんは，薬剤師が ECP を提供する基準に適合している。

1．1回2錠の PlanB®（レボノルゲストレル0.75mg）を提供し，その適切な使用法について話し合う。
2．以下の点に関して患者にカウンセリングする。

　a．妊娠の可能性

　　およそ2週間前に患者は避妊なしでの性交を行い，それ以降月経がないため，彼女はすでに妊娠している可能性がある。その場合には，PlanB® は効果がなく，胎児に対しても悪影響がないことをカウンセリングする。尿を用いた妊娠テストは，妊娠後10日でヒト繊毛性ゴナドトロピン（HCG）を感知することができる。従って，ECP を渡すことに加えて，妊娠検査を受けさせること。多くの女性（58％）は次回の月経が予定日より数日ずれる[7]。4週間後までに月経がない場合には，彼女は再度妊娠検査を受けるべきである。

　b．コンドームの使用

　　患者にコンドーム使用でよく起こる失敗の理由を理解させ，正しい使い方を復習させる。その他の避妊方法と比較したコンドームの有効性について話し合う。彼女のパートナーが不特定多数と性交している場合には，STD のリスクがあるかもしれないので，他の避妊方法を選択したとしてもコンドームの継続使用を推奨する。

c．STD のリスク

無防備な性交が以前にも現在もあるということと，パートナーの性生活に信頼がおけないので，KL さんは 1〜2 週間以内に STD の検査を受ける必要があるかもしれない。

参考文献

1. Glasier A. Emergency postcoital contraception. *NEJM*. 1997 ; 337 : 1058-64.
2. Task Force on Postovulatory Methods of Fertility Regulation. Timing of emergency contraception with levonorgestrel or the Yuzpe regimen. *Lancet*. 1999 ; 353 : 721.
3. Rodrigues I, Grou F, Joly J. Effectiveness of emergency contraceptive pills between 72 and 120 hours after unprotected intercourse. *Am J Obstet Gynecol*. 2001 ; 184 : 531-7.
4. Von Hertzen H, Piaggio G, Ding, J, et al. Low dose mifepristone and two regimens of levonorgestrel for emergency contraception : a WHO multicentre randomized trial. *Lancet*. 2002 ; 360 : 1803-10.
5. Wells ES, Hutchings J, Gardner JS, et al. Using pharmacies in Washington state to expand access to emergency contraception. *Fam Plann Perspect*. 1998 Nov-Dec ; 30(6) : 288-90.
6. Gardner JS, Hutchings J, Fuller TS, et al. Increasing access to emergency contraception though community pharmacies : lessons from Washington state. *Fam Plann Perspect*. 2001 July-Aug ; 33(4) : 172-5.
7. Task Force on Postovulatory Methods of Fertility Regulation. Randomised trial of levonorgestrel versus the Yuzpe regimen of combined oral contraceptives for emergency contraception. *Lancet*. 1998 ; 352 : 428-33.

ホルモン療法と更年期

Jennifer Kapur

第10章

　更年期は月経の停止として定義され，臨床的には12ヵ月間無月経が続いた後に生じる状態と認識されている。米国では，更年期年齢の中央値は51歳（範囲は41～59歳の間）である[1]。閉経期とは更年期のうち，最後の月経から12ヵ月の期間を指す。

適応

　以下の症状がある女性の治療のために，プロバイダと患者とが可能性のある有益性とリスクとを十分に話し合ったうえで，効果がある最低用量でのホルモン療法（HT）を検討する。
1. 更年期に関連した血管運動神経症状
    a. ほてり，のぼせ
    b. 夜間の発汗
2. 更年期に関連した外陰膣萎縮症
    a. 乾燥
    b. かゆみ
    c. 灼熱感
    d. 性交痛
    e. 萎縮性膣炎
3. 中等度から重度の更年期障害として起きる骨粗鬆症
    骨粗鬆症の診断と治療の詳細については第11章を参照すること。

管理

　ホルモン療法は，エストロゲン，あるいはエストロゲン-プロゲストゲン合剤を用いた治療法である。後者のプロゲストゲンは，子宮をもった女性の子宮内膜保護のために利用される[2]。ホルモン療法は局部的または全身性のどちらでも行うことができる。局部療法は，一般的に外陰膣萎縮症のためだけに使用する患者に推奨されている[2]。米国で利用可能なエストロゲンと

プロゲストゲンの製品リストは，北米更年期学会（North American Menopause Society）によって発行された「閉経後のホルモン療法の入門書（Postmenopausal Hormone Therapy Primer）」を参照すること[3]。

　ホルモン療法の開始を決定するのは簡単ではない。この療法を考えている個々の患者の状態に合わせて，その有益性とリスクを比較検討し，判断しなくてはならない。全身療法は，更年期の血管運動神経症状を緩和するのに非常に効果がある[2,4]。全身性および局部療法は，いずれも更年期に伴う萎縮性の外陰膣変化を治療することができる[2,4]。骨粗鬆症に関しては，全身療法は骨密度を増加させ，骨折のリスクを減らすことが明らかにされている。しかし，ホルモン療法にはリスクがあり，利用可能な他の治療法もあることから，骨粗鬆症だけに適用するべきではない。ホルモン療法は，中等度から重度の更年期症状をもつ女性の場合に，骨粗鬆症治療の適切な選択肢である[2,4]。

　最近の無作為化比較試験の結果により，閉経後の女性の慢性疾患を予防するためにホルモン療法を行うことは，著しく減少している。ホルモン療法によって，一次または二次の冠動脈心疾患の罹患率が下がるとは証明されていない[5-7]。ホルモン療法は，乳癌，脳卒中，静脈血栓塞栓症，胆嚢炎，および子宮摘出を受けていない女性のエストロゲン曝露による子宮内膜癌などのリスクが増加することに関連しており[1,4]，痴呆症[8]および尿失禁[9]の増加との関連性も報告されている。また，最低用量で効果があり，上記のリスクを最小限にするだけでなく，ホルモン療法で起こりうる腹部膨満感，乳房の圧痛，吐き気，頭痛のような副作用を予防，軽減する。

　治療の開始前に，患者はホルモン療法の有益性とリスク，補完治療について教育を受けなければならない。生活様式の改善（運動，栄養改善，カフェイン・アルコール・たばこの摂取制限）や非処方薬による治療（膣用潤滑剤，カルシウムのサプリメント）などは更年期症状を減らすこと，もしくは骨粗鬆症を予防すること，またはその両方に有効である。ホルモン療法による出血パターンや予期できる更年期症状の軽減などについて，患者教育も実施した方がよい。

治療目標

1．血管運動神経症状と外陰膣萎縮を減らす。
2．骨粗鬆症の患者では骨密度を増やし，骨折リスクを減らす。
3．治療のリスクを減らすために，できるだけ短期間で効果が見られる最低用量を使用する。

臨床薬学における目標

1．ホルモン療法のコンプライアンスの悪い患者や，不適切な投与計画による治療を受けている患者を見つける。
2．患者のホルモン療法適応症を，適切な用量で確実に治療すると同時に，副作用を最小限にする。
3．ホルモン療法を開始したか，現在進めている患者の教育を体系的に行い，教育内容を文書化し，処方された薬に対するアドヒアランスをモニタリングする。

アウトカム評価

プロセスの評価尺度：症状の管理と疾病の予防を費用対効果のよい方法で達成する．適応症に基づき，できるだけ短期間に，効果がある最低用量でホルモン補充療法を実施する．

患者の情報源

1. http://www.menopause.org
2. http://www.nhlbi.nih.gov/health/women/index.htm
3. http://my.webmd.com/condition_center/mno

症例研究

S：MRさんは52歳の女性で，更年期に関連した血管運動神経症状を治療するために1ヵ月前にPrempro™ 0.625mg/2.5mgを開始し，その後のフォローアップのため診察に来た．彼女はPrempro™を毎日起床後に服用し，一度も飲み忘れたことはないといっている．彼女は，ほてりと夜間の発汗はかなり改善したと報告している．治療開始後から彼女は，乳房の疼痛と服用後の吐き気を訴えている．彼女は乳癌，静脈血栓塞栓症，心臓病または子宮摘出の病歴はない．

アレルギー：既知の薬物アレルギーはなし

現在服用している薬：

Prempro™　0.625mg/2.5mg　1日1錠

MVI（マルチビタミン）　1日1錠

O：BP 120/78，Wt 64kg，マンモグラム陰性，パップスメア検査陰性

A/P：更年期症状に関連した血管運動神経症状に対して，ホルモン療法は効果がある．しかし，患者は吐き気と乳房の疼痛という副作用を報告している．**患者は血管運動神経症状を改善するという治療目標に合致しているが，副作用を減らすために，効果がある最低用量を使用するという目標には合致していない．臨床薬学における目標に関しては，彼女は薬に対するコンプライアンスもよく，彼女には子宮があるのでエストロゲン－プロゲスチン合剤の投与は適切である．**

1. 彼女の吐き気と乳房の疼痛を緩和するために，Prempro™を0.3mg/1.5mgに減量し，1日1錠の服用とする．
2. Prempro™を食後または就寝時に服用することで吐き気を避ける．用量を調整する理論的根拠，ほてりについての非薬理学的管理や治療の継続期間などに関して教育する（血管運動神経症状を改善するために必要に応じて使用するなど）．
3. 1ヵ月後にフォローアップのため患者に連絡を取り，低用量のPrempro™で副作用が減少し，かつ，更年期症状を軽減できているかを確認し，必要に応じて治療法を調整する．

参考文献

1. U.S. Preventive Services Task Force. Hormone therapy for the prevention of chronic conditions in postmenopausal women : recommendations for the U.S. Preventive Services Task Force. *Ann Intern Med*. 2005 ; 142 : 855-60.
2. North American Menopause Society. Recommendations for estrogen and progestogen use in peri- and postmenopausal women : October 2004 position statement of the North American Menopause Society. *Menopause*. 2004 ; 11 : 589-600.
3. North American Menopause Society. Postmenopausal Hormone Therapy Primer. Available at http://www.menopause.org/edumaterials/index.htm. Accessed June 11, 2006.
4. American College of Obstetrics and Gynecology. Executive summary. *Obstet Gynecol*. 2004 ; 104 : S1-4.
5. Rossouw JE, Anderson GL, Prentice RL, et al. Risks and benefits of estrogen plus progestin in healthy postmenopausal women : principal results from the Women's Health Initiative randomized controlled trial. *JAMA*. 2002 ; 288 : 321-33.
6. Anderson GL, Limacher M, Assaf AR, et al. Effects of conjugated equine estrogen in postmenopausal women with hysterectomy : the Women's Health Initiative randomized controlled trial. *JAMA*. 2004 ; 291 : 1701-12.
7. Hulley S, Grady D, Bush T, et al. Randomized trial of estrogen plus progestin for secondary prevention of coronary heart disease in postmenopausal women. *JAMA*. 1998 ; 280 : 605-13.
8. Shumaker SA, Legault C, Kuller L, et al. Conjugated equine estrogens and incidence of probable dementia and mild cognitive impairment in postmenopausal women : Women's Health Initiative Memory Study. *JAMA*. 2004 ; 291 : 2947-58.
9. Hendrix SL, Cochrane BB, Nygaard IE, et al. Effects of estrogen with and without progestin on urinary incontinence. *JAMA*. 2005 ; 293 : 935-48.

骨粗鬆症

Karen Crabb

第11章

　骨粗鬆症とは文字通り「穴があいた骨」という意味であり，骨量の低下と骨組織の構造的変質という特徴をもった疾患である。この疾患により骨，特に股関節，脊椎，手首の脆弱性を増加させ，骨折のリスクにつながる。骨粗鬆症は推定4,400万人の米国人に大きな公衆衛生上の脅威を与えている[1]。米国では，推定1,000万人が骨粗鬆症と診断されており，さらに3,400万人が骨量減少症と診断され，骨粗鬆症の高いリスクであるとされている[1]。骨粗鬆症はしばしば高齢者の疾患のように思われているが，年齢に関係なく罹患する可能性がある。

適応

1. 骨粗鬆症または骨量減少症の患者の識別
    a. 診断は，リスクファクタの存在と臨床症状を基に行われる。
    b. 二重エネルギーX線吸収測定法（DEXA）による確定診断で骨密度（BMD）のTスコアを求め，推奨される治療方法が決定される（表11-1）。

表11-1　骨密度（BMD）

骨密度（Tスコア）	診断
＞－1.0	正常
－1.0～－2.5	骨量減少症
＜－2.5	骨粗鬆症

    c. 股関節の骨密度の値で，股関節やその他の骨折を一番よく予測することができる[1]。

2. リスクファクタの同定
    a. 改善可能なリスクファクタ
        ・現在喫煙している者

- カルシウムやビタミン D の摂取不足
- 運動量の不足
- 1日2杯以上アルコールを摂取する者
- カフェイン[2]

b．改善ができないリスクファクタ
- 加齢
- 女性
- 白人またはアジア系人種
- 一親等血縁者の骨折の病歴
- 痴呆症
- 視覚障害

c．骨粗鬆症のリスク増大に関連する症状・疾患
- AIDS/HIV 感染症
- アミロイド沈着症
- 強直性脊椎炎
- 慢性閉塞性肺疾患（COPD）
- 先天性ポルフィリン症
- クッシング症候群
- 摂食障害（拒食症など）
- 胃切除術
- ゴーシェ病
- ヘモクロマトーシス
- 血友病
- 副甲状腺機能亢進症
- 性腺機能低下症
- 特発性脊椎側湾症
- 炎症性大腸炎
- インスリン依存型（I型）糖尿病
- リンパ腫および白血病
- 吸収不良症候群
- 肥満細胞症
- 多発性硬化症
- 脳性貧血
- 関節リウマチ
- 重度肝疾患
- 脊髄離断
- 熱帯性下痢
- 脳卒中/脳血管障害（CVA）
- サラセミア
- 甲状腺中毒症

・体重減少
d．成人の骨量減少に関与する薬
・アルミニウム
・鎮痙薬（フェノバルビタール，フェニトイン）
・細胞毒性薬
・グルココルチコイドと副腎皮質刺激ホルモン
・ゴナドトロピン放出ホルモン薬
・免疫抑制薬
・リチウム
・長期のヘパリン使用
・プロゲステロン（非経口投与，持続性製剤）
・超生理学的な用量のチロキシン
・高カロリー輸液（TPN）の長期使用

管理

骨密度テストの候補者（図11-1）

1．リスクファクタの有無に関係なく，65歳以上のすべての女性
2．1つ以上のリスクファクタを有する65歳未満の女性
3．骨折を経験した閉経後の女性

骨粗鬆症の治療

1．下記の女性の骨折リスクを減らすために治療を始める。
  a．股関節の二重エネルギーX線吸収測定法による骨密度テストのTスコア＜−2.0（リスクファクタがない場合）
  b．股関節の二重エネルギーX線吸収測定法による骨密度テストのTスコア＜−1.5（1つ以上リスクファクタがある場合）
  c．脊椎または股関節の骨折歴
2．治療を検討しているすべての患者に，リスクファクタの削減，運動，適切なカルシウムとビタミンDの摂取に関するカウンセリングを行う。
3．非薬理学的治療
  a．転倒の予防
    i．生活空間から緩んだ電線やコードを取り除く。
    ii．小さな敷物は取り除くか，しっかりと固定する。
    iii．屋内，屋外を含め，生活空間の照明が十分であるかを確認する。
    iv．視覚や聴覚に影響を与える障害物を取り除く。
    v．転倒のリスクファクタが大きい患者や以前股関節骨折をした患者では，ヒップパッドの使用を検討する。

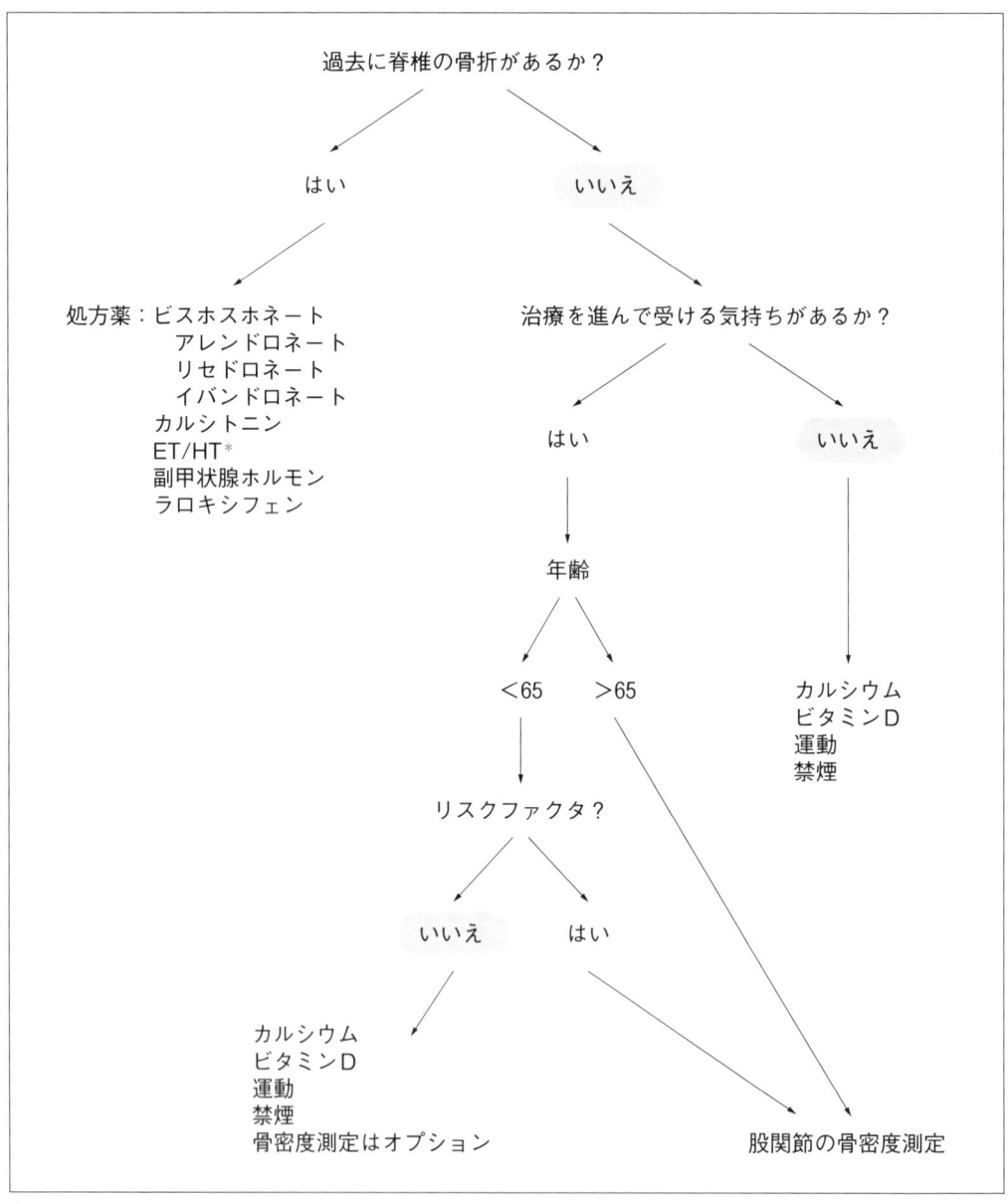

```
                    過去に脊椎の骨折があるか？
                         ↙        ↘
                      はい          いいえ
                       ↓              ↓
    処方薬：ビスホスホネート    治療を進んで受ける気持ちがあるか？
          アレンドロネート            ↙        ↘
          リセドロネート           はい         いいえ
          イバンドロネート          ↓
          カルシトニン            年齢
          ET/HT*               ↙    ↘
          副甲状腺ホルモン      ＜65   ＞65        カルシウム
          ラロキシフェン         ↓                 ビタミンD
                          リスクファクタ？           運動
                            ↙    ↘                禁煙
                         いいえ   はい
                          ↓       ↓
                    カルシウム
                    ビタミンD
                    運動
                    禁煙
                    骨密度測定はオプション    股関節の骨密度測定
```

*ET/HT：エストロゲン治療/ホルモン治療

図11-1　骨密度テストの候補者

 vi．アルコール摂取を控える。
 vii．バランスや安定性に影響を及ぼす薬物を中止または変更する。
 b．神経学的問題の評価
 c．禁煙の奨励
 d．カフェインやアルコールの摂取制限
 e．加重運動や筋肉増強運動を奨励し，転倒のリスクを減らし，骨強度と骨密度を高める
4．薬理学的治療（表11-2）

第11章 骨粗鬆症

表11-2 骨粗鬆症の治療薬

	ビスホスホネート	ラロキシフェン	エストロゲン/HRT	カルシトニン	テリパラチド
商品名	1. アレンドロネート Fosamax +/-D) 2. イベンドロネート (Boniva) 3. レシドロネート (Actonel +/-Ca)	Evista	Climara Estrace Estraderm Estratab Ogan Ortho-Est Premarin Vivelle	Miacalcin Calcimar Fortical	Forteo
剤形	経口錠	経口錠	経口錠 経皮パッチ	点鼻スプレー 注射剤	注射剤のみ
用法/用量	1. 10mgを毎日あるいは70mgを週1回 2. 2.5mg錠を毎日あるいは150mgを月に4回 3. 5mgを毎日あるいは35mgを週1回	60mgを1日1回	酢酸型エストラジオール：0.45〜1.8mgを毎日 結合型エストロゲン：0.3〜1.25mgを毎日 エステル化エストロゲン：0.75〜6mgを毎日 エストラジオール：毎日0.25〜4mg パッチ：0.025〜0.05mgを1〜2週間で	1スプレー (200μg) を毎日	20μgの皮下注射を毎日
脊椎骨折の減少効果*	1. 3年間で48% 2. 3年間で50% 3. 3年間で41〜49%	3年間で30%	5年間で股関節は34%, 他の部位は23%	脊椎骨の損傷は36%	18ヵ月で65%
副作用	嚥下困難, 消化性潰瘍, 食道炎, 腹痛, 吐き気, 胸やけ	ほてり, 足がつる, 血栓塞栓症イベント	血栓塞栓イベント, 血圧上昇, 偏頭痛, めまい, 不眠, 吐き気, 嘔吐, 腹部痙攣, 下痢	鼻の炎症, 鼻出血, 鼻痛, 鼻の乾燥, 背中の痛み, 関節炎, 頭痛	吐き気, 足がつる, めまい, 起立性低血圧
使用上の注意	服薬後30分は食事を取らないこと (Bonivaは60分), 水だけで服用すること	甲状腺ホルモン投与とは12時間間隔をあけること	エストロゲンは子宮を摘出している患者のみに適応	点鼻する鼻孔を交互に変えて行うこと	使用は18ヵ月間に制限する。 ジゴキシン毒性が上昇する危険性がある
費用	$$	$$$	$	$$	$$$$

*脊椎骨折のデータは, 骨粗鬆症の予防と治療に関する医師のためのガイド (National Osteoporosis Foundation, NOF) より引用

a．骨密度のTスコア<－2で，転倒の経験があるすべての患者には，ビスホスホネートが第1選択薬である。
b．ラロキシフェンまたはカルシトニンは，患者がビスホスホネートに耐性がない場合の選択肢である。
c．冠動脈疾患（CAD），脳卒中，乳癌のリスクファクタがない患者では，エストロゲン治療/ホルモン治療（ET/HT）を使用することができる。
d．カルシウム
   i．すべての患者は，カルシウムを1日に少なくとも1,200mg摂取しなくてはならない（1日の最大量は2,500mg）[1]。
   ii．炭酸カルシウムはカルシウムを40％含んでおり，最適に吸収されるためには食物との摂取が必要である[2]。
   iii．クエン酸カルシウムはカルシウムを20％含んでおり，吸収のために酸が不要なので，プロトンポンプ阻害薬（PPI）やH_2ブロッカーを服用している患者にも使うことができる[2]。
   iv．吸収を最大化するために，カルシウムは何回かの用量に分けて服用しなくてはならない（1回の最大量は600mg）。
e．ビタミンD
   i．50歳以上の成人では毎日400～600 IUを摂取すること[1,2]。
   ii．欠乏症のリスクがある人は毎日800 IUを摂取すること（1日の最大量は2,000 IU）[1]。

治療目標

1．骨密度を増やし，骨折のリスクを減らす。
2．リスクファクタを見つけ，二重エネルギーX線吸収測定法による骨粗鬆症の評価を実施する。
3．骨粗鬆症の予防と治療を最大限に行う。

臨床薬学における目標

1．骨粗鬆症のリスクがある患者を発見し，適切な評価を行う。
2．骨粗鬆症と骨量減少症の患者に，適切な薬理学的管理を確実に行う。
3．以下の内容に関して患者教育を行う。
   a．リスクファクタの改善と生活様式の改善
   b．転倒防止の重要性
   c．薬の使用と副作用

アウトカム評価

1．プロセスの評価尺度：適切な用量のカルシウムおよびビタミンDのサプリメントを摂取する患者の割合を増やす。骨粗鬆症と診断された患者で，適切な治療を受ける者の割合を増

やす。
2. 健康アウトカムの評価尺度：骨粗鬆症のリスクファクタが見つかった患者の骨折や入院を減らす。

患者の情報源

1. 米国骨粗鬆症財団（National Osteoporosis Foundation, NOF）：http://www.nof.org
2. 国立衛生研究所（National Institutes of Health）：http://www.nih.gov
3. イギリス骨粗鬆症財団（National Osteoporosis Society）：http://www.nos.org.uk
4. 米国食品医薬品局（U.S. Food and Drug Administration, FDA）：http://www.fda.gov
5. メイヨークリニック（Mayo Clinic）：http://www.mayoclinic.com/health/osteoporosis
6. 2004年骨の健康と骨粗鬆症に関する公衆衛生局長官の報告書（The 2004 Surgeon General's Report on Bone Health and Osteoporosis）：http://www.surgeongeneral.gov/library/bonehealth/docs/OsteoBrochure1mar05.pdf

症例研究

S：DLさんは73歳の白人女性で，軽い転倒で手首を骨折し，その3週間後にクリニックに来た。彼女はこれまでに転倒したことも骨折したこともない。彼女は養子だったので，骨粗鬆症の家族歴は不明である。DLさんはアルコールを飲んだことがなく，20年前に禁煙をした。現在1週間に3日，30分程度の散歩をしている。
アレルギー：既知の薬物アレルギーはなし
現在服用している薬：
　　炭酸カルシウム　500mg/ビタミンD　200 IU　1日3回
　　ヒドロクロロチアジド　12.5mg　1日1回
　　鉄分を含むマルチビタミン　1日1回

O：Ht　162.5cm，Wt　54.5kg
BP　122/75，HR　70
骨密度Tスコア：股関節　−1.9，脊椎　−2.1，手首　−2.9

A：骨密度測定で股関節と脊椎の骨量減少症（骨密度−1.0～−2.5），手首の骨粗鬆症（骨密度＜−2.5）が見られる。しかし，最近の骨折で，この患者は今回の骨密度測定の結果に関係なく骨粗鬆症があることが示されている。**追加的なリスクファクタとして，患者の年齢，白人であること，女性であること，そして体重が軽いことが挙げられる。**

P：1. カルシウムとビタミンDを引き続き1日3回服用する。マルチビタミンも毎日服用を続けさせる。マルチビタミンには，ビタミンDが200 IU含まれているので，**DLさんはカルシウム600mgとビタミンD800 IUを毎日摂取していることになる**。患者には食事でのカルシウム摂取を増やし，さらに600mgのカルシウムを取るように推奨する（**1日で合計1,200mgのカルシウムを摂取することを目標とする**）。
　2. 毎週1回，アレンドロネート70mgの服用を開始する。**患者がビスホスホネートに耐性**

がない場合には，カルシトニンの点鼻スプレーまたはラロキシフェンを使用することもできる。しかし，これらの薬は，股関節の骨密度を増大する効果については立証されていない。
3．1週間に3回の加重運動は継続させる。**運動を1週間で4回に増やすことが，3回よりも有益であるという根拠はない。**
4．転倒予防に関して患者を教育する。
5．転倒によって骨折してしまったので，毎年，年に1回の健康診断時に二重エネルギーX線吸収測定法による検査を必要とする。

参考文献

1．National Osteoporosis Foundation. Physician's Guide to Prevention and Treatment of Osteoporosis. Available at http://www.nof.org. Accessed April 2006.
2．ASHP Advantage. Preventing and Treating Osteoporosis : Therapeutic Approaches and Economic Considerations. Marybeth O'Connell, PharmD ; Eugene Applebaum College of Pharmacy and Health Sciences, Wayne State University, Detroit, Michigan.

文献目録

1．National Institutes of Health. Department of Health and Human Services. Osteoporosis : The Diagnosis. Revised November 2005. Available at http://www.nih.gov. Accessed April 2006.
2．National Institutes of Health. NIH Consensus Development Panel on Osteoporosis Prevention, Diagnosis, and Therapy ; 2000. Available at http://www.nih.gov.Accessed April 2006.
3．Ettinger B, Black DM, Mitlak BH, et al, for the Multiple Outcomes of Raloxifene Evaluation (MORE) Investigators. Reduction of vertebral fracture risk in postmenopausal women with osteoporosis treated with raloxifene : results from a 3-year randomized clinical trial. *JAMA*. 1999 ; 282(7) : 637-45.
4．Cummings SR, Black DM, Thompson DE, et al. Effects of alendronate on risk of fracture in women with low bone density but without vertebral fractures : results From the fracture intervention trial. *JAMA*. 1998 ; 280(24) : 2077-82.
5．Osteoporosis : review of the evidence for prevention, diagnosis and treatment and cost-effectiveness analysis. *Osteoporosis Int*. 1998 ; 8(Suppl 4) : S3-80.
6．Miller PD, Njeh CF, Jankowski LG, et al. What are the standards by which bone mass measurement at peripheral skeletal sites should be used in the diagnosis of osteoporosis? *J Clin Densitom*. 2002 ; 5(Suppl) : S39-45.
7．National Osteoporosis Foundation. Health Professional's Guide to Rehabilitation of Patients with Osteoporosis ; 2002.
8．Writing Group for the Women's Health Initiative Investigators. Risks and benefits of estrogen plus progestin in healthy postmenopausal women. *JAMA*. 2002 ; 288 : 321-33.
9．Delmas PD. Osteoporosis : who should be treated? *Am J Med*. 1995 ; 98(2A) : 1S-88S.

女性の単純性尿路感染症

Heidi Sawyer

第12章

単純性尿路感染症は，女性にきわめて一般的に見られる疾患の1つである。尿路感染症（UTI）が原因で医療施設にかかった18～75歳までの女性の数は毎年360万人を数え，そのうち11％の人が毎年少なくとも1回は発症している[1]。単純性尿路感染症は，上部尿路疾患に見られる発熱，悪寒，腰背部痛といった徴候や症状を伴わない感染症のことをいう。病原菌は症例の75～90％が大腸菌で，残りの5～15％は腐性ブドウ球菌（*staphylococcus saprophyticus*）である[1]。単純性尿路感染症は，以下のプロトコルに示されるように，最小限度の生化学検査を行うことで薬剤師が安全に処置することができる。

適応

以下の2つの徴候が両方見られる場合に尿路感染症の患者と定義する。
- a．18～55歳までの女性で，排尿障害，尿意切迫，頻尿，血尿の症状のうち少なくとも1つある人
- b．尿試験紙による検査結果で，白血球エステラーゼ反応または亜硝酸塩反応のいずれか，あるいはその両方が陽性の人

除外基準[2]

以下の除外基準項目のいずれか1つでも該当する患者は，単純性尿路感染症のプロトコルに適さない。
1. 尿試験紙による検査結果が陰性
2. 38℃以上の発熱
3. 吐き気，嘔吐，もしくは腹痛
4. 糖尿病
5. 妊娠
6. 免疫抑制（癌，HIV陽性など）

7. 7日を超える症状発現
8. 膣炎の症状（かゆみまたは帯下）
9. 尿路結石
10. ストレス性尿失禁を除く，腎臓または泌尿器の異常
11. 50歳を過ぎた女性の血尿
12. 最近2週間以内の尿路感染症の治療歴
13. 最近2週間以内の尿管カテーテルまたはそれ以外の泌尿器処置歴
14. 最近2週間以内の病院または介護施設からの退院・退所歴

管理

図12-1に，処置に関するフローチャートを示す。以下に示すそれぞれの状況に応じて，薬に関するアレルギー歴を初めに把握しておくこと。

1. **前年尿路感染症に1回だけ罹患した，もしくは全く罹患しなかった患者**
    a. 地域における大腸菌薬剤耐性率が20%未満で，かつサルファ剤に対するアレルギーがなければ，トリメトプリム・スルファメトキサゾールDS（徐放）錠を1回1錠，1日2回，3日間投与して治療する。ただし，耐性に関するリスクファクタが存在する場合は除く（以下，参照）[1,3]。
    b. 抗生物質のトリメトプリム・スルファメトキサゾール耐性に関するリスクファクタ[4]
        i. 最近3ヵ月以内に，抗生物質，特にトリメトプリム・スルファメトキサゾールによる治療を受けた。
        ii. 現在，抗生物質を使用している。
        iii. 最近3ヵ月以内に入院した[5]。
        iv. 糖尿病
    c. 地域における大腸菌薬剤耐性率が20%以上，サルファ剤アレルギーがある，またはトリメトプリム・スルファメトキサゾール耐性に関するリスクファクタにあてはまる場合は，以下の方法で治療する[1,3]。
        i. ニトロフラントインSRカプセル100mgを経口で1日2回，7日間または50mgを1日4回，7日間
        ii. シプロフロキサシン250mgを経口で1日2回，3日間，キノロンに対する薬剤耐性を予防するための第2選択薬として使用する[2]。
    d. 患者の不快感を和らげるため，フェナゾピリジン100mgを経口で1日2回，2日間投与することも検討する[1]。

2. **前年尿路感染症に2回またはそれ以上罹患した患者の場合**
    a. 薬剤を投与する前に尿検査を行い，培養しておく。
    b. プライマリケアプロバイダ（PCP）とフォローアップの予定を組む（あるいは実際の状況によってはフォローアップの可能性を提示しておく）。
    c. 予防方法を話し合う。

排尿障害または尿意切迫のある患者は，注意深く選別すれば，医師またはヘルスケア専門家（Health Care Specialist, HCS）を受診しなくても安全に対処できることがある。次に示すガイドラインは，前述のガイドラインの除外基準項目に該当しない患者にだけ適用されるものである。適用可能な患者に対しては，薬剤師または看護師が以下のガイドラインに従ってトリアージを施し，治療やカウンセリングを行う。

```
排尿障害または尿意切迫の主訴をもった女性患者（15〜55歳）
が電話相談してくる，または外来を訪れる。
                    ↓
        患者を看護師あるいは薬剤師に振り分ける。
                    ↓
        バイタル測定と試験紙による尿検査を行う。
                    ↓
            検査結果は陽性か？ ──いいえ──┐
                    │はい                  ↓
                    │              医師またはHCSに予約を入れる。
                    ↓                       ↑
        除外基準項目のいずれかに該当するか？──はい─┘
                    │いいえ
                    ↓
        患者は過去12ヵ月以内に，尿路感染症と思われる症状を（今
        回を除いて）2回もしくはそれ以上経験したことがある。
           │いいえ                              │はい
           ↓                                    ↓
```

処方：
1. ニトロフラントインSR　100mg（第1選択薬）
   1カプセル　経口　1日2回　7日間
2. シプロフロキサシン　250mg（第2選択薬）
   1錠　経口　1日2回　3日間
3. フェナゾピリジン　100mg
   1錠　経口　1日3回　2日間

抗生物質の投与開始前に尿検査・培養を行うため，検査室に尿サンプルを提出するよう患者に伝える。

尿路感染症の再発防止・処置方法についての話し合いのため，今後2〜4週間以内にPCPで診察を受ける予定を組む。

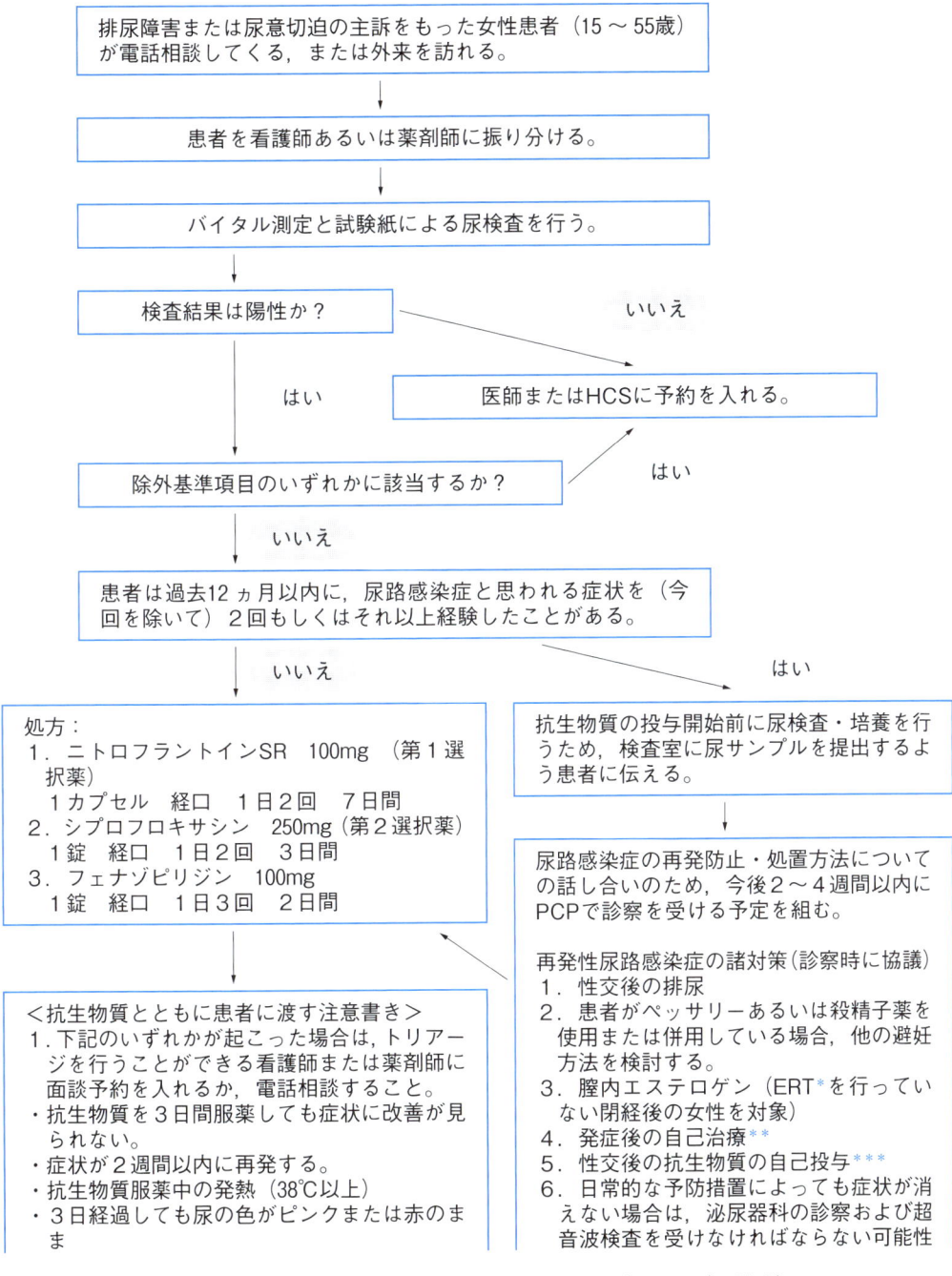

再発性尿路感染症の諸対策（診察時に協議）
1. 性交後の排尿
2. 患者がペッサリーあるいは殺精子薬を使用または併用している場合，他の避妊方法を検討する。
3. 膣内エステロゲン（ERT*を行っていない閉経後の女性を対象）
4. 発症後の自己治療**
5. 性交後の抗生物質の自己投与***
6. 日常的な予防措置によっても症状が消えない場合は，泌尿器科の診察および超音波検査を受けなければならない可能性

＜抗生物質とともに患者に渡す注意書き＞
1. 下記のいずれかが起こった場合は，トリアージを行うことができる看護師または薬剤師に面談予約を入れるか，電話相談すること。
・抗生物質を3日間服薬しても症状に改善が見られない。
・症状が2週間以内に再発する。
・抗生物質服薬中の発熱（38℃以上）
・3日経過しても尿の色がピンクまたは赤のまま

図12-1　急性の単純性尿路感染症プロトコル（次ページへ続く）

- フェナゾピリジンは直近の服薬後24時間の間は尿の色をオレンジまたはピンクに変える作用があるが，これは正常である。
2．今後の感染の予防策
- 性交後の排尿は感染率を半減する。
- 明確な根拠はないが，以下に挙げる従来行われてきたアドバイスも今後の感染を予防する助けになるかもしれない。
  * 長時間排尿を我慢しないこと
  * 水分を多く取ること
  * 前から後ろに向けて拭くこと

がある。

* エストロゲン補充療法
** 上述の治療方法（処方）に列記してあるものと同じ分量（3日間）
*** サルファ・トリメトプリム合剤の単回投与，トリメトプリム100mg，またはニトロフラントイン50～100mgのいずれか

図12-1　急性の単純性尿路感染症プロトコル（続き）

  i．性交後の排尿
  ii．明確な根拠はないが，長時間排尿を我慢しない，水分を多く取る，前から後ろに向けて拭くことで感染を予防するのに役立つことがある。
 d．上記1．に示した尿路感染症の治療薬を処方する。

3．以下に列挙した事項のどれか1つでも生じた場合には，再び診察を受けるよう患者に伝える。
 a．3日間抗生物質を服用しても症状が続く。
 b．2週間以内に症状がぶり返す。
 c．抗生物質服用中の発熱（38℃以上）
 d．3日間経っても尿の色がピンクまたは赤い。ただし，フェナゾピリジンは直近の服用後，24時間，尿の色をオレンジまたはピンクに変える作用がある。これは正常である。

治療目標

1．単純性尿路感染症の適切な処置
2．臨床上の過誤の防止。臨床上の過誤とは，尿路感染症に関連した症状を理由とする2週間以内に生じた電話相談もしくは追加の診察をいう[6]。

臨床薬学における目標

1．地域の大腸菌薬剤耐性率に基づいて，有効な抗生物質による治療を確実に行う。
2．予防方法や，どんな場合にさらにケアを求めるべきかについて，患者に知識を提供する。

アウトカム評価

プロセスの評価尺度：再診，抗生物質の反復投与，薬剤耐性を予防するため，費用対効果の優れた方法で，単純性尿路感染症を適切に処置すること。尿路感染症を予防する方法について患者の意識を高めること。

患者の情報源

1．Web MD：http://www.webmd.com/hw/infection/hw57228.asp
2．米国腎臓・泌尿器疾患情報センター（National Kidney and Urologic Disease Information Clearinghouse）：http://Kidney.niddk.nih.gov/kudiseases/pubs/utiadult/
3．国立女性健康情報センター（National Women's Health Information Center）：http://womenshealth.gov/faq/Easyread/uti-etr.htm

症例研究

S：RM さんは24歳の女性。ワシントン州シアトルのクリニックを受診。尿意切迫，頻尿，排尿痛の症状がある。RM さんは3日前から症状が出てきたといっている。試験紙による尿検査では，白血球エステラーゼ，亜硝酸塩反応ともに陽性反応。彼女は薬剤師に紹介された。
　さらに問診したところ，上述の症状以外は特に具合は悪くないとのこと。発熱，腹痛，吐き気，嘔吐，帯下，膣のかゆみ，妊娠の可能性は否定している。糖尿病のような症状や，免疫抑制を引き起こすような症状も否定している。直近の2週間に尿路感染症の治療は受けておらず，泌尿器の異常や入院もない。彼女が前回尿路感染症の治療を受けたのは18ヵ月前であり，2ヵ月前に尿路感染症とは関係のない感染症でアモキシシリンを使っている。
　アレルギー：薬物アレルギーの既往なし
　現在服用している薬：レボチロキシン　100μg　1日1回

O：バイタルサイン：BP　112/70，HR　76，T　36℃

A/P：試験紙による尿検査の結果，単純性尿路感染症と診断された。除外基準項目には該当なし

1．ニトロフラントイン SR100mg を1回1カプセル，1日2回経口，7日間を処方する。**患者はトリメトプリム-スルファメトキサゾールの薬剤耐性率が＞20％の地域からケアを受けに来ている。従って，トリメトプリム-スルファメトキサゾールによる治療は推奨できない。キノロンに対する薬剤耐性を予防するため，シプロフロキサシンが第2次選択薬として考えられる。**

2．フェナゾピリジン100mg を1回1錠，1日3回経口，2日間を処方し，この薬の副作用を患者に説明する。**フェナゾピリジン服用後24時間は，尿の色がオレンジないしピンクに変わることを話すこと。**

3．患者にどんな場合にさらにケアを求めるべきか，今後いかにして尿路感染症を予防すべきかについて啓発する。以下の場合には，診療所に連絡するよう患者に伝える。
　抗生物質による治療を3日間続けても症状が消えない場合，抗生物質による治療開始から2週間以内に症状がぶり返す場合，抗生物質服用中に発熱がある場合，フェナゾピリジン服用後24時間を経過しても尿がピンクまたは赤色をしている場合。
　患者は，長時間排尿を我慢しないこと，水分を多く摂取すること，前から後ろに拭くことによって尿路感染症を予防する工夫をするとよい。

参考文献

1. Fihn SD. Acute uncomplicated urinary tract infection in women. *N Engl J Med*. 2003; 349(3): 259-66.
2. Personal Communication: UW Department of OB/GYN, April 20, 2006. Eckert L.
3. Karlowsky JA, Thornsberry C, Jones ME, et al. Susceptibility of antimicrobial-resistant urinary *Escherichia coil* isolates to fluoroquinolones and nitrofurantoin. *Clin Infect Dis*. 2003; 36: 183-7.
4. Hooton TM, Besser R, Foxman B, et al. Acute uncomplicated cystitis in an era of increasing antibiotic resistance: a proposed approach to empirical therapy. *Clin Infect Dis*. 2004; 39: 75-80.
5. Wright SW, Wrenn KD, Hayes MI. Trimethoprim-sulfamethoxazole resistance among urinary coliform isolates. *J Gen Intern Med*. 1999; 14: 606-9.
6. Brown PD, Freeman A, Foxman B. Prevalence and predictors of trimethoprim-sulfamethoxazole resistance among uropathogenic *Escherichia coil* isolates in Michigan. *Clin Infect Dis*. 2002; 34: 1061-6.

ヒト免疫不全ウイルス(HIV)-1型に感染した成人に対する治療ガイドライン

Beth Hykes

第13章

現在，ヒト免疫不全ウイルス(HIV)-1型感染者は約6,500万人に達し，1981年に初めて死亡が確認されて以来，これまでに2,500万人以上の人が後天性免疫不全症候群（AIDS）で死亡している[1]。世界的に予防の努力が続けられているにもかかわらず，毎年，新たなHIV感染者の数はAIDSによる死亡者を上回る。これまでに治療ガイドラインが確立され，日々更新されており，HIV感染者の健康管理を担うヘルスケアプロバイダを支えている。薬剤師は，薬物治療の知識だけでなくヘルスケアプロバイダと患者の関係をとりもつことによって，患者ケアにかかわる機会が多い。

適応

慢性HIV-1感染症患者に対する抗レトロウイルス療法（全米ガイドライン）[2]

感染の確定診断：Western Blot法によるELISA試験での陽性反応
（CD4T細胞数およびHIV RNA量に基づく治療開始の目安については表13-1を参照）

強力な抗レトロウイルス療法（HAART）プロトコル（医療施設のガイドライン：ハーバービューメディカルセンター（HMC）の例）[3]

補章13-1を参照すること。患者は，上記の全米ガイドラインおよび以下の事項に合致しているものとする。
1．患者はHAARTを受けていない。
2．患者は，最近6ヵ月以上HAARTを休止している。

管理[2]

1．HIV-1感染症の治療をしたことがない患者の管理には，併用療法が推奨される（表13-2）。

表13-1 慢性HIV-1感染成人患者に対する抗レトロウイルス療法開始の指標[2]

臨床区分	CD4T細胞数	血漿中HIV RNA量	推奨
症状あり（AIDS，重症）	値にかかわらず	値にかかわらず	治療する
症状なしAIDS	<200細胞/mm^3	値にかかわらず	治療する
症状なし	>200細胞/mm^3 かつ<350細胞/mm^3	値にかかわらず	治療を勧めるが是非を考慮する
症状なし	>350細胞/mm^3	<10万コピー/mL	臨床医の大半が経過観察する
症状なし	>350細胞/mm^3	>10万コピー/mL	経過観察

表13-2 治療経験のないHIV-1感染者の管理のために推奨される併用療法[2]

投薬計画*	種類*	注意*
NNRTIベース PIベース	1NNRTI＋2NRTI 1PI＋2NRTI	効果と忍容性に基づいた，望ましい代替法がある。最新の推奨薬のガイドラインを参照すること。
NRTIベース	3NRTI	望ましいか，代わりとなるNNRTIやPIベースの投与計画が第1選択療法として使用できないか，すべきでない場合にのみ用いること。

*NNRTI：非ヌクレオシド系逆転写酵素阻害薬，PI：プロテアーゼ阻害薬，NRTI：ヌクレオシド系逆転写酵素阻害薬

2．初期の投与計画を選択する際に考慮すべき諸要素
　a．遺伝子型薬剤耐性検査の結果
　　　実際の臨床の場においては，以下のような場合に薬剤耐性検査が推奨される。
　　ⅰ．急性あるいは慢性感染症に対する抗レトロウイルス療法の開始を決定する場合（薬剤耐性ウイルスに感染していないか検知するため，および治療に関する諸決定の指針とするため）
　　ⅱ．ウイルス制御に失敗した場合（新たな投与計画に使用する活性薬剤を選択する際の参考とする）
　　ⅲ．患者が妊娠している場合（治療に関する諸決定の指針とするため）
　b．薬物治療に対する患者のアドヒアランス
　　　HAARTを開始するに先立って，臨床医は，患者が薬物治療を受けることに，どの程度心の準備ができているかを判断しなければならない。過去に治療放棄や中断がなかったかを知るためにも，現在受けている，または以前受けていた薬物治療をしっかり実行している（いた）という患者自身の言葉をよく吟味すべきである。患者のアドヒアランスを向上する，あるいは最大限に引き出すための工夫としては以下のような例が挙げられる。
　　・薬の服用方法について知識を提供すること。
　　・投与計画を簡便化すること。
　　・特別に必要とされる飲食物についての情報を患者に伝えること。

- 薬剤師，栄養士，カウンセラーを含むチームアプローチの手法で薬の副作用を未然に防ぎ，対処すること。
- ピルボックスのような，服用忘れを防ぐツールを利用すること。

c．薬剤アレルギー

　以下の抗レトロウイルス薬はスルホンアミド誘導体であり，スルホンアミド（サルファ剤）アレルギーのある患者には注意して使用しなければならない。
　ⅰ．アンプレナビル
　ⅱ．ダルナビル
　ⅲ．ホスアンプレナビル
　ⅳ．チプラナビル

　日和見感染の治療に使用されるその他のサルファ剤には，次のものがある。
　ⅰ．ダプソン
　ⅱ．サルファメトキサゾール・トリメトプリム（ST）
　ⅲ．スルファジアジン

d．起こりうる副作用

　すべての抗レトロウイルス薬で副作用が報告されており，ノンコンプライアンスや，治療薬の変更，あるいは抗レトロウイルス療法の中断の大きな原因となっている。患者は長期間治療を受けることになるので，投与計画を選択する場合は，患者の生活様式と過去の薬剤不耐性についてヘルスケアプロバイダがよく検討しなければならない。薬剤師は，事前に行われる起こりうる副作用についての患者教育にきわめて重要な役割を行う。患者に副作用を発見し，対処する方法を明確に伝えておくことで，患者が自分自身の健康管理に積極的な役割を果たすことができるようになる。

e．治療開始前（ベースライン）のCD4T細胞数

　治療開始前のCD4T細胞数は抗レトロウイルス療法の選択に影響を与える可能性があるため，考慮に入れなければならない。例えば，女性患者でネビラピン投与前のCD4T細胞数が＞250細胞/mm^3，男性患者でネビラピン投与前のCD4T細胞数が＞400細胞/mm^{3}の場合に，肝障害（症例の約50％が発疹を伴う）が有意に高頻度で発症し，時に重症化し致命的になることもある。こうした患者に対しては，投薬の有効性がリスクを明らかに上回らない限り，ネビラピンの投与を開始すべきではない。

f．性別

　抗レトロウイルス薬の一部の副作用は女性に起こりやすい。それらの副作用を以下に示す。
　ⅰ．ネビラピンによる肝障害およびスティーブンス・ジョンソン症候群/中毒性表皮壊死症
　ⅱ．ネビラピンまたはチプラナビルによる発疹
　ⅲ．ヌクレオシド類による膵炎を伴う（または伴わない）乳酸性アシドーシス/脂肪肝

g．起こりうる薬物相互作用

　抗レトロウイルス療法を開始する前に，薬物相互作用を防ぐために，患者が現在使用している薬のリストを徹底的に精査する必要がある。現在使用中の「薬」とは，処方せん薬，一般用医薬品（OTC），違法薬物，ハーブなどの自然療法で用いる「食品」を含む。有害

な薬物相互作用を避けるためには，患者が使用中の薬に，新たな薬が追加されたり，削除されたりするごとに内容を精査するべきである。

h．**患者にとっての利便性**

患者にとって最も利便性のある投与計画を検討すること（薬剤の負荷が軽いこと，服用法が簡単なこと，食事制限が厳しくないことなど）。融合阻害薬を除くすべての抗レトロウイルス薬には，1日1回服用の選択肢が存在する。リトナビルのブースト効果を利用することで，プロテアーゼ阻害薬（PI）による負荷はこれまで劇的に軽減されてきた。各投与計画にはそれぞれの欠点と利点があるので，個々の患者の要望に沿うように検討しなければならない。例えば，治療経験のない患者の場合，プロテアーゼ阻害薬のロピナビル・リトナビルは，1日1回または2回で投与される。しかし，1日1回の服用では胃腸のアレルギーが起こりやすく，また，1日2回服用の場合よりも血中濃度が低くなりやすい。

i．**合併症または随伴症状**

結核，肝臓病，うつ病または精神病，循環器疾患，薬物依存といった合併症があると，個々の患者に対する投与計画の選択に影響を及ぼすことがある。例えば，エファビレンツは，うつ病，および精神疾患・幻覚の増悪を含む神経系にかかわるいくつかの副作用を引き起こすことがある。こうした副作用を生じるリスクファクタとして，すでに罹患しているか，不規則に生じる精神疾患が挙げられる。循環器系疾患のおそれがある患者に対しては，アタザナビルのような脂質値への影響が比較的少ないプロテアーゼ阻害薬を用いた投与計画が有効である。

j．**妊娠の可能性**

抗レトロウイルス薬の組み合わせを選択する場合には，それぞれの薬の妊娠期間中における安全性や，有効性，そして薬力学的な既知のデータを考慮に入れなければならない。妊娠中の患者の薬物治療を計画する際には，米国公衆衛生局の最新のガイドラインを参考にすべきである。妊娠中の女性患者については，母子感染の予防が治療目標につけ加えられる。その具体的な目標は，胎児および新生児の感染のリスクを減らすため，1,000コピー/mLより低値にRNA量を抑制することである。妊娠中の女性は，ネビラピンによる肝機能障害や，ヌクレオシド類（特にスタブジン＋ジダノシンといったヌクレシオド類の主力薬）による膵炎を伴う（または伴わない）乳酸性アシドーシス/脂肪肝になる危険性が高い。また，妊娠の最初の3半期にある女性や，有効な避妊法を用いずに性交したために妊娠の可能性のある女性に，エファビレンツは使用しないこと。

3．**患者へのHAARTプロトコルの適用**[3]

我々の施設では，治療に対する患者のアドヒアランスの問題（薬局でのリフィル調剤（**第21章**参照）に伴う）に対処するため，1998年にプロトコルの改善を行った。このプロトコルでは，薬剤師，栄養士，ケースマネージャーら，ケアを提供する複数の分野の専門家が1つのチームとなって，患者のケアに取り組むことになっている。この複数の分野による患者ケアへの取り組みは，長期に及ぶHAARTの成功率を改善するために立案されたものである。このプロトコルは，ケアを提供するスタッフから作業が開始される。まず，提案された投与計画，および治療への患者の取り組みを妨げるあらゆる可能性をフローシートの形式で文書化し（**補章13-1，図13A-1を参照**），ケアに参加するすべての分野のスタッフが精査する。HAARTの成功に対する障壁になるものには，経済的困難，副作用（adverse effect）へのおそれ，薬物相互

作用の可能性，治療計画と患者の生活様式の間の対立が挙げられる。各分野のスタッフがそれぞれに可能な諸問題に取り組み，患者を診察した後に解決策を提案する。そして，HAARTを開始するか延期するかを，評価に基づいて各分野のスタッフが検討する。総合的に見ればHAARTプロトコルは，患者が抗レトロウイルス療法を受ける準備ができているか，前向きに取り組む姿勢であるかを評価しようとするものである。この時点で患者には，HAARTについての教育（特に患者に提案された投与計画に含まれる薬について）が実施され，治療を成功させ，薬剤耐性の進行を予防するために，患者のアドヒアランス（一貫して治療に取り組む姿勢）が大切であることを重点的に説明する。

4．治療失敗時の療法変更の際に検討すべき要素[2]
　a．患者アドヒアランス
　　　投与計画に対する患者の取り組みの姿勢を評価，判断する。取り組み方が不十分な場合には，患者がノンアドヒアランスになる潜在的な原因（複雑な服用方法，薬物の乱用，無保険，物忘れなど）を突き止め，対処し，薬の種類や量，服用回数を減らすことで服用方法を簡単なものにする。
　b．忍容性
　　　患者の身体に生じている可能性のある副作用を判断する。持続しそうな副作用を発見し，詳しく調べること（ある種の投与計画に見られる胃腸への一定期間の副作用など）。
　　　対処方法には以下のものが挙げられる。
　　ⅰ．対症療法を行う。
　　ⅱ．同一種類の他の薬を使用する（例えば，アタザナビルで黄疸が出た場合，ロピナビル・リトナビルに切り替える）。
　　ⅲ．薬の種類を変更する（ヌクレオシド系逆転写酵素阻害薬（NRTI）からプロテアーゼ阻害薬へ変更，または必要に応じてその逆も行われる）。
　c．薬物動態学上の問題
　　ⅰ．各薬に関して，摂取または制限が必要な食品を精査すること。
　　ⅱ．短期的な吸収不良が起こりやすいかを判定するために，最近起きた胃腸症状について精査すること。
　　ⅲ．薬物相互作用に備えて，患者が服用している併用薬およびサプリメントについて精査し，抗レトロウイルス薬または併用薬，あるいはその両方の代替薬を可能な限り用意する。
　d．薬剤耐性の疑い
　　　治療効果が現れないとき，または投薬の中断後4週間以内に薬剤耐性検査を行うこと。RNA量が1,000コピー/mLに満たない患者に対しては薬剤耐性検査を推奨できない。なぜなら，ウイルスの増幅が確実に行われないからである。失敗時の代替薬の選択肢は症例ごとに検討しなければならない。こうした複雑な状況に対処するための手引きとして，全米ガイドラインを参照すること[2]。

5．日和見感染の予防と処置[4]
　過去10年間に渡って抗レトロウイルス療法が進歩してきたとはいえ，患者は依然として日和見感染の危険に曝されている。HAART開始後の免疫再構築の結果である日和見感染に対する予防的療法は，もはや患者の生涯に渡って行うものではない。薬剤師は，日和見感染の予防

のための投与計画と治療のための投与計画を適切に開始し，中断を確実に行うべき患者を選別すること（日和見感染に関する十分な議論はこの章の範囲を超えるため，ここでは行わない）。

治療目標

1. CD4T 細胞数が100～150細胞/mm^3/年の割合で増加し，最初の3ヵ月間は加速度的な反応が見られること。ウイルス制御がうまくいけば，以後の数年間は平均100細胞/mm^3/年の増加率を示した後，平衡状態に達する。
2. ウイルス量または HIV RNA 量が検出限界値を下回ること（HIV 逆転写 PCR 試験による結果が50コピー/mL 未満）。

臨床薬学における目標

1. HAART プロトコルにおける薬剤師の役割
    a. HIV およびその治療に使用される薬に関する患者の知識を評価すること。
        i. 患者に対し，HAART において生じうる副作用およびそれらの副作用への対処法を教育すること。2つの例を以下に挙げる。
            - ロピナビル・リトナビルは通常，下痢を引き起こす。万一必要な場合にはロペラミドの処方を考慮すること。薬剤師の他にも，栄養士に相談し，下痢を和らげる助けとなる米やアップルソース（すりおろしリンゴ）のような食物を教えてもらう。
            - エファビレンツを服用する患者の50％が，鎮静，めまい，混乱，異常思考など，中枢神経系の副作用を経験している。こうした有害な副作用を避けるために，夜間の就寝直前の服薬を指導する。また，これらの副作用は，一般に2～3週間以内で収まることを患者に伝える。
        ii. 薬物相互作用を避けるため，患者が現在受けている他の治療について詳しく調べる。
        iii. 痩せや腎障害または肝障害がある場合の投与量について，調整の必要性を検討する。例えば，アバカビルを除くすべてのヌクレオシド系逆転写酵素阻害薬は，腎障害がある患者では投与量の調整が必要となる。
    b. 患者が薬を適切に服用でき，良好な臨床アウトカムが得られるような情報を提供すること。
        i. 薬に関連して，必要とされる食物について患者に教育を施すこと。2つの例を以下に挙げる。
            - アタザナビル，ダルナビル，ネルフィナビル，リトナビル，サキナビル，チプラナビルなどのプロテアーゼ阻害薬の服用にあたり，消化のよい食物を摂取すること。
            - エファビレンツ，ジダノシン EC，インジナビル（プロテアーゼ阻害薬として使用した場合。ただし，インジナビルは，単独ではプロテアーゼ阻害薬としての使用を推奨しない）などの抗レトロウイルス薬は，空腹時に服用すること（食事の1時間前または2時間後）。
        ii. 服薬遅れまたは服薬忘れに対処する方法を教える。
            - 服薬を忘れた場合でも，服用量を2倍にしては絶対にいけないことを患者に伝える。

気がついたらすぐに，その忘れた分の薬剤を服用するべきである．もし次の服薬時間が近ければ，忘れた分の薬は抜かして，決められた時間通りに次の服薬を行うべきである．
- 服薬時間に12時間の間隔がある場合，大まかな目安として決められた服薬時間からの遅れが6時間以内ならば，すぐに服薬すべきである．6時間以上遅れてしまったら，次の服薬時間まで待ち，通常通りの服薬スケジュールを再開するとよい．

c．服薬アドヒアランスに対する障害を突き止め，その障害を少なくするように働きかける．
 ⅰ．服薬アドヒアランスの重要性について患者に教育を施す．
 ⅱ．服薬忘れを少なくする方法を患者に提案する．例えば，ピルボックス，アラーム機能付きの物忘れ防止グッズ，日課と服薬を結びつける，患者支援グループを紹介するなどである．
d．要点を再検討する．
  要点の再検討は最初の投薬のときだけではなく，2週間ごとにリフィルする際にも行うべきである．これは，服用放棄や治療の中断につながりうる副作用や，その他の問題点がないかを判断するためである．

アウトカム評価

1．プロセスの評価尺度：免疫機能の回復および保存，ウイルス量の最大限で持続的な抑制
2．健康アウトカムの評価尺度：HIV に関連する症状および死亡を少なくすること．QOL を改善すること．

患者の情報源

1．完全版 HIV/AIDS 情報（The complete HIV/AIDS resource）：http://www.thebody.com
2．HIV と AIDS に関する情報（Information on HIV and AIDS）：http://www.aidsmap.com
3．HIV/AIDS とともに生きる人々のための情報（Information for people living with HIV/AIDS）：http://www.projectinform.org

症例研究

S：HIV に感染している30歳の女性．定期的な経過観察のため，HIV クリニックを訪れた．患者は HIV に関連した症状は呈しておらず，AIDS と診断される根拠となる諸疾患も全くない．今日，彼女が唯一訴えたのは疲れがひどくなったことで，彼女自身はそれを新しく始めたウエイトレスの仕事のせいだという．あまりに忙しいのでシフトの合間に食事を取る暇がなく，しかし，仕事をこなせなければ，雇い主は彼女が受けている診断のことを知ってしまう．それを彼女は心配している．そのため，彼女は抗うつ薬を服用せずに済ませることがよくあるが，これは同僚に薬を飲むのを見られて，彼女の病気に興味を抱きはしないかとおそれているからである．仕事中に気分が悪くなった場合，胸やけの薬を時々飲む．これまで抗レトロ

ウイルス療法を必要としたことは一度もない。今日受診したのは，1週間前に受けた直近の血液検査の結果を確認するためである。診察後，医師はアタザナビル300mg/日，リトナビル100mg/日，さらにツルバダ（エムトリシタビン200mg/テノホビル300mg）1錠/日の服用開始を勧めた。

アレルギー：オーグメンチン®による発疹。環境によるアレルギーまたは食物アレルギーは現在のところなし

現在服用している薬：
　　ラニチジン　150mg　1日2回
　　シタロプラム　20mg　1日1回

O：最近の検査結果：

1週間前
　CD4T 細胞数：330細胞/mm^3
　HIV RNA 数：175,000コピー/mL
　SCr：0.9mg/dL
　AST/ALT：38/54

3ヵ月前
　CD4T 細胞数：370細胞/mm^3
　HIV RNA 数：65,000コピー/mL
　SCr：0.8mg/dL
　AST/ALT：39/49

A/P：1．全米ガイドライン[2]に従い，患者は直近の CD4T 細胞数に基づき，抗レトロウイルス療法を開始する基準に合致している。この療法は，その是非を熟考してから提案するべきである。治療を延期し，経過観察する場合には，治療に関連して生じる患者の QOL への悪影響を避け，薬に関連する中毒症状が避けられるという利点がある。**それに治療開始を遅らせると，患者が治療の必要性をより深く理解するための時間的余裕ができるということもあるが，治療開始を遅らせた場合のリスクとしては，早期治療を行えば修復できたかもしれない免疫システムの損傷が，とりかえしのつかないものとなる可能性が挙げられる。**

2．患者は全米ガイドラインの基準を満たし，かつ抗レトロウイルス療法を経験したことがないので，投与計画を開始する前に当医療施設独自の抗レトロウイルス初期療法のプロトコルを紹介すべきである。**医療施設のガイドラインでは通常，抗レトロウイルス療法を開始する前に，ソーシャルワーカーと栄養士による評価の他，薬剤師による評価が必要とされる。**

　　a．治療への患者の取り組み（アドヒアランス）を妨げる可能性のあるものについて話し合うべきである。**HAART 開始前に，患者が現在行っている抗うつ療法のアドヒアランスが悪いということを話題にする必要がある。**以下の2点をきちんと確かめておく。

・彼女が治療への前向きな取り組みの重要性を理解していること。
・HAART の開始を勧める前に，治療を積極的に受ける準備ができていること。

　　　治療を怠ると薬剤耐性を引き起こし，その後の治療法の選択肢を狭め，最終的には治療が失敗に終わることを患者に教育すること。**アドヒアランスの向上のために行う提案**

には，以下のものが挙げられる。

　i．HAART開始にあたり服薬忘れなどを防ぐためには，抗うつ療法をしっかり行っているか，彼女のアドヒアランスを監視するための質問をする。この監視は，彼女がHAARTの投与計画に一貫して取り組めるかどうかの有効な指標となりうる。

　ii．今後，服薬忘れのないよう，プライベートな場所（自宅や，職場での自分の場所）で必ず服薬できるような方法を提案する。

　iii．彼女の病状を管理し，アドヒアランスを低下させないため，確実に定期的なうつ病の経過観察を行う。

　iv．治療によって生じる副作用が，彼女に投与計画に取り組む気持ちをなくさせていないかどうかを確かめること。例えば，ひどい下痢を起こすような場合，彼女はウエイトレスとして働くことが困難になる。

b．患者の薬物アレルギー歴は，提案した投与計画には影響しないだろう。

c．長期間に渡って，患者が取り組むことができるような投与計画を立案する際，提案した抗レトロウイルス薬についての教育を実施すること。これには短・長期間に生じうる副作用，服薬のしやすさ，薬の数などが内容として含まれる。

　こうした情報によって患者は，服薬行動を自分の生活様式に合わせるように積極的な役割を行えるようになる。また，治療を開始する前に，この投与計画から予期される事態に対して心構えができる。事前にこうした情報を提供することで，投与計画自体の成功に障害となりうるものがあるかどうかを突き止めることができる。例えば，患者は投与計画で使用される錠剤の多さに不快感を覚えてはいないか，あるいは副作用の可能性をおそれるあまりアドヒアランスが悪化しないかなどである。

　i．提案した投与計画に伴って生じる短期的な副作用としては，下痢（軽微なもの），腹部不快感（リトナビルおよびアタザナビル），ビリルビンの増加（アタザナビル）が挙げられる。患者は黄疸があればいかなる場合でも報告すべきであり，血液検査を行って数値を調べなければならない。また，胃腸への副作用（adverse effect）が気になるときはいつでも医師または薬剤師に連絡すること。他にも吐き気，胃の不調，頭痛，疲労（ツルバダ）などの副作用がある。

　ii．この投与計画の長期的な副作用としては，肝臓の中毒症状，インスリン耐性/糖尿病，脂肪分布障害，骨壊死（PIS）が挙げられる。ツルバダを長期に渡って使用すると，脂肪肝を伴う乳酸性アシドーシスを起こすことがある。

　iii．患者は上記の3種類の薬（リトナビル，アタザナビル，ツルバダ）を軽食とともに1日1回，仕事の都合のよいときに服用することができる。

d．治療開始前のCD4T細胞数と性別を考慮に入れること。なぜなら，これらの因子は抗レトロウイルス療法の選択に影響するからである。この患者の治療前CD4T細胞数は330細胞/mm^{3}であった。彼女の治療ではネビラピンを避けるべきである。CD4T細胞数が多い（＞250細胞/mm^3）女性患者では，肝臓の中毒症の危険が高くなるためである。

e．患者が現在使用している薬との薬物相互作用について考慮すること（処方せんなしの薬，自然療法の食物，違法薬物を含む）。この患者は時折，胸やけの薬を飲んでいる。多くの抗レトロウイルス薬は胃酸分泌抑制薬と併用できないか，あるいは胃酸分泌抑制薬とは時間をずらして服用しなければならない。

- i．彼女が服用している H₂ ブロッカーは，今後も続けて服用できることを伝える。しかし，抗レトロウイルス薬の服用時間とは12時間の間隔をあけて服用しなければならない。
- ii．多くの抗うつ薬は HAART と安全に併用できる。しかし，プロテアーゼ阻害薬との相互作用により，抗うつ薬の濃度が上昇することがある。抗うつ薬を減量しておき，HAART と併用する際に，徐々に漸増する方法が一般的に推奨される。患者は 1 日 20mg のシタロプラムを服用している。シタロプラムの血中濃度は上昇する可能性がある。しかし，シタロプラムは代謝ルートが多いため，服薬量の調整を行う必要はない。この患者は，HAART 投与計画の追加で副作用が起こる可能性は低い。HAART の開始後，新たな副作用が起きたら連絡するよう患者に伝える。副作用には次のものがある。吐き気，発汗，不眠，眠気，口渇。これらはシタロプラムの血中濃度の上昇を示している。

f．患者の現在の食習慣を考慮すること。**抗レトロウイルス薬の中には吸収率を上げるために食物を必要とするものや，副作用を最小限に食い止めるために食事と一緒に服薬することが推奨されるものがある。その他にも空腹時の服用や十分な量の水と服用しなければならないものがある。アタザナビルをリトナビルと併用する際は，十分に薬が吸収されるよう，軽食もしくは少なめの食事と一緒に服用しなければならない。この患者が 1 日 1 回服薬するときに，軽食として何を食べればよいかを助言する。**

g．既往症および妊娠の可能性を考慮に入れること（うつ病はコントロールされているか，そして（あるいは），うつ病が積極的な服薬に影響を及ぼさないかを検討する）。
- i．治療への取り組みに悪影響を及ぼさないよう，患者のうつ病が診断・管理されてきたことを確認する。**抗レトロウイルス薬の中には，管理の不十分なうつ病歴のある患者に使用すべきでないものがある。例えば，エファビレンツは，うつ病歴のある患者の症状を悪化させるおそれがある。**
- ii．妊娠の可能性，またそれが治療法の選択にどう影響を及ぼすか考慮すること。
  この患者は出産可能な年齢層にある。エファビレンツには催奇形性が知られており，出産可能な年齢の女性で妊娠の可能性がある場合には，使用を避けるべきである。有効な受胎調節を行っていない場合にも同様である。

h．治療前の腎・肝機能や体重など精査しておくこと。これらは抗レトロウイルス薬の投与量に影響する。**この患者の腎・肝機能は正常値内にあり，従って，現時点では抗レトロウイルス薬の投与量を調整する必要はない。**

i．治療状況をモニタリングし，中毒症状を予防するため，引き続き検査値の評価が必要であることを伝える。

j．投与計画が決定されたら，HAART 開始前の 2 度目の診察を行い，要点を再確認する。

k．HAART 開始 2 週間後，患者が積極的に投与計画に取り組み，我慢できているか，新たな疑問点が浮上していないかを知るために経過観察する。

参考文献

1. UNAIDS. Report on the Global AIDS Epidemic, 2006. Available at : www.unaids.org. Accessed September 25, 2006.
2. Department of Health and Human Services. Guidelines for the Use of Antiretroviral Agents in HIV-1 Infected Adults and Adolescents. Oct 10, 2006. Available at http://AIDSinfo.nih.gov. Accessed October 18, 2006.
3. Madison Clinic HAART Protocol, Established February 1998, Seattle Washington Harborview Medical Center.
4. Treating Opportunistic Infections Among HIV-Infected Adults and Adolescents. December 17, 2004. Available at http://AIDSinfo.nih.gov. Accessed April 13 , 2006.

補章13-1：強力な抗レトロウイルス療法（HAART）プロトコル

HAARTプロトコルは何のために存在するのか

　抗レトロウイルス薬の併用療法は発病率・死亡率の低下，そしてHIV陽性患者に対する全般的な医療コスト削減の面で実際に成功を収めた[1-3]。その半面，患者の治療に対するアドヒアランスが低下するにつれ，ウイルス量が増加し，AIDSへと進行するリスクが直線的に増大する[4-6]。治療のアドヒアランス低下は慢性症状のある人々の間で広がっており，HAARTを受けている人のうち，40～50％は服薬遵守率が90％以下である[7-11]。治療が成功するのに必要な服薬遵守率は95％ないし，それ以上とされている。1997年に，薬局のリフィル処方せんの短期間調査を実施したところ，我々の施設の患者のアドヒアランス問題が明らかとなった。この問題に取り組むため，複数の分野にまたがるHAARTのアドヒアランス委員会が発足し，1998年2月，臨床方針としてのHAARTプロトコルが策定された。

　このプロトコルは，すべての患者にHAARTについての教育と治療の成功，薬剤耐性の進行の予防に，アドヒアランスがいかに重要であるかを確実に教育するよう計画されたものである。さらに，抗レトロウイルス療法を始める準備が患者にできているかを評価する他，HAART開始に先立って治療のアドヒアランスを妨げる障害を突き止め，除去する。

　以下に示すのは「**HAART開始前**」プロトコルと「**HAART施行中**」プロトコルの差異をまとめたものである。マディソン・クリニックでは，抗レトロウイルス療法を開始する際に，この開始前プロトコルの実施は必須であるが，施行中プロトコルは強く推奨されるが必須ではないとしている点にも留意されたい。

1. HAARTを始める前に，**HAART開始前**プロトコルに登録する必要がある患者
   a．HAARTを受けたことのない患者（過去にヌクレオシド療法を受けていても可）
   b．6ヵ月以上HAARTを中断している患者
2. **HAART施行中**プロトコルに登録する必要がある患者
   a．HAARTを受けているが，不耐性またはウイルス制御の失敗のため，治療法の変更が検討される患者
   b．HAART施行中で，治療のアドヒアランスに問題があると認められている患者
   c．他の医療施設または1次感染クリニックでHAARTをすでに開始しているが，その投与計画についての教育を希望する患者
   d．HAARTを中断してから6ヵ月未満だが，治療の再開が検討される患者
   e．上記の基準を満たしていないが，多分野にまたがる教育を通じて抗レトロウイルス療法についての知識を深めたいと希望する患者

　当クリニックを初めて受診する患者は，すぐにはこのプロトコルを通過させないようにしている。これは患者を動揺させるだけであり，適切な処置であったことはほとんどないからである。この原則に関する例外は，HAARTによる治療を唯一の目的として市外から当地に来た患者，および妊婦の場合である。そのような患者については，治療初期のカウンセリングが有益なので，できる限り早くプロトコルを通過するよう促す。

HAART プロトコルを通過する必要がないのはどんな人か

　以下の条件にあてはまる患者は，HAART が唯一の利用可能な治療法であるため，このプロトコルを通過する必要はない。
・妊娠中
・認知症/進行性多巣性白質脳症（PML）
・重度の特発性血小板減少性紫斑病（ITP）

　上記の条件に1つでも該当する患者は，予約受診したその日に薬局から，薬とその基本的な情報を受け取る。そして看護師が，次週以降のそれぞれの専門分野への予約を手配する。

患者のノンアドヒアランスに関連する要因にはどんなものがあるか

・精神衛生（特にうつ病と不安）
・違法薬物の使用
・HIV 療法に対する否定的な態度・思い込み
・薬が効いているという実感がない。
・支援体制がない。
・HIV および薬に関する知識がない。
・物忘れ
・医療スタッフと患者の関係が希薄
・薬が手に入りにくい（金銭的・その他の理由）。
・投与計画が複雑（服薬スケジュール・食事制限・薬剤数）
・副作用

HAART プロトコルはこれらの要因にどのように働きかけるのか

　このプロトコルでは，複数の専門分野から，HIV や薬，副作用についての教育を患者に実施し，これらの情報に基づいて患者が治療に関して決定できるようにすることを目的とする。
　当プロトコルにおける一連の作業は，精神衛生上の問題，支援不足，薬物使用，ホームレスの問題など，患者が治療に取り組むうえで障壁となるものを突き止め，抗レトロウイルス療法を開始する前に，これらの障壁を解消することを目指している。従って，HAART は緊急避難的に処方されるものと考えてはいけない。患者自身が積極的に治療に取り組めるようにするために HAART の開始が数週間遅れたとしても，この準備が治療の成否を分けることになる。

HAART プロトコルはアドヒアランスに影響を与えたか

　薬局のリフィル処方歴を目安に，服薬のアドヒアランスに関する6ヵ月間の事前調査を行ったところ，以下のような結果が出た。

6ヵ月アドヒアランス率	従来型管理グループ (A) n＝288	HAART プロトコルグループ (B) n＝73	P
平均アドヒアランス率	88%	97%	0.04
≧95%	40%	54%	
≧90%	49%	57%	

　治療前のウイルス量が，検知可能な数値に達していた A グループの患者125名および B グループの60名のうち，6ヵ月後に検出限界以下（＜500コピー/mL）にまで値が減少した患者の割合は，A グループが58%，B グループが77%であった（P＝0.02）。これらの結果は，HAART 開始に先立って当施設の HAART プロトコルを終了した患者の方が，HAART での治療中のアドヒアランスがよく，ウイルス量の改善が見られる傾向にあることを示している。このプロトコルの効果に関するその後の分析は現在評価中で，結果はまもなく明らかになる。

HAART プロトコルにおけるそれぞれの専門分野の役割は何か

　以下に示すのは，当プロトコルにおける各スタッフと患者の役割分担の一覧表である。患者との面談を行うそれぞれの専門分野のスタッフは，面談で気づいたことを作業シートに記入し，スタッフ全体に伝えてコミュニケーションを促進することになっている。

I．プロバイダの役割

1．患者に HAART プロトコルが適切であることを説明する。
　a．このプロトコルを受ける必要があるのはどういう人か。
　　ⅰ．HAART の未経験者
　　ⅱ．6ヵ月もしくはそれ以上の期間，HAART 投与計画を中断している患者
　b．受けもち患者がまだ投薬治療中であるか，治療を中断してから 6ヵ月未満の場合，「HAART 施行中」プロトコルを受けてもらうのがよい。HAART 作業シートの1番上の「開始前」の文字を線で消して「施行中」と書き加えると，より踏み込んだ教育のために，受けもち患者にどの分野のスタッフと面談してもらいたいのかを明確にできる。
　c．このプロトコルの手続きに関する例外については，上記を参照すること。
2．作業シートの空欄を埋める（図13A-1）。
　a．スタッフは，患者の抗レトロウイルス療法歴に関する情報をできる限り記入すること（どんな薬を使用したか，投薬期間はどれぐらいか，特定の薬について何か副作用または耐性が見られたか）。そうすることによって，薬局側の評価と，これに続く抗レトロウイルス投与計画を患者に勧める仕事がやりやすくなる。
　b．患者の治療への取り組み（アドヒアランス）に直接関係する情報を伝える（ホームレスである，薬物使用，ノンアドヒアランスの前歴など）。
　c．開始すべきだと考えている投与計画を1つ提示しておく。投与計画の選択肢を絞るのに外来薬局の手助けが必要な場合は，いくつかの投与計画を提示しておくとよい。そうすれ

第13章 ヒト免疫不全ウイルス(HIV)-1型に感染した成人に対する治療ガイドライン 147

AACS書式管理：HAART開始前作業行程シート H1515　2004年9月

ハーバービュー・マディソン・クリニック　HAART開始前作業行程シート

患者の電話番号	最近のCD4/　％　日付	最近のウイルス量　日付

プライマリケアプロバイダ
抗レトロウイルス薬の使用歴：
提案する投与計画（検討された療法の勉強会に参加する　□はい　□いいえ）
治療アドヒアランスを妨げる可能性のあるものとして，受けもち患者に該当する項目にチェックすること □薬物乱用中　　　　　　　　□未治療の精神疾患　　　　　　□激しいストレス状況 □抗レトロウイルス療法/病気に対する不信　　　　　　　　　□ノンアドヒアランスの前歴 □副作用に対する恐怖　　　　□その他：
プロバイダ（氏名をはっきり印字すること）　　　　　　　　　　　　　　　　　　日付

プロバイダ：予約を入れられるよう書類をフロントに提出してください

薬局 実施した教育：　　　　　□HAARTを提案 （ORCAを参照）　　　　　□延期を提案	予約日/時：
氏名と署名	日付

ソーシャルワーカー/ケースマネージャー　□OOC　□LAA　□NWFC　□MAD SW	予約日/時：
実施した評価判断：　　　　　□HAARTを提案　　氏名＿＿＿＿＿＿ （ORCAを参照）　　　　　□延期を提案	
氏名と署名	日付

栄養科 実施した教育：　　　　　□HAARTを提案 （ORCAを参照）　　　　　□延期を提案	予約日/時：
氏名と署名	日付

予約面談の経過観察記録　　結果：NS＝来なかった，R＝再予約，C＝キャンセル

分野	日時/結果	日時/結果	日時/結果	日時/結果	日時/結果
薬局					
栄養科					
ソーシャルワーカー					

プロバイダ 経過観察予約	日付	最終の処方および受け渡し日時（薬局のみ）
薬剤受け渡しの際に薬剤の説明を □した　□しなかった　□拒否された		□HAARTを中止 　その理由＿＿＿＿＿＿

患者.NO

氏名

生年月日

UWメディシン
ハーバービューメディカルセンター―ワシントン大学メディカルセンター
ワシントン大学医師
ワシントン州シアトル
HAART開始前作業行程シート
　　＊H1515＊
　　＊H1515＊
H1515　REV　SEPT　04

図13A-1　強力な抗レトロウイルス療法（HAART）開始前作業行程シート

ば薬局側がそれらの当否をすべてに渡って議論し，どの投与計画が最も有効かを決定する。外来薬局に薬についての詳細をすべて議論してもらえば，患者はクリニックにいる間の時間を節約できるだろうし，情報がすべてカバーされていることがわかっているので安心できる。他の専門分野のスタッフが，ヘルスケアプロバイダの提案を蔑ろにしたり，患者からの信用を揺るがしたりすることは決してないが，他の選択肢を適切だとして提案し，可能な場合には，それらの選択肢に関してヘルスケアプロバイダと議論することはありうる。コメントはすべて HAART プロトコル作業シートに記入されるので，その都度コメントに目を通しておくことが重要である。

3．受けもち患者に HAART プロトコルを受けてみるように勧める。

このプロトコルは患者に教育を実施し，投薬開始前に治療アドヒアランスの妨げとなるものを突き止め是正することを目的としている。患者が正しく服薬し，その結果，薬物耐性の進行を遅らせることができる。マディソン・クリニックのスタッフ全員が患者によいケアを提供したいという気持ちをもっており，患者がより回復することを望んでいる。我々はこのプロトコルが，そうした使命の一部分をなすものだと考えている。ヘルスケアプロバイダがこのプロトコルの評価に傷をつけたり，患者相手にプロトコルの悪口をいったりするようなことがあると，患者の関心を失い，彼らを説得することが非常に困難になる。HAART が緊急手段として用いられることはない。治療開始が数週間遅れたとしても，患者の病状に与える影響にはたいした違いはない。しかし，ノンアドヒアランスのために治療が失敗すれば，その差は大きい。

4．当クリニック初診の患者には HAART プロトコルを受けさせない。

クリニックの初診患者は，いろいろな方面からなだれ込む過度の情報に圧倒されることが多い。その混乱にこのプロトコルで追い討ちをかければ患者はさらに混乱し，各専門分野が提供する有益な情報を得られなくなってしまう。

5．HAART にかかわる全分野の予約を1日に詰め込まないようにする。

先に述べたのと同じ理由で，患者は3つの専門分野から同じ日に集中して情報を浴びせかけられると，情報過多に苦しめられることがある。予約に適度な間隔を置くことで，患者に情報を読みこなす時間の余裕が生まれる。とはいえ，プロトコルは臨機応変に運用されるものであって，患者が遠隔地に住んでいてクリニックに頻繁に来院できない場合には，例外を設けてもよい。しかし，それはあくまで例外であるべきで，通例であってはならない。

II．患者の役割

1. 早めにすべての面談を済ませること。プロトコル開始から治療開始までの間隔は6ヵ月を超えてはいけない。約束の日に来院できなかったりキャンセルしたりした場合は，クリニックに電話連絡して再度予約を取ってもらうこと。
2. 抗レトロウイルス療法に関する疑問点は，どんなことでもすべて質問すること。
3. 各専門分野での面談中に何か心配事がもちあがった場合は，ヘルスケアプロバイダに伝えること。
4. 治療開始後，不快な副作用が生じたり，服薬を続けるのが困難になった場合は，直ちにヘルスケアプロバイダにその旨を伝えること。

Ⅲ．受付の役割

1．患者にプロトコルの説明をするため，冊子『「HAART」による治療を始めるにあたって』を1部手渡すこと．
2．患者が登録用紙に署名しているか確認すること．署名がまだで，かつ必要な場合には，署名してもらうこと．
3．患者の調査研究を開始するため，患者が来ていることを担当者に知らせる．
4．EPICに薬局と栄養科の予約を入れること．必要なら通訳を手配する．
5．「HAARTクリップボード」に患者情報を記入する．
6．予約を入れるため，患者がクリニックにいる間に担当のソーシャルワーカーに電話連絡するか，ワーカー本人に直接知らせる．
　a．適切なケースマネージャーをどのようにして探すか．
　　ⅰ．ケースマネージャー割りあてリストを確認する．
　　ⅱ．患者にNWFCのケースマネージャーがついているか尋ねる．
　　　・フロントデスクは，先に薬局と栄養科の予約を入れ，HAARTシートとクリップボードの両方に予約日時を記入する．
　　　・患者が帰る前に，個人情報の使用に関する同意の署名をもらってからシートに記入してもらう．ROIは担当者JAがNWFC ROI簿にファイルする．
　　　・当プロトコルシート全体（この他の予約も含む）を1部ファックスでNWFCに送る．こうすれば他の専門分野の予約日時に注意を喚起できる．
　　　・ファックスが届いたら，シートは然るべきケースマネージャーに回され，ケースマネージャーは患者に連絡を取り，HAARTの予約を入れる，という手順である．
　　ⅲ．外部のケースマネージメントを利用しているかを患者に尋ねる（Lifelong AIDS Alliance, Consejo, キング郡以外など）．
　　　・ソーシャルワークに患者の予約を入れる．担当者Gがソーシャルワークの予定を調べ，患者を担当できるソーシャルワーカーを探し出し，HAARTの面談予約を最終的に調整する．
　　ⅳ．ケースマネージャーがわからない場合は，待機中のケースマネージャーをポケットベルで呼び出す．返事がなければ，ソーシャルワークに予約する．担当者がソーシャルワークの予定を調べ，患者を担当できるソーシャルワーカーを探し出し，予約する．
7．プロバイダへの経過観察の予約はとりつがない．患者自身が当プロトコル終了後，担当のプロバイダに予約を入れるよう，患者に伝えること．
8．3つの専門分野すべての予約が1日に集中しないよう予定を組むこと．患者が情報過多で混乱するおそれがある．患者の家が遠いなどの事情がある場合は，必要に応じてすべての予約を同じ日に入れることもありうる．
9．患者が予約をキャンセルし，電話をかけ直してきた場合，1度につき1回の予約に限定すること．患者がその予約で来院したときに，次回の予約を入れてもよい．

Ⅳ．リサーチ・コーディネーターの役割

可能な研究を提案し，患者およびプライマリケアプロバイダ（PCP）と議論する。

Ⅴ．ソーシャルワークの役割

1．HIV 治療のアドヒアランスを守る患者のモチベーション，能力，状況について評価する。これには以下の調査が含まれる。
 a．患者が HIV について，および HIV 感染者であることについてどう考えているか。
 b．患者が薬について，および HIV 治療薬を服用することの意味についてどう考えているか。
 c．患者の医療チームに対する関係性
 d．ノンアドヒアランスにつながる障壁
 e．患者のアドヒアランスを妨げる危険性のある他の要因（未治療の精神疾患，雇用状況，進行中の薬物乱用，ストレスなど）
2．治療のアドヒアランスの障壁を探りあて，それらを取り除くための介入を行う。
3．決定を下す際には，患者自身の参加を促す。

Ⅵ．栄養士の役割

1．以下の事柄を調査することで，抗レトロウイルス療法に対する患者の準備状況を評価する。
 a．体重の履歴および体型の変化
 b．食生活の履歴の詳細な評価。服薬または現在の治療状況から求められる十分かつ適切な食生活を患者が送っているかを確認する。
 c．現在行っている，あるいは予定されている投与計画。また，最適の効果を出すためには食事と一緒に服薬するべきか否か。
 d．食事を取る妨げとなるものが存在するか（食べ物がない，調理道具がない，お金がないなど）。
 e．栄養状態に悪影響を及ぼす社会的要因があるか（喫煙，薬物使用，身体を動かさないか，運動しないなど）。
 f．生体インピーダンス法（BIA）によるモニタリングを行い，身体の筋肉量，脂肪，水分状態の変化を調べる（脂肪萎縮症的変化のモニタリングなど）。
 g．糖尿病，肝臓病，腎機能障害といった，栄養的に特別な配慮が必要な疾患をもつ患者のための食事を提案する。
 h．適応がある場合には，減量のためのグループクラスを紹介する。

Ⅶ．薬剤師の役割

1．HIV そのものや，治療に使用される薬に関する患者の知識を評価する。評価には以下の内容が含まれる。

a．抗レトロウイルス薬を服薬することに対する患者の態度およびモチベーション
　　b．CD4T 細胞数およびウイルス量に関する患者の理解，また，薬が体内でいかに作用するかについての理解
　　c．治療のアドヒアランスの重要性，ノンアドヒアランスがいかに薬剤耐性を進行させ，治療の失敗に関連するかについての患者の理解
　　d．服薬に関する特殊な食事条件を守る患者の能力
　　e．起こる可能性のある薬の副作用について，また，そうした副作用を観察し防ぐための技術についての患者の意識
　　f．その他の薬物の自己服用およびアルコールの使用
　　g．患者が現在飲んでいる薬，あるいはこれから服薬する可能性がある薬との相互作用
2．患者がより適切に服薬し，よりよい治療成果が上げられるような情報を提供する。それには以下のものが挙げられる。
　　a．評価の中で判明したあらゆる誤解を解消すること。
　　b．患者が短期または長期に及ぶ気がかりな副作用に気づいた場合に備えて，すべての薬に関する文書情報を，外来薬局または保険会社の連絡先情報とともに提供すること。
　　c．定期的な検査および臨床モニタリングを行うことの重要性を強調すること。
　　d．服薬遅れや，服薬忘れに適切に対処する方法を教えること。
　　e．抗レトロウイルス薬へのアルコールおよびその他の薬の影響について教えること。
　　f．何か新しい薬を使用し始める場合には，いつでもヘルスケアプロバイダまたは薬剤師に相談するように伝えること。
3．服薬を怠る原因となりそうな要素を突き止め，そうした要因を減らすための介入を行うこと。恒常的に行われる介入には次のようなものがある。
　　a．患者自身がいつでも薬を入手できる状況を確保することで，自らをしっかりと支えられるように励ます（休暇中の薬を事前に準備する。入院しなければならなくなった場合に備えて入手可能な薬のリストをもっているなど）。
　　b．患者が現在服用している薬を把握し，患者の生活様式に調和する服薬スケジュールを組み立てる。
　　c．服薬アドヒアランスの助けとなるような手段を勧める，または提供する（週間ピルボックスの利用，アラーム装置，薬局の支援によるメディセットを用いた服薬管理プログラムなど）。
　　d．薬物相互作用が生じた場合に適切な代替薬を勧めること。
4．初回の投薬に先立ち要点を再度よく見直し，治療開始から1週間後に患者に電話連絡する，または2週間ごとのリフィルの際に患者と話をし，ノンアドヒアランスや治療の中断に結びつくような副作用，その他の問題がないかどうかを判断する。

　HAART プロトコルは，当クリニックに適用されるガイドラインであり，患者のケアに役立つよう策定されたものである。杓子定規なものではなく，正当な理由に基づく例外は設けてよい。ただし，「私がそうしたいから」というのは正当な理由ではなく，患者のためにもならない。また，自分は何でも知っていると思っている患者は，往々にして最も教育の必要な患者である場合がある。ヘルスケアプロバイダがこのプロトコルから逸脱することを希望する場合

は，その状況について，当クリニックの医療主任または医療副主任と議論していただきたい。その他の疑問や懸念については HAART/CQI 委員会議長にポケットベルで知らせていただきたい。

参考文献

1. Palella FJ, Delaney KM, Moorman AC, et al. Declining morbidity and mortality among patients with advanced human immunodeficiency virus infection. *N Engl J Med*. 1998 ; 338(13) : 853-60.
2. Hogg RS, Heath KV, Yip B, et al. Improved survival among HIV-infected individuals following initiation of antiretroviral therapy. *JAMA*. 1998 ; 279(6) : 450-4.
3. Valenti WM. Treatment adherence improves outcomes and manages costs. *AIDS Read*. 2001 ; 11(2) : 77-80.
4. Bangsberg DR, Perry S, Charlebois ED, et al. Non-adherence to highly active antiretroviral therapy predicts progression to AIDS. *AIDS*. 2001 ; 15(9) : 1181-3.
5. Low-Beer S, Yip B, O'Shaughnessy MV, et al. Adherence to triple therapy and viral load response. *J Acquir Immune Defic Syndr*. 2000 ; 23(4) : 360-1.
6. Paterson DL, Swindells S, Mohr J, et al. Adherence to protease inhibitor therapy and outcomes in patients with HIV infection. *Ann Intern Med*. 2000 ; 133(1) : 21-30.
7. Bangsberg DR, Hecht FM, Charlebois ED, et al. Adherence to protease inhibitors, HIV-1 viral load and development of drug resistance in an indigent population. *AIDS*. 2000 ; 14(4) : 357-66.
8. Bartlett JA. Addressing the challenges of adherence. *J Acquir Immune Defic Syndr*. 2002 ; 29 : S2-S10.
9. Gordillo V, Amo Jd, Soriano V, et al. Sociodemographic and psychological variables influencing adherence to antiretroviral therapy. *AIDS*. 1999 ; 13 : 1763-9.
10. Martin-Fernandez J, Escobar-Rodriguez I, Campo-Angora M, et al. Evaluation of adherence to highly active antiretroviral therapy. *Arr Intern Med*. 2001 ; 161(22) : 2739-40.
11. Nieuwkerk PT, Sprangers MA, Burger DM, et al. Limited patient adherence to highly active antiretroviral therapy for HIV-1 infection in an observational cohort study. *Arr Intern Med*. 2001 ; 161 (16) : 1962-8.

ヘリコバクター・ピロリ菌感染

Ji Eun Lee

第 14 章

　消化性潰瘍疾患（PUD）は，米国内で最も一般的な上部消化管（GI）出血の原因の1つである。推定2,500万人が一生のうちに一度は消化性潰瘍疾患の診断を受け，年間6,500人はこの病気の合併症によって命を落としている[1]。症例の大半がヘリコバクター・ピロリ菌（*H. pylori*，以下ピロリ菌）による感染に関係しており，十二指腸潰瘍の90％，胃潰瘍の70％がピロリ菌感染によるものである[2]。ピロリ菌感染は，さらに胃癌や，MALTリンパ腫の進行にもかかわっている[1]。従って，ピロリ菌感染症がうまく治療できれば，消化性潰瘍疾患に関連する死亡率や罹患率を劇的に減らすことができる。

適応

1. 消化性潰瘍疾患，または胃痛や胸やけなどの胃腸障害がある患者の同定[3]
    a. 空腹時（食事の2～3時間後または真夜中）に腹部の鈍痛があり，物を食べたり，制酸薬を飲んだりすると収まる腹部の諸症状
    b. 体重減少，食欲不振，腹部膨満感，げっぷ，吐き気，嘔吐を含むその他の症状
2. ピロリ菌検査の指標[3-5]
    a. 以下に該当する患者はピロリ菌検査が必要である。
        i. 消化性潰瘍疾患を患っている。
        ii. 消化性潰瘍疾患の既往歴がある。
        iii. 未検査だが，胃痛や胸やけなどの胃腸障害がある。
        iv. MALTリンパ腫がある。
        v. 胃癌の可能性が高い。
    ピロリ菌感染が判明したら治療する意志がある患者にのみ，検査を行うべきである。

管理

1. 薬物アレルギー歴を調べる。

2．すべての服薬歴を調べる。特に，プロトンポンプ阻害薬（PPI）またはH_2ブロッカーの現在または最近の使用歴
3．ピロリ菌感染を確定する[5-6]。ピロリ菌の感染が疑われる患者には，治療開始前に陽性判定の診断テストを行うこと。現時点では，単独でピロリ菌感染を診断できるテストはない。従って，診断テストの選択にあたっては，患者自身の話と履歴が重要となる。診断テストには血清，呼気中窒素，便中ピロリ菌抗原測定の他，より侵襲的なものとして内視鏡検査がある。
4．地域のクラリスロマイシンとメトロニダゾールに対する耐性菌発生率を調べる。クラリスロマイシンとメトロニダゾールに対する薬剤耐性は，国内や世界の各地によって大きな差がある。薬剤耐性の高い抗生物質を使用すると，薬物治療の効果が最大で20％低下することがある[7]。従って，薬物治療を開始する前に対象患者における菌の薬剤耐性パターンを調べることが重要である。
5．薬理学的療法[8-10]

　a．第1選択療法：PPIベースの3剤併用療法

　　PPI　1日2回　＋　クラリスロマイシン500mg　1日2回　＋　アモキシシリン1,000mg　1日2回（10〜14日間）

　　または

　　ペニシリンアレルギーのある患者の場合：

　　PPI　1日2回　＋　クラリスロマイシン500mg　1日2回　＋　メトロニダゾール500mg　1日2回（10〜14日間）

　　2種類の抗生物質を含んだPPIベースの3剤併用療法は，除菌率78〜85％が実証されている[9]。従って，薬の選択はコストと患者個人の忍容性に左右される。現時点では，適切な治療期間にはこれといった合意がない。7日間の治療期間に比べて10〜14日間の治療期間の方が高い除菌率を示した研究は報告されている[8]。

　b．第2選択療法：4剤併用療法

　　PPI　1日2回　＋　次サリチル酸ビスマス525mg　1日4回　＋　メトロニダゾール500mg　1日3回　＋　テトラサイクリン500mg　1日4回（10〜14日間）

　　第1選択療法完了後の検査で除菌に失敗したことが判明した場合は，第2選択療法を処方し，直ちに開始すること。ノンアドヒアランスが失敗の原因ならば，服薬を完遂することの重要性を患者と話し合った後，もう一度，第1選択療法を試してみること。PPIとビスマス，2種の抗生物質を含む4剤併用療法では，除菌率が81〜88％であることが証明されている[9]。副作用の可能性が大きく，服薬スケジュールが複雑なため，第1選択療法に比べると服薬アドヒアランスが低下する。また忍容性が低くなるリスクが大きい。

　c．第3選択療法[7, 10, 11]

　　上述した2つの方法で効果がなかった患者は，胃腸科専門医に紹介すべきである。こうした患者には，他の治療法を選択する際の手がかりとして，内視鏡検査を行い，同時に生検と培養を行うことが推奨される。PPIベースの3剤および4剤併用療法に使用されるその他の抗生物質には，レボフロキサシン，モキシフロキサシン，チニダゾール，リファブチン，アジスロマイシンがあり，いずれも高い治療率が報告されている。現時点では，これらの抗生物質は第3選択療法でしか処方されていないが，さらに臨床試験を行うことで，

第1選択・第2選択療法としての有効性を実証できる可能性がある。
6. 治療後の経過観察[5,9]
   a. 複雑な消化性潰瘍疾患，最初のピロリ菌除菌療法後も症状が継続する場合，あるいはMALTリンパ腫，初期の胃癌の場合は，確実にピロリ菌が除菌されなければならない。それに症状がなくなったからといってピロリ菌が完全に除菌されたとは必ずしもいえない。従って，経過観察における確定診断が有効である。尿素呼気検査，便の抗原検査，生検を伴う内視鏡検査によって確認することができる。検査は服薬終了後遅くとも4週間以内に，PPIやH_2ブロッカーも含めて，すべての薬の服用中止後から1～2週間の間に行うべきである。
   b. 活動性の消化性潰瘍疾患の患者もしくは複雑な消化性潰瘍疾患の患者は，潰瘍を治癒するために，さらに4～8週間のPPIによる継続治療を必要とすることがある。単純性潰瘍や上部消化管障害の患者には継続治療を勧めなくてよい。
   c. 胃腸障害の再発や悪化，または原因不明の体重減少，嚥下障害，嘔吐，原因不明の出血などが1つでもある場合には，治療を継続するために再来院するよう患者に伝える。胃腸障害や胃食道逆流症（GERD）の際の，非薬理学的な治療法も患者に教えておくべきである。

治療目標

1. 単純で費用対効果がよく，耐性のよい薬理学的投与計画によって，ピロリ菌を完全に除菌すること。
2. 複雑な消化性潰瘍疾患，あるいは胃のMALTリンパ腫や胃癌へ発展するリスクを減らすこと。

臨床薬学における目標

1. 治療の失敗を防ぐように，適切な投与計画を確実に実施すること。
2. 治療アドヒアランスの重要性，適切な管理，選択した投与計画に伴う副作用の可能性について患者に正しく伝えること。
3. 消化不良を予防する方法について患者に正しく伝えること。
4. 症状の再発，悪化，気になる症状の出現の場合には，追加治療をする必要があることを患者に伝えること。

アウトカム評価

1. プロセスの評価尺度：除菌療法の失敗の減少，抗菌耐性率の減少，処方に対する患者のアドヒアランス
2. 健康アウトカムの評価尺度：消化性潰瘍の合併症の減少（上部消化管の出血，胃のMALTリンパ腫，胃癌）

患者の情報源

1. 国立消化器疾患情報センター（National Digestive Disease Information Clearinghouse）：http://digestive.niddk.nih.gov/ddiseases/pubs/hpylori
2. UpToDate：http://patients.uptodate.com/topic.asp?file=digestiv/8187
3. ヘリコバクター基金（Helicobacter Foundation）：http://www.helico.com
4. 米国疾患予防管理センター（Centers for Disease Control and Prevention）：http://www.cdc.gov/ncidod/dbmd/diseaseinfo/hpylori_g.htm
5. Medline Plus：http://www.nlm.nih.gov/medlineplus/pepticulcer.html

症例研究

S：52歳の女性患者。6ヵ月に渡って胃の痛みが増してきて胃潰瘍との診断を受ける。最近の内視鏡検査で，胃にピロリ菌の存在が確認された。患者にはランソプラゾール，アモキシシリン，クラリスロマイシンの3剤併用療法が処方された。2日間の治療後，患者は耐えがたい嫌な味がすることと，下痢をしたのが原因で服薬を中断した。患者はもう少し楽に服薬できる別の薬を希望している。

アレルギー：薬物アレルギーの既往なし

現在服用している薬：
  ヒドロクロロチアジド　25mg　1日1回
  リシノプリル　20mg　1日1回
  ナプロキセン　500mg　12時間ごと
  アセトアミノフェン　500mg　必要に応じて6時間ごと
  ランソプラゾール　30mg　1日2回　10日間
  アモキシシリン　1g　1日2回　10日間
  クラリスロマイシン　500mg　1日2回　10日間

既往症：高血圧，骨関節炎

家族歴：特になし

喫煙歴：1日1箱，30年

アルコール：1日ビール1本

毎朝コーヒー1杯

O：BP　136/76，HR　67回/分，RR　18，T　36.7℃，Wt　74kg

全体：見当識正常，急迫症状なし

顔，目，耳，鼻，喉（HEENT）：瞳孔同，円形，対光反応，調節性（PERRLA）良好

四肢：正常範囲内

神経：見当識正常（自分，場所，時間）（AO×3）

（＋）グアヤク試験（内視鏡検査前）

病理検査：生検（genta染色）：（＋）ピロリ菌

診断：胃潰瘍を伴うピロリ菌感染

生化学検査：正常範囲内（WNL）

A/P：1．患者はクラリスロマイシン，ランソプラゾール，アモキシシリンによるピロリ菌除菌療法によって，耐えがたい副作用を受けている。**PPI系の薬の中でもランソプラゾールは下痢を起こす率が最も高い。従って，副作用を減らすために同系の薬で他のものに変更することが１つの選択肢である。クラリスロマイシンに対する不耐性はもっと厄介である。患者があと８日間，ひどい味に我慢する気があれば，PPIに変更を加えて現在の投与計画を継続すべきである。しかし，患者がどうしてもクラリスロマイシンを服用したくないというのであれば，４剤併用療法に切り替えるべきだが，服薬方法は複雑になり，副作用のリスクもある。アルコールを常用しているので，メトロニダゾールは禁忌である。患者がクラリスロマイシンを拒否し，アルコールは今後２週間止めるというのであれば，４剤併用療法に変更してもよい。**

2．次サリチル酸ビスマス525mg　１日４回＋メトロニダゾール500mg　１日３回＋テトラサイクリン500mg　１日４回＋パントプラゾール40mg　１日２回を10日間に変更する。
患者には，薬剤耐性のリスクを減らし感染を根絶するためには，治療を最後まで完了することが重要であると話す必要がある。また，消化不良の症状を予防するため，薬によらない治療法を教える必要がある。

3．患者に治療中はアルコールを控えて，PPIを食事（朝食/夕食，または朝食抜きの場合は昼食/夕食）の30分前から１時間前に服用するように話す。

4．ナプロキセンを中止する。関節炎の痛みを抑るため，必要に応じてアセトアミノフェン１gを６時間ごと（必要時）まで増やす。**胃潰瘍を悪化させないためにはナプロキセンを中止する必要がある。**

患者に禁煙の重要性を説明すること。喫煙は治療効果に影響を与えることがあり，消化性潰瘍疾患のリスクファクタでもある。

5．ピロリ菌除菌治療終了後も，８週間はパントプラゾール40mgを１日１回続けること。
患者は胃潰瘍の診断を最近受けたので，ピロリ菌除菌治療終了後８週間はPPIを服用し続ける必要があるだろう。患者の症状が改善すれば，ピロリ菌が根絶されたことを確認する必要はない。確証が必要であれば，尿素呼気か便の抗原検査によって根絶を確認できる。

参考文献

1．ASHP therapeutic position statement on the identification and treatment of *helicobacter pylori*-associated peptic ulcer disease in adults. *Am J Health-Syst Pharm*. 2001；58(4)：331-7.
2．Talley NJ, Vakil NB, Moayyedi P. American gastroenterological association technical review on the evaluation of dyspepsia. *Gastroenterology*. 2005；129：1756-80.
3．Talley NJ, Vakil N. Guidelines for the management of dyspepsia. *Am J Gastroenterol*. 2005；100：2324-37.
4．Howden CW, Hunt RH. Guidelines for the management of Helicobacter pylori infection. *Am J Gastroenterol*. 1998；93(12)：2330-8.
5．Peterson WL, Fendrick AM, Cave DR, et al. Helicobacter pylori—related disease. *Arch Intern*

Med. 2000 ; 160 : 1285-91.
 6 . Ong SP, Duggan A. Eradication of Helicobacter pylori in clinical situations. *Clin Exp Med*. 2004 ; 3 : 30-8.
 7 . Calvet X. Helicobacter pylori infection : treatment options. *Digestion*. 2006 ; 73(s1) : 119-28.
 8 . Bytzer P, O'Morain C. Treatment of Helicobacter pylori. *Helicobacter*. 2003 ; 10 : S40-6.
 9 . Malfertheiner P, Mergraud F, O'Morain C, et al. Current concepts in the management of Helicobacter pylori infection—The Maastricht 2-2000 consensus report. *Aliment Pharmacol Ther*. 2002 ; 6 : 167-80.
10. Stable BE, Smith BR, Weeks DL. Helicobacter pylori infection and surgical disease—part I. *Curr Probl Surg*. 2005 ; 42 : 756-89.
11. Gisbert JP, Pajares JM. Helicobacter pylori "rescue" therapy after failure of two eradication treatments. *Helicobacter*. 2005 ; 10 : 363-72.

非悪性の慢性的な痛み

Carrie L. Yuan

第 15 章

　慢性的な痛みの症状にはさまざまなものがあり，診療所を訪ねる理由の上位10項目のうちの3つを占めている[1]。病院認定合同委員会（Joint Commission®）のような団体は，患者には痛みの評価と治療を受ける権利があると主張しており，医師が痛みをめぐる問題に取り組むべきだとする圧力は次第に大きくなっている[2]。慢性的な痛みを医学的に処置する場面は頻繁に生じる。薬剤師は，ますます一般的でしばしば複雑な内容をもつこの症状に，その専門知識を生かす特別な役割を担っている。

適応範囲

非悪性の慢性的痛みのある患者

　非悪性の痛みの多くは慢性的で（期間は3ヵ月を超える），その原因は多岐に渡る。骨関節炎/変性関節疾患，背部痛，神経因性疼痛，繊維筋痛症などが原因として挙げられるが，これらに留まるものではない。

麻薬性鎮痛薬によって処置すべき患者

1. 非麻薬性鎮痛薬が効きにくい痛みがあり，複数の治療法を試みたが効果のなかった患者。
2. 慢性的痛みに対し麻薬性鎮痛薬を使用するかどうかの決定は，複数の専門分野の間で行うべきであり，処方された場合には，薬剤師，理学療法士，ソーシャルワーカー，精神科領域の医療専門家などと協議をもつべきである。

管理

非麻薬性鎮痛薬

慢性的痛みに対処するため，アセトアミノフェンや非ステロイド性抗炎症薬（NSAID）を含む非麻薬性鎮痛薬を用いた多くの努力がなされている。神経因性疼痛には，三環系抗うつ薬，ガバペンチンその他の抗痙攣薬が有効である。麻薬性鎮痛薬の服用を最小限に抑えるため，しばしば非麻薬性鎮痛薬の併用が実施される。

麻薬性鎮痛薬

非悪性の慢性的痛みに，麻薬性鎮痛薬を長期間使用した場合の有効性を示す証拠はあまりなく，せいぜいレベル4に留まる[3-5]。決定的なデータがないにもかかわらず，医師は痛みを訴える患者に，他の方法では効果の薄い場合に麻薬性鎮痛薬を用いることが多くなっている。

慢性的痛みを長期間に渡って抑える場合，作用時間が長い麻薬性鎮痛薬を処方する方がよい。半減期の長い麻薬性鎮痛薬（メサドンなど）や徐放性製剤の麻薬性鎮痛薬（MSコンチン®など）は，最高血中濃度が高く即効性で，作用時間が短い麻薬性鎮痛薬（ヒドロモルフォン，オキシコドンなど）に比べて乱用のおそれが少なく，末端価格も安い[6]。しかし，すべての麻薬性鎮痛薬には乱用のおそれがあることに注意する必要がある。多くのプロバイダは，作用時間が長いオキシコドン製剤（オキシコンチン®）を処方しないようにしている。この薬物は乱用のおそれが高いことが広く知られており，しかも末端価格が高く，米国内の地域によっては1 mgあたり2ドル50セントもする[7]。例えば，痛みが慢性的であっても持続的でないような場合，患者によっては作用時間が短い麻薬性鎮痛薬が適切であることもある。十分な除痛効果が得られなかったり，機能改善が見られなかった場合や副作用が許容できない場合は，麻薬性鎮痛薬を中止すべきである。

処方者は，患者の慢性的痛みに対する治療法を定期的に見直す責任がある。見直す内容は，内科的診断，精神科的診断，理学療法のような薬を用いない療法を併用した場合の麻薬性鎮痛薬および非麻薬性鎮痛薬の評価，疼痛スコアと機能レベルによる治療前後の評価などである。4つの「A」—痛覚消失（Analgesia），行動（Activity），逸脱行為（Aberrant behavior），副作用（Adverse effects）—を定期的に評価することが治療を方向づけるのに役立つ。

我々の施設では，クリニカルファーマシースペシャリスト（CPS）が，慢性的痛みに対し長期間，麻薬性鎮痛薬を服用している患者の電子登録簿を作成している。処方者は処方日時を追跡し，実際の薬効を改善する際に，この登録簿を手がかりにする。薬剤師は処方データ以外にも，疼痛スコア，薬物尿検査結果，「麻薬性鎮痛薬に関する合意」への違反といった臨床データを追跡するのに登録簿を利用している。現時点では，この登録簿に薬剤師だけがアクセスできるが，一貫した治療が可能になるよう，メディカルセンター内のプライマリケア，専門科，救急ケアの各プロバイダがアクセスできることを目標としている。

麻薬性鎮痛薬に関する合意書

麻薬性鎮痛薬に関する合意書（別名「契約」）（補章15-1）は，処方者と患者との間で取り交わされる正式かつ明確な文書による合意であり，慢性的な痛みに対して麻薬性鎮痛薬を使用する際の条件を要約して述べたものである。麻薬性鎮痛薬に関する合意に反対する人々はこの合意を過干渉，処罰的，威圧的なものと見なしており，依存症に影響を与えていると示唆する人もいる。しかし，麻薬性鎮痛薬に関する合意が妥当である理由は，患者のアドヒアランスを高め，治療に関する同意を形成し，法的リスクを最小化し，実効性を高めるという点にある。麻薬性鎮痛薬に関する合意書を用いるのは一般的であるが，この合意書が意図した目的を達成するのに有効であるかどうかを実証した証拠は少ない[8]。麻薬性鎮痛薬に関する合意書を使用するのは，非悪性の慢性的痛みに対する長期間の麻薬性鎮痛薬による治療に対して，実際どのような有益性と危険性があるのかが不明確であることの表れかもしれない。これは広く議論されており，さまざまな意見がある[5,8]。

麻薬性鎮痛薬に関する合意書の有効性は証明されていないが，我々の施設では，慢性症状を理由として麻薬性鎮痛薬が処方されているすべての患者に対して，先の合意書およびインフォームドコンセント（補章15-2）に必ず署名を求めることとした。これによって，個人的な判断による偏りがなくなり，処方者はどの患者が異常な服薬行為に及ぶ危険があるかを判断したり予測する必要性がなくなる。治療に関する同意は，麻薬性鎮痛薬による重大な副作用（身体的依存または乱用，痛覚過敏，心肺に対する毒性など）の危険性に気づき，医学的に認められる麻薬性鎮痛薬の代替薬について話し合うのに役立つ。

治療目標

1. 患者の痛みの訴えを受け入れ，その訴えに対応できるような臨床的に適切かつ包括的，慎重で敬意をこめたケアを行う。
2. 痛みを軽減し，機能水準を改善する自己管理目標を確立し，この目標を達成できるように患者を支援する。

臨床薬学における目標

1. 薬とその服用量の選択に関する推奨案をプロバイダに提供する。
2. 慢性の痛みを治療するのに用いる薬について患者に知識を提供し，薬によって痛みを軽減できるよう患者を支援する。
3. 麻薬性鎮痛薬の不適切な処方の危険性を減らし，違法な使用の危険性を最小限に抑える。

アウトカム評価

慢性的痛みは主観的なものであるため，治療目標と臨床的アウトカムの追跡と評価は難しい分野であり，さらなる研究と注目が必要である。提案されているアウトカム評価をいくつか挙げる。

1．代理臨床マーカー：治療前と治療後の患者による痛みの訴え
2．健康アウトカムの評価尺度：機能水準の変化，または日常生活の動作を行う能力の変化

患者の情報源

1．国立衛生研究所による慢性的痛みに関する情報（Chronic Pain Information Page from the National Institutes of Health）：http://www.ninds.nih.gov/disorders/chronic_pain/chronic_pain.htm
2．アメリカ家庭医学会による慢性的痛みのための医薬品に関する情報（Information about chronic pain medicines from the American Academy of Family Physicians）：http://familydoctor.org/122.xml
3．慢性的痛みの処置（Managing chronic pain）：http://www.fda.gov/FDAC/features/2004/204_pain.html

参考文献

1．Hing E, Cherry DK, Woodwell DA, et al. National Ambulatory Medical Care Survey: 2004 Summary. Advanced Data 2006; 374: 1-34. Available at http://www.cdc.gov/nchs/data/ad/ad374.pdf. Accessed February 24, 2007.
2．The Joint Commission News Room, Health Care Issues. Available at http://www.jointcommission.org/NewsRoom/health_care_issues.htm. Accessed February 26, 2007.
3．Chou R. Drug Class Review on Long-Acting Opioid Analgesics. Final Report 2006. Available at http://www.ohsu.edu/drugeffectiveness/reports/final.cfm. Accessed February 26, 2007.
4．Martell BA, O'Connor PG, Kerns RD, et al. Systematic review: opioid treatment for chronic back pain: prevalence, efficacy, and association with addiction. *Ann Intern Med*. 2007; 146: 116-27.
5．Trescot AM, Boswell MV, Atluri SL, et al. Opioid guidelines in the management of chronic non-cancer pain. *Pain Physician*. 2006; 9: 1-40.
6．Brookoff D. Abuse potential of various opioid medications. *J Gen Intern Med*. 1993; 8: 688-90.
7．U.S. DEA Briefs and Backgrounds, Drugs and Drug Abuse, State Factsheets—Kentucky. Available at http://www.usdoj.gov/dea/pubs/states/kentucky2006.html. Accessed February 24, 2007.
8．Arnold RA, Han PJK, Seltzer D. Opioid contracts in chronic nonmalignant pain management: objectives and uncertainties. *Am J Med*. 2006; 119: 292-6.

補章15-1：規制薬物による痛みの治療に関する合意書（草案）

　ハーバービューメディカルセンター（HMC）は，あなたが以下の条件に同意した場合にのみ規制薬物を提供する。

チェック（✓）欄
- ☐ 規制薬物を含む処方せんはすべて，HMC の薬局を通じて午前 8 時から午後10時の間に受け取る。
- ☐ 規制薬物について，担当医師によって処方されたものに限り服用する。
- ☐ 規制薬物の使用中は，服薬とケア計画について HMC の医師のアドバイスに従う。
- ☐ 処方された規制薬物に対し責任を負う。処方された薬について，紛失した，置忘れた，「早めに使い切った」場合でも再処方されないことを承諾する。
- ☐ 規制薬物の使用状況について，少なくとも 3～4 ヵ月に 1 度，あるいは担当医から求められた場合は直ちに，担当医による診断を受ける。
- ☐ 予約を守らなかった場合，薬が処方されないことがある。プロバイダ，薬物依存カウンセラー，さらに場合によっては精神科医とのすべての予約を守る。
- ☐ 必要があればいつでも，HMC の医療スタッフの求めに応じて薬物尿検査を受ける。検査の結果，違法薬物または処方外の規制薬物の陽性反応が出た場合は，この「規制薬物による痛みの治療に関する合意」が失効することがある。
- ☐ 規制薬物を売却した場合，この「規制薬物による痛みの治療に関する合意」は失効する。
- ☐ スタッフまたは他の患者に対する暴力的な行為は許されないこと，またそうした暴力的な行為を行った場合は，この「規制薬物による痛みの治療に関する合意」は失効することを承諾する。
- ☐ 処方せんを偽造し，あるいはその処方せんによって入手した規制薬物を売却した場合，この「規制薬物による痛みの治療に関する合意」は失効し，**警察に通報される**。
- ☐ 家族の服薬履歴を含め，自らの服薬履歴を包み隠さず担当医に伝える。
- ☐ 女性の場合，規制薬物を服用中に妊娠する予定があるか，または妊娠したと思う場合には，直ちに担当医に知らせる。
- ☐ 規制薬物による治療の主たる目標が，痛みを抑え，かつ全般的な身体機能を改善するものであると理解している。健康な生活様式によって，これらの目標に到達するよう努力する。努力の具体的内容には運動，適切な食事，および禁酒，禁煙，違法薬物を服用しないことが含まれる。

_____ 　　　　_____
患者のサイン　　　　　　　　　　　　　　　　日時

_____ 　　　　_____
医師のサイン　　　　　　　　　　　　　　　　日時

患者 No.

氏名　　　　枠内に EPIC ラベルを貼る

生年月日

UW メディシン
ハーバービューメディカルセンター―ワシントン大学メディカルセンター
ワシントン大学医師
ワシントン州シアトル
規制薬物使用に関する合意書

U2127

UH2127 REV JAN 06

補章15-2：慢性的痛みの治療に関するインフォームドコンセント（草案）

　　医師＿＿＿＿＿＿＿＿＿＿＿＿＿＿＿＿とそのスタッフが規制薬物を用いて，診断された疾病および持続する痛みを治療，処置する権限をここに認める。

　　＿＿＿＿＿＿＿＿＿＿＿＿＿
　　　　　　（患者氏名）

双方は規制薬物によって生じうる副作用およびリスクについて話し合った。その内容は以下の通りである。
- ☐ 眠気，昏迷，思考障害，吐き気，嘔吐，便秘，呼吸困難，息切れ，喘鳴，発疹，かゆみ
- ☐ アレルギー反応の可能性
- ☐ 他の薬との相互作用（一緒に服用した薬の作用または副作用が強まる）
- ☐ 依存の可能性（身体がこれらの薬に順応した後に薬の服用を中止すると，必ず身体的諸症状を伴う）
- ☐ 禁断症状の可能性（服薬を突然中止すると，吐き気，嘔吐，腹痛，発汗，疼痛，動悸，その他生命にかかわる諸症状が現れることがある）
- ☐ 常用癖の可能性（痛みの軽減とかかわりなく衝動的に服薬する）
- ☐ 判断力低下および機械操作技術の低下（脳と神経への影響のため，自動車の運転または機械の操作が危険になることがある）
- ☐ 麻薬性鎮痛薬を長期間服用することによってどのような悪影響が生じるかは不明だが，受精能力，性欲が減退することがある。また，長期間に渡って麻薬性鎮痛薬を使用すると，免疫抑制薬および麻薬性鎮痛薬による異常な知覚過敏が生じることがある。
- ☐ 他に＿＿＿

備考

何も行わないという選択肢を含め，上記の治療計画を代替する選択肢として
＿＿

　推奨されたケアおよび担当医の推奨する治療計画を受け入れないことを選択した場合，以下の身体的およびその他の問題が生じることを了承する。
＿＿

　上記の諸問題については説明されており，さらに，それらについて質問して納得のいくまで回答を得る機会があったことを認める。

　この書式に双方の話し合いが正確に反映されており，かつその説明に同意するならば，治療開始前に，慢性的痛みに対する規制薬物の使用に同意することを示す本文書にサインすること。

同意を得たヘルスケアプロバイダ（氏名およびイニシャル）	同意を与えた人のサイン
サイン日付　　　時刻　　　☐午前　☐午後	患者との続柄（患者本人でない場合）
☐同意が電話による場合はチェックを入れる。この同意は患者の診療録として永久的に保管される。	

患者No. 氏名 生年月日 *枠内にEPICラベルを貼る*	UWメディシン ハーバービューメディカルセンター―ワシントン大学メディカルセンター ワシントン大学医師 ワシントン州シアトル 規制薬物による難治性の痛みの治療に対するインフォームドコンセント *U2126* UH2126 REV JAN 06

整形外科領域における痛みの処置

Myrna Romack, Stephen Strockbine

第16章

　外科的処置に追われ，診察室で使える時間が少ない整形外科医にとって，術後患者の痛みへの対処は困難な課題である．我々の整形外科の薬局は，外来患者の来院ごと，あるいは医師による診察が行われるごとに，薬局でのサービスを提供している．3つの整形外科外傷チームと，担当医20名と研究員・研修医50名が所属する手・足・かかと・脊椎のクリニックに対してサービスを提供している．我々のクリニカルファーマシースペシャリスト（CPS）はDEA（麻薬捜査局）登録番号をもっており，スケジュールIIを含む麻薬を処方する資格を有しているため（補章16-1参照），各チームは患者の要求と不安に迅速に対応できている．来局ごとに投薬し，疑問や不安に治療の優先順位をつけることによって，救急診療部へ患者を送る回数を最小限にし，外科医が患者の痛みに対処する負担を軽減している．クリニックに来院する以外には，薬剤師が薬の提供者であるため，薬の流用や二重処方の危険性は最小限に食い止められる．

適応範囲

　整形外科医が担当する患者で，整形外科的な外傷後および整形外科手術後の痛みの処置を必要とする者．痛みの処置には，麻薬の漸減，作用時間の長い薬と作用時間の短い薬を組み合わせて強まる痛みに対処すること，神経因性疼痛の治療，非麻薬性鎮痛薬や鎮痛補助剤を代替薬として使用すること，副作用の予防などが含まれる．ハーバービューメディカルセンター（HMC）は周辺4州の中で唯一レベル1（高度救命救急センターに相当）の外傷対応医療施設であるため，当センターから遠く離れた地域に住む患者に対しても痛みの処置を日常的に行っている．CPSはこうした仕事の大半を電話で行っている．

管理

麻薬性鎮痛薬

1. 適切な投与量と間隔で処方された麻薬性鎮痛薬を用いて継続的に痛みを取り除き，患者が

次に整形外科を受診するまでの「橋渡し」をすること。そのために作用時間の長い麻薬性鎮痛薬と作用時間の短い麻薬性鎮痛薬の量を調整したり，麻薬性鎮痛薬の投与量を増やすことが必要になる場合がある。作用時間の短い麻薬性鎮痛薬の使用を抑えるため，作用時間の長い薬を短期間使用する（オキシコドン5 mgの投与量が1日12錠を超える場合は，オキシコドンSRの使用を検討するなど）。
2. 1日あたりの麻薬性鎮痛薬の投与量を適切に漸減する。スケジュールIIの麻薬性鎮痛薬は長くとも1ヵ月間の投与とし，引き続き1ヵ月間はスケジュールIII-Vの医薬品を用いた薬物療法とし，続いて必要量の非麻薬性医薬品へ移行することが目標である。

非麻薬性医薬品

重要なことは，以下の薬の使用を進めることである。
- 非麻薬性鎮痛薬（アセトアミノフェンおよび非ステロイド性抗炎症薬（NSAID）など）
- 鎮痛補助剤療法（抗ヒスタミン薬など）
- 副作用を予防する薬（便軟化剤，刺激性下剤など。麻薬性鎮痛薬による便秘に対しては膨張性下剤は適当でない）

また，神経因性疼痛に使用する薬（ガバペンチン，三環系抗うつ薬など）は，患者の話と診断を考慮したうえで処方する。臨床検査は，投与前と適切な時間間隔で実施する。薬物療法は必要に応じて変更する。

治療目標

1. 患者の痛みの訴えを少なくする。
2. 患者の身体の機能状況を改善する。
3. 麻薬性医薬品の量が多ければ基準となる量まで減らす。
4. 副作用に対処する。

臨床薬学における目標

1. 入院中から退院後のケアまで，一貫して痛みを処置することでケアの質を高める。
2. 痛みに関連する問題を抱えている患者を見分ける。
3. 適切な薬物療法を確実に行う。
4. 薬とその使用法について患者，家族，プロバイダを指導する。
5. 痛みに関する問題だけで患者が救急診療部にかかる回数を，最小限に留める。
6. 痛みの薬物治療だけの問題でクリニックを訪問する患者から，医師を開放する。
7. CPSがすべての麻薬性鎮痛薬の処方とクリニックでの受診以外の問題を管理し，麻薬の流用や二重処方の危険性を最小限に食い止める。
8. 慢性的痛みをもつ患者を，痛みに関する登録と契約（**第15章，補章15-1参照**）のためにプライマリケアプロバイダ（PCP）に差し向ける。
9. 整形外科の診察を受けた後も，複合的な痛みがある場合，または痛みの治まらない場合は，

ペイン管理クリニックに差し向ける。

アウトカム評価

1．ケアプロセスの評価尺度：プロバイダによる評価，患者の身体機能状態の評価
2．代理臨床マーカー：評価スケールを用いた痛みや患者状態の評価
3．健康関連アウトカムの評価尺度：痛みだけの問題で，患者が救急診療部や医師を訪ねる回数を減らすこと。

患者の情報源

1．国際疼痛学会（International Association for the Study of Pain）：http://www.iasp-pain.org
2．米国科学アカデミー・米国医学研究所（The National Academy of Sciences and the Institute of Medicine）：http://www.nationalacademies.org
3．米国国立衛生研究所（The National Institutes of Health）：http://www.nih.gov
4．英国国立最適医療研究所（The National Institute for Clinical Excellence）：http://www.nice.org.uk
5．オーストラリア国立衛生医学研究協議会（The National Health and Medical Research Council of Australia）：http://www.painmgmt.usyd.edu.au/acutepain.html

症例研究

S：41歳男性。仕事中の事故で寛骨臼を骨折，観血的整復・内固定の施術後3週間が経過した状態でクリニックを訪れ，麻薬性鎮痛薬のオキシコドンがさらに必要であると訴えている。最初に処方された通りに服用しているのに痛みが抑えられず，痛みの点数でいえば10点満点中7点に相当するとのこと。骨折部位に痛みが若干あるが，それよりも足がまるで火傷してうずくような感覚が煩わしいと述べている。

喫煙の他は，過去の病歴はない。
アレルギー：薬物アレルギーの既往なし
現在使用している薬：
　　オキシコドン　5mg錠，痛みに応じて4時間ごとに1〜3錠
　　ドキュセート
　　センナ

O：前回の処方（オキシコドン5mg錠，150錠。用法：痛みに応じて4時間ごとに1〜3錠）は7日前に受け取っている。2週間前の退院時に，MSコンチン（15mg），14錠（12時間ごとに1錠），オキシコドン5mg錠，150錠（痛みに応じて3時間ごとに1〜4錠）を，それぞれ服用するために受け取っている。

A：患者は，処方に指示された量以上に麻薬性鎮痛薬を使用しており，使用回数が増えている。

また，火傷のようなうずく痛みがあるという言葉に示されるような神経因性疼痛を感じている。

P：1. 患者に2つの異なる種類の痛みの原因と，それぞれの痛みに最適な治療法について理解してもらう。**メサドンはおそらく例外であるが，一般的に麻薬性鎮痛薬は神経因性疼痛を抑えるのには適していない。骨折と外科手術による痛みの方は解消しつつあり，麻薬性医薬品で軽減できそうである。現時点ではこれ以上，作用時間の長い薬は必要ない。**
2. 1日あたりの投与量を1錠減らして，オキシコドンの服用を続ける。
3. 加えて，アセトアミノフェン500mgを6時間ごとに1～2錠，痛みに応じて服用する。1日最大4,000mgまで。
4. 神経因性疼痛を治療するため，1日あたり300mgのガバペンチンの服用を開始する。痛みが治まるか，過剰鎮静が起こるか，1日量が3,600mgに達するまでは，1日300mgずつ投与量を増やす。**あるいはアミトリプチリンやノルトリプチリンのような三環系抗うつ薬を使用するのもよい。**
5. 患者に何か困ったことや気になることがあるとき，あるいは薬のいずれかがなくなりそうなときには電話をするよう伝える。

文献目録

1. Department of Labor and Industries Attending Doctors Handbook, Section 4. Available at : www.LNl.wa.gov/IPUB/252-004-000.pdf Accessed November 27, 2006.
2. *Essential elements of effective pain management : a standards-based approach*. Oakbrook, IL : Joint Commission Resources ; 2001.
3. Holdcroft A, Power I. Recent developments : management of pain. *BMJ*. 2003 ; 326(7390) : 635-9.
4. U.S. Department of Justice. Mid-Level Practitioners Authorization by State. Available at : http://www.deadiversion.usdoj.gov/drugreg/practitioners/index.html. Accessed May 16, 2007.

補章16-1：ハーバービューメディカルセンター（HMC）の疼痛管理に関する薬剤師処方権プロトコル

ハーバービューメディカルセンター

疼痛管理に関する薬剤師処方権プロトコル

目的

　HMC整形外科クリニックの薬剤師が，一貫したケアを患者に提供できるようにする。そのための方法を以下に挙げる。

1．この用法，用量は，患者を再評価する次回クリニックの訪問に合わせて，あるいはプロバイダと予め計画した期間に合わせて調整する。適切な用法，用量で処方された麻薬性鎮痛薬を用いて十分かつ継続的な疼痛管理を行う。
2．非麻薬性鎮痛薬および補助剤を用いた治療法により，適切な疼痛管理を推進し，実行する。
3．麻薬性鎮痛薬の1日あたりの服薬量を段階的に減らす。概ね，スケジュールIIの麻薬性鎮痛薬を最大で1ヵ月間投与した後，スケジュールIII－Vの麻薬性鎮痛薬を最大で1ヵ月間投与することを目標とする。ただし，患者によってこの目安は変化することがある。
4．例えば，医療機関認定合同委員会（JCAHO）によるガイドラインのような，公表されている疼痛管理ガイドラインを遵守すること。

　こうした業務を行うことで，我々は薬剤投与を一貫して行い，ケアの質を改善し，適切に訓練された薬剤師であれば遂行できる仕事からプロバイダを解放し，時間的余裕を生むことができる。

結論

　HMC整形外科クリニックのCPSには，同クリニックの医師が担当する患者の疼痛薬物療法を，上記の目標を念頭に置いたうえで開始または変更する権限が認められている。該当する薬には以下のものが含まれる。

　麻薬性鎮痛薬，NSAIDまたはアセトアミノフェン，三環系抗うつ薬，ガバペンチン（ただし，ガバペンチンは神経因性疼痛治療の目的に限る）などの非麻薬性鎮痛薬，抗ヒスタミン薬，制吐薬，便軟化剤・下剤などの補助剤。

　薬剤師は筋弛緩薬，ベンゾジアゼピン系医薬品，ゾルピデムを医師の許可なしで処方することはできない。

手順

1．患者と面談するごとに，薬剤師は患者の過去の診療録と薬局記録を調べ，怪我の様子，処置方法，服薬履歴，その他該当する治療履歴を再検討する。

2．薬剤師は患者または患者の代理人と，薬の使用，効果，考えられる副作用について話し合う。
3．必要に応じて医師から情報を得ながら，その患者に合った疼痛の薬物療法計画を練り上げる。
   a．患者がこれまで服薬上の注意を遵守し，適切に管理が行われているようなら，薬剤師は上記の計画通りの処方を行い，投与量を抑える，あるいは作用の弱い薬に変える，非麻薬性鎮痛薬に変えるなどの方法で，使用する麻薬の全体量を減らすよう試みる。
   b．処方した以上に患者が服薬している場合は，薬剤師は原因を突き止め，然るべき対処をする。以下に想定される例を挙げる。
      ⅰ．もとの投与量が適切でなかった場合：痛みを抑えるまで投与量を増やした後，漸減する。
      ⅱ．感染あるいは再び負傷したために痛みが増した場合：医師にもう一度診察してもらうよう，患者にアドバイスする。
      ⅲ．患者が薬に関する指示または意図を理解していない。
      ⅳ．薬を紛失した場合：一度だけ薬を渡す。
      ⅴ．乱用または流用した場合：医師に連絡する。
4．薬剤師は考えられる副作用について評価する。
   a．副作用が薬の変更，中止，あるいは補助剤の処方によって対処可能ならば，薬剤師はその場合に応じた対処をする。以下に例を挙げる。
      ⅰ．かゆみがあるが麻薬性鎮痛薬による発疹はない場合：抗ヒスタミン薬を追加し，麻薬性鎮痛薬の投与量を減らす。
      ⅱ．麻薬性鎮痛薬による吐き気や嘔吐の場合：投与量を減らす，薬を変更する，または制吐薬を追加する。
      ⅲ．軽度のアレルギー反応の場合（発疹）：投薬を中止する，薬を変更する，または抗ヒスタミン薬を追加する。
      ⅳ．便秘の場合：水，果実，野菜を摂取するよう勧める，便軟化剤を必ず使用するようにする，あるいは必要に応じて下剤を用いる。
      ⅴ．NSAIDによる消化管障害の場合：他の薬に変更する。消化管に深刻な副作用の疑いがあればプライマリケアまたは救急ケアに差し向ける。
   b．問題が深刻な場合
      ⅰ．じん麻疹またはアナフィラキシー反応の場合：911または救急診療部に連絡する。
      ⅱ．上記の処置によっても便秘が治らないか，腸閉塞の疑いがある場合：医師の判断を仰ぐ。

文書化

薬剤師の業務活動は，すべて経過記録または指示記録として患者の診療録に記載される。

質の保証

定期的に薬剤師の業務活動を評価する。

変形性関節炎

Vicki DeCaro, Mary Sturgeleski Kelly, Elaine Pappas

第 17 章

変形性関節炎（OA）は米国では最も一般的な関節炎であり，2,070万人の成人がこの疾病に冒されている[1]。65歳を越える人の約半数，75歳を越える人のほぼ全員に影響を及ぼしている。退行変性関節疾患とも呼ばれ，心臓血管疾患に次いで2番目に多い身体障害（日々の営みの問題（disability））である[2]。変形性関節炎を完治する方法はないが，薬剤師は他のプロバイダと協力して患者の痛みを緩和し，関節の可動性を維持あるいは改善し，QOLを高める薬物療法の設計を支援することができる。

適応範囲

次のうち1つ以上の症状をもつか，変形性関節炎と診断された患者
1. 関節痛（1ヵ所または数ヵ所の関節の痛み），典型的な関節には背骨，腰，手（遠位部），膝などがある[3]
2. 関節硬直（通常，朝に生じ，30分以内に解消する。あるいは，軽度から中程度に動かすと生じる）[3]
3. 関節の腫大あるいは変形（疾患進行の兆候）[3]

管理

非薬物療法

非薬物療法は変形性関節炎を管理する基本である。非薬物療法は薬物療法を実施する前か，同時に開始すべきである[2,3]。これらの介入の多くは，他の医療専門家（栄養士，理学療法士，作業療法士など）に預ける必要がある。非薬物療法には以下のものが含まれる。
1. 患者の指導
2. 食事への介入および計画的な減量プログラムの採用による減量（患者が肥満の場合）。適切な体重の維持は，体重の負担がかかる関節で変形性関節炎発症を予防する最も重要な要素

といえる[4]。
3. 自己管理プログラム（米国関節炎財団セルフヘルプ・プログラム（Arthritis Foundation Self-Help Program）など）[5]
4. 電話を使った個別のソーシャルサポート
5. 理学療法による関節可動域の運動
6. 筋力強化運動
7. 歩行補助器具
8. 膝蓋テーピング
9. 適切な履物
10. 外側楔状足底板
11. 作業療法
12. 関節の保護と休養
13. 日常生活で使用する補助器具
14. 禁煙

薬物療法

軽度から中程度の疼痛に対する初期の薬物療法は，外用鎮痛薬あるいはアセトアミノフェンの投与から始める。炎症が見られる場合，あるいはこれらの薬による効果がない場合は，非ステロイド性抗炎症薬（NSAID）療法を導入してもよい[2]。薬物療法を開始する場合は，非薬物療法も薬物療法と同程度の効果をもたらすことが多いので継続して行うべきである。

1. 外用鎮痛薬[2,3]
   a. カプサイシン0.025％または0.075％クリーム（より低い含量のものから始める）
      i. 完全な効果が得られるまで2週間程度かかることがあること，また，最善の結果を得るには定期的に使用することを患者に理解してもらう。
      ii. 局所の灼熱感がよく見られること，塗布後は手を洗うこと，目と粘膜に触れないよう患者に助言する。
2. 経口鎮痛薬[2,3]
   a. アセトアミノフェン
      i. NSAID療法に比べ，その安全性，薬効，低価格により第1選択治療薬である。
         • 高用量（1日4回，1gなど）から始め，痛みが和らぐようであれば徐々に投与量を減らしていく。
         • 肝臓疾患を合併しているか，慢性的なアルコール摂取患者の場合，最大1日投与量は2gとする。
         • 推奨された1日投与量を越えないように患者に助言する。特に，アセトアミノフェンを含んでいる可能性のある他の非処方薬や処方薬を服用している場合は，注意するよう助言する。
   b. NSAID
      i. アセトアミノフェン療法で効果が見られないか，炎症のある患者に推奨される[2]。
         • すべてのNSAIDはほぼ同等の薬効があるが，患者によって薬に対する反応性が異な

る。
- 効果を評価するには2〜3週間の試験的な投与期間を必要とする。
- 最初の試験的投与で効果が見られない場合は，その患者に有効な薬が見つかるまで他のNSAIDの試験的な投与を推奨する。
- 以下のリスクファクタを1つ以上もつ患者は，消化管出血を起こしやすい。
    - 65歳を越える人
    - 経口グルココルチコイドを使用
    - 消化性潰瘍の既往
    - 上部消化管出血の既往
    - 経口抗凝血薬を使用
    - 合併疾患がある状態

消化管障害のリスクを減らすため，次の処方のいずれかを選択するべきである。
- NSAID ＋ プロトンポンプ阻害薬（PPI）
    最も一般的に使われ，かつ望ましい薬物療法である。
- NSAID ＋ ミソプロストール
    用量に依存して生じる副作用，特に下痢や鼓腸が起こるため，やや忍容性に欠ける[3]。
- COX-2選択的NSAID（セレコキシブなど）
    COX-2選択的NSAIDにより，心臓血管系疾患のリスクが高まるという議論が最近あったため，セレコキシブは第1選択薬としては推奨されない。

すべての薬物療法にいえるが，治療を開始する前に，患者と医師との間で治療のリスクと有益性について話し合っておく必要がある。

3．アセトアミノフェン，カプサイシン，あるいはNSAIDでは症状に改善が見られない患者の選択肢
  a．関節内注射
    ⅰ．非薬物療法，あるいはアセトアミノフェン，NSAIDを用いた初期の療法に反応がないか，禁忌である患者の膝関節痛および炎症の局所的治療にはグルココルチコイドとヒアルロン酸の注射が有効である。
  b．グルコサミンとコンドロイチン
    ⅰ．効果発現には1〜3ヵ月間投与を続ける必要があり，3ヵ月を経過しても改善が見られない場合は投与を止める[2]。
    ⅱ．これらは栄養補助剤として販売されているため，FDAがこれらの製品を十分に規制していないことを患者に説明する。
  c．トラマドール
    ⅰ．腎機能障害によりNSAIDに禁忌である患者や，これまでの経口薬物療法に効果が見られない患者で検討する[3]。
  d．麻薬性鎮痛薬
    ⅰ．これまでに示した薬が有効でないか，忍容性がない患者や，非薬物療法に積極的に取り組んでいる患者，あるいは重篤な疼痛が続く患者では，麻薬性鎮痛薬による治療を検討してもよい[3]。低用量の麻薬性鎮痛薬（ヒドロコドン，コデインなど）が通常使われ，アセトアミノフェンと併用される[2]。

e．外科的手術
　　ⅰ．薬物療法と非薬物療法を適切に試みたにもかかわらず耐え難い痛みがあり，日常の活動を制限している場合は，麻薬性鎮痛薬の長期使用に代えて人工関節置換術を検討してもよい[2]。

リスク評価（モニタリングと副作用）

1．アセトアミノフェン
　a．最も安全な鎮痛薬の1つであるが，アセトアミノフェンにもリスクがあり，その多くは肝障害である。肝臓疾患のある患者には慎重に使用すること。慢性アルコール依存症の患者には使用しないこと。
2．NSAID
　a．既知のリスクである消化器障害と腎毒性に加え，NSAID，特に COX-2 選択的 NSAID には，心筋梗塞や脳卒中などの血栓性心血管イベントのリスクを高める可能性があることが指摘されている[3]。すべての薬物治療と同様に，プロバイダと患者は，NSAID による治療の潜在的なリスクと有益性を慎重に考慮すべきである。
　　以下の項目に該当する患者はリスクが高い。
　　ⅰ．消化性潰瘍あるいは消化管出血の既往
　　ⅱ．腎不全（血清クレアチニン（SCr）と血中尿素窒素（BUN）の増加を特徴とする）
　　ⅲ．65歳を越える人
　　ⅳ．うっ血性心不全，あるいはその他の心血管系リスク。冠動脈バイパスグラフト（CABG）の直前，直後に NSAID を使ってはならない[6]。
　　ⅴ．利尿薬療法
　　ⅵ．重度の肝疾患
　　　以下をモニタリングする。
　　ⅰ．高血圧
　　ⅱ．高カリウム血症
　　ⅲ．末梢浮腫
　NSAID を服用するすべての患者に上記のモニタリングが必要であるが，高リスクと見なされる患者には，さらに慎重なモニタリングが求められる。

治療目標

1．疼痛を緩和し，随伴症状を最小限に抑える，あるいは予防する。
2．機能的な関節可動性を改善し，維持する。
3．QOL を改善し維持する。
4．病気の進行を遅らせる。
5．治療による副作用を避ける，あるいは最小限に抑える。

臨床薬学における目標

1. 変形性関節炎に伴う痛みをもつ患者を特定し，適切な薬物治療を行う。
2. 変形性関節炎とその進行予防について，患者，プロバイダ，家族を指導する。
3. 治療による副作用がないか患者を観察する。
4. 治療のアドヒアランスをモニタリングし，治療を奨励する。
5. 非薬物療法について，患者の意識を高める。

アウトカム評価

1. プロセスの評価尺度：費用対効果の高い方法を用い，痛みスケールのスコアの低下を評価しながら疾患管理を達成する。関節可動性を改善し，維持する。
2. 健康関連アウトカムの評価尺度：QOL を改善し，維持する。

患者の情報源

1. http://www.arthritis.org
2. http://www.rheumatology.org
3. http://www.niams.nih.gov
4. http://www.aboutjoints.com/patientinfo/topics/osteoarthritis/Osteoarthritis2.html
5. http://www.nhlbi.nih.gov/health/public/heart/obesity/wecan/learn-it/bmichart.htm
6. http://www.arthritis.org/events/getinvolved/ProgramsServices/ArthritisSelfHelp.asp

症例研究

S：BK さんは体重84kg，身長162cm，62歳の女性で，膝の変形性関節炎と診断されている。アセトアミノフェン 1 g を 1 日 4 回，5 週間前から服用し始めた。薬物療法の開始後，膝の関節痛はいくらか和らいだが，症状はまだ完全には取れていないという。それどころか，時には症状が悪化しているようにさえ感じると訴えている。BK さんの変形性関節炎を治療するためには，次に何をすればよいのか。

　アレルギー：薬物アレルギーの既往なし
　現在服用している薬：
　　アセトアミノフェン　1,000mg　1 日 4 回
　　アテノロール　25mg　1 日 1 回
　　マルチビタミン　1 日 1 回

O：BP　118/72，HR　70
　BMI　31.8

A/P：症状が完全には改善されていない変形性関節炎の患者
1. カプサイシンなどの外用鎮痛薬を必要とする。**アセトアミノフェン投与にカプサイシン**

クリームなどの外用鎮痛薬を加えることで，痛みをさらに軽減できる可能性がある。最良の結果を得るには，定期的に1日3，4回塗布する必要がある。クリームを塗布した後は，その都度手を洗うようにBKさんに伝える。また，クリームを塗った部分に灼熱感があるのは異常ではないことも説明しておく。患者がカプサイシンを塗布した部分の副作用（灼熱・刺激感，赤み，温覚など）に我慢できない場合は，もう1つの外用薬としてメチルサリチル酸クリーム（Ben-Gayクリームなど）があり，これは痛みがあれば適宜，塗布してもよい。

2．治療にカプサイシンを加えても症状が続くならば，アセトアミノフェンからNSAIDに切り替えてみる。アセトアミノフェンでの治療で効果がない場合は，NSAIDでの治療が必要となる。すべてのNSAIDの効果に大差はないが，患者によって反応性は異なる。BKさんには，消化性潰瘍疾患の既往も胃腸出血の既往もないが，最初は消化管への副作用が少なく，かつ従来のNSAIDと同じ効果があると思われる非アセチル化サリチル酸塩（サルサラート，サリチル酸ナトリウム，サリチル酸コリン，サリチル酸マグネシウムなど）を検討すべきである。この薬に効果が見られない場合は（少なくとも2～3週間の試験的投与後），他のNSAIDを試してみる。多くの場合，低用量のNSAIDで痛みを抑えることができるが，薬を断続的に使用してもよい。いずれの療法を選択するにしても，治療の継続の必要性を判断するには継続的な再評価が必要である。

3．患者に，減量プログラムに参加することを奨励する。BKさんのBMI 31.8を基に判断すると彼女は肥満である。彼女の身長では理想的な，または目標とする体重は50～64kgである[7]。適切な体重を維持することが，変形性関節炎の予防には最も重要であり，体重を減らすことで症状と関節可動性の改善につながることがある。次回の診察時に栄養士と理学療法士，あるいはそのいずれかに差し向けることを検討する。

4．他の自己管理方法について患者を指導し，カウンセリングする。減量に加え，他の自己管理方法に対するBKさんの理解度と，その使用について確かめておくべきである。非薬物療法は効果的な変形性関節炎管理として認められており，患者には，現在利用できるさまざまな治療方法（理学療法での関節可動域運動，筋力強化運動，関節の保護と休養，適切にクッションが効いた靴など）についての知識をもたせる。

5．プライマリケアプロバイダ（PCP）による4週間ごとのフォローアップ。次回の診察では患者の疼痛が十分に取り除かれたか，薬の服用による副作用がないかの評価が必要である。患者の体重を測定し，1週間あたり500～900gの減量に留めることを目標とする。患者が現在行っている自己管理手法について話し合い，現実的な目標を設定する。患者に非薬物療法と薬物療法の両方を継続し，アドヒアランスを維持するように奨励する。

参考文献

1．National Institute of Arthritis and Musculoskeletal and Skin Diseases. Arthritis Prevalence Rising as Baby Boomers Grow Older : Osteoarthritis Second Only to Chronic Heart Disease in Worksite Disability. Available at http://www.niams.nih.gov/ne/press/1998/05_05.htm. Accessed November 27, 2006.

2．Hansen KE, Elliott ME. Osteoarthritis. In : Dipiro JT, Talbert RL, Yee GC, et al., eds. *Pharmacotherapy : a pathophysiologic approach*. 6th ed. New York, NY : The McGraw-Hill Companies, Inc ; 2005 : 1685-1703.
3．American College of Rheumatology Subcommittee on Osteoarthritis Guidelines. Recommendations for the medical management of osteoarthritis of the hip and knee. *Arthritis Rheum*. 2000 ; 43 : 1905-15. Available at http://www.rheumatology.org/publications/guidelines/oa-mgmt/oa-mgmt.asp?aud=mem. Accessed April 14, 2006.
4．Hinton R, Moody RL, Thomas SF. Osteoarthritis : Diagnosis and Therapeutic Considerations. *Am Pam Physician*. 2002 ; 65(5) : 841-8.
5．Arthritis Foundation. Arthritis Foundation Self-Help Program. Available at http://www.arthritis.org/events/getinvolved/ProgramsServices/ArthritisSelfHelp.asp Accessed November 2, 2006.
6．Food and Drug Administration. Medication Guide for Non-Steroidal Anti-Inflammatory Drugs (NSAIDs). Available at www.fda.gov/cder/drug/infopage/COX2/NSAlDmedguide.htm. Accessed November 8, 2006.
7．National Heart, Lung, and Blood Institute. Standard BMI Calculator. Available at http://www.nhlbisupport.com/bmi/bmicalc.htm. Accessed October 11, 2006.

大うつ病

Tiffany Erickson

第 18 章

　世界中で推定1億2,100万人がうつ病に冒されており，日々の営みの問題（disability）に対する主要な原因となっている[1]。うつ病は確実に診断し，治療することが可能であるが，診断が確定されないために治療されないことがしばしばあり，生産性の損失，機能低下，死亡率の増加の原因になっている。薬剤師はうつ病を改善することの必要性を認識し，プロバイダと患者が治療目的を達成できるよう支援する重要な役割をもつ。

　うつ病はしばしば，糖尿病や心血管疾患を含む他の慢性疾患を伴うことがあり，うつ病の存在は，これらの慢性疾患患者の治療効果を低下させる原因となる。さらに，うつ病にうまく対応できない患者は，薬の投与と生活習慣に関する助言に従う能力や意欲に欠けることがあるため，他の慢性疾患を管理することが難しくなることが多い。薬剤師はケアプロバイダとして，他の医学的な問題に対処する前に，うつ病の管理を検討することが重要である。

適応範囲

　うつ病の管理は多面的であり，患者と信頼関係にあるプロバイダが治療をするのが最善である。うつ病患者は通常，プライマリケアプロバイダ（PCP）や他のメンタルヘルスの専門家によって見守られる。しかし，薬物療法では頻繁なモニタリングと用量の漸増を必要とするため，治療管理の共同作業では薬剤師が重要な役割を担う。

　当施設では，抗うつ薬が処方された後は，薬の使用を最適化するためにクリニカルファーマシースペシャリスト（CPS）が頻繁に関与する。提供される医療サービスは次のようなものである。

　薬物療法とうつ病に関する個人的な指導を行い，複数の投薬にかかわるコンプライアンスを高めるために処方者間の調整を行う。また，定期的な（各週あるいは隔週ごとの）リフィル投薬または電話連絡のスケジュールを作成して安全性をモニタリングし，リフィル記録を確認してアドヒアランスをモニタリングし，患者の状態に変化があればPCPに相談する。

　うつ病患者の扱いに経験のある薬剤師のもう1つの役割には，うつ病のスクリーニングと管理がある。薬剤師は他の慢性疾患患者の継続的な管理に関与しており，最も身近なケアプロバ

イダであるため，うつ病のスクリーニングをしやすい。患者が何度も医療施設を予定外に訪問し，頻繁に起こる症状（原因不明の身体不調の訴え，疲労，イライラ感，睡眠障害，食欲の変化など），仕事上あるいは人間関係上の問題，あるいは慢性的に悪化する病状（癌または外傷後障害など）を訴える場合は，うつ病の可能性を疑ってみるべきである。これらの問題が確認された場合は，うつ病検査の実施を検討すべきである。複数のスクリーニング手段があるが，通常，次の2つの質問が有効である[2]。

- この1ヵ月の間で，気分の落ち込み，うつ状態，絶望感に何度も悩まされたことがありますか。
- この1ヵ月の間で，何をやるにも興味がわかない，楽しくないという気分に何度も悩まされたことがありますか。

患者がいずれかの質問に「はい」と答えたならば，引き続き面談を行い，症状を判断する。症状の診断基準については**表18-1**を参照されたい[3]。スクリーニング結果が陽性ならば，所見について患者のPCPと話し合う。

表18-1 大うつ症状発現の診断基準[3]

症状	DSM-IV** 大うつ症状発現の診断基準
憂うつな気分*	少なくとも2週間に渡り，ほぼ毎日，1日のほとんどが憂うつな気分である。
無快感症*	少なくとも2週間に渡り，ほとんどすべての活動に対する関心あるいは喜びが著しく減退している。
体重の変化	相当量の（1ヵ月で5％あるいはそれ以上の変化）意図しない体重の減少あるいは増加がある。
睡眠障害	ほぼ毎日，不眠あるいは睡眠過剰である。
精神運動障害	ほぼ毎日，精神運動性興奮あるいは精神運動性抑制がある。
気力の欠落	ほぼ毎日，疲労あるいは気力の欠落がある。
過剰な罪悪感	ほぼ毎日，倦怠感あるいは過剰な罪悪感がある。
集中力不足	ほぼ毎日，思考力あるいは集中力の減退がある。
自殺願望	死あるいは自殺について繰り返し思う。

*印の症状が少なくとも1つあり，さらに3～4つ，あるいはそれ以上他の症状がある（合計で5つの陽性の症状が必要）。
**DSM-IV：The Diagnostic and Statistical Manual of Mental Disorders（第4版）

うつ病と診断され，薬物療法を必要とする患者は，その薬物療法を実践している薬剤師に差し向ける。

管理

他の内科的疾患，薬の副作用（禁断症状を含む），薬物乱用による二次的なうつ状態ではないことを確認したうえで，うつ病の可能性を検討する。それでもうつ状態があって治療が必要ならば薬物療法に進む。

薬物療法を始める前に，機能障害の程度を基に疾患の重症度（軽度，中等度，あるいは重度）

を判断する。軽度のうつ病であれば，観察をするか，あるいは心理療法などの非薬物療法を用いて治療をすることもできる。中等度から重度のうつ病では，初期の治療として抗うつ薬の試験的投与が必要となる。

　多くのうつ病患者は，少なくとも1つの抗うつ薬に対しては反応を示す。ただし，それぞれの薬は患者の50〜60％にしか効果がない[2]。従って，患者に最も効果がある薬物療法を見つけるには時間がかかり，いくつかの薬を試験的に投与する必要がある。抗うつ薬は，薬効分類が違っても同じであっても効果にそれほど大きな差がないため，初期の薬は，患者個人あるいは一等親血縁者が以前に使ったことがある抗うつ薬，予測される副作用と安全性の問題，可能性のある薬物－薬物，薬物－疾患の相互作用，患者の好み，便宜性（患者の薬物動態パラメータが利用できる場合は参考にするなど），それに経済的な面を考慮して決定する。

　患者個人やその家族が過去に抗うつ薬を服用した経歴のある場合は，同様の反応を示すことが多い。患者間にばらつきが大きいため，過去の服用情報を知らずに，どの薬効分類の抗うつ薬が効果を示すかを予見するのはきわめて困難である。臨床試験では，抗うつ薬の間で忍容性あるいは効果にほとんど違いがないことが示されている[4]。例えば，患者によっては抗うつ薬に鎮静作用を感じるが，同じ薬で不眠症になる患者もいる。患者は，ある薬に効果があると判断すると，その薬をいつまでも使い続ける可能性がある。このため，禁忌がなければ後発薬の抗うつ薬から始めて，その効果を見るのが費用対効果が高い方法である。薬によっては，随伴症状がある場合に一層高い効果を示す場合もある。患者の特性から初期の治療薬を選択する際の指針として**表18-2**を参照すること。

　薬物投与を始める場合は，低用量から始め，副作用に耐えられる範囲内で徐々に増量していく。高齢，不安障害，双極性障害の疑いのある患者の場合は，推奨される初期用量の半分から始める。

　抗うつ薬の薬物療法を開始した後は，薬剤師による指導とカウンセリングが不可欠である。多くの患者は，すぐに薬の効果が現れないことや，服薬初期の副作用を理由に，適切な試験的投与期間が終了する前に薬の服用を止めてしまう。適切なアドバイスを与えることで，試験的投与の中断を最小限に抑え，多くの薬物投与の可能性を検討することができる。

　患者の家族と患者をケアする人の両方，またはいずれかが可能な限り指導の場に同席すべきである。カウンセリングでは以下を強調する。
・うつ病は高頻度に見られるが，治療可能な疾患であるという認識
・薬物療法の指示内容と使用方法
・想定される副作用と必要なモニタリング
・継続的に服薬アドヒアランスを維持することにより，副作用は軽減でき，特にうつ症状が改善しているなら，なおさら副作用が軽減できると安心させる。
・治療効果が感じられるようになるまでには時間がかかると安心させる。
・投与量が時間の経過とともに漸増する可能性があり，それが治療効果が得られるまでの時間を長くすることがある。
・治療計画の一部として，患者とプロバイダがかかわり合いをもつことが重要であること。
・気分の改善が見られた後も薬の服用を続ける必要があること。
・薬の服用を止めたり，投与量を減らす前にプロバイダに相談する必要があること。
・適切にリフィルしてもらうことの重要性。リフィル処方（**第21章参照**）の再検討が必要な

表18-2 患者の特性から初期の薬物療法を選択する際の指針

薬物クラス	薬物	対象疾患	使用を回避/慎重に使用
選択的セロトニン再取り込み阻害薬（SSRI）	フルオキセチン フルボキサミン パロキセチン シタロプラム セルトラリン エシタロプラム	フルオキセチンは半減期が長いため、治療のアドヒアランスが悪い患者に適する。 子供と青年、高齢者 過剰摂取の危険 パニック、重度強迫性障害（OCD）、あるいは精神運動遅延とともに発現するうつ病 妊娠	不眠症、性機能障害、腎機能障害、双極性障害
三環系抗うつ薬	アミトリプチリン ノルトリプチリン デシプラミン イミプラミン クロミプラミン	憂うつ気質あるいは動揺を伴ううつ病 重度の大うつ 以下を伴ううつ病： 不眠症、片頭痛、慢性疼痛、神経因性疼痛	前立腺肥大症、心臓血管疾患、高齢、認知症、緑内障、腎機能障害、自殺願望、過剰摂取のリスク、肥満、姿勢の不安定、発作性疾患、性機能障害、薬物相互作用
セロトニン・ノルアドレナリン再取り込み阻害薬（SNRI）	ベンラファキシン	併発疼痛、立ちくらみの既往、低血圧	脳卒中の既往歴、高血圧、腎機能障害、性機能障害
	デュロキセチン	末梢神経障害、性機能障害	
ノルエピネフリン・ドパミン再取り込み阻害薬（NDRI）	ブプロピオン	禁煙、肥満、眠気、消化器副作用	発作性疾患、拒食/過食症、頭部外傷
その他	ネファゾドン	性機能障害、睡眠障害、産後うつ、不安感を伴ううつ病	肝機能検査（LFT）値の上昇、活動性肝臓疾患、肝毒性、アルコール依存症、CYP3A4で代謝される併用薬
	ミルタジピン	不眠症、不安、減量、性機能障害	無顆粒球症のリスク、骨髄抑制、肥満
	トラゾドン	不眠症	男性（持続勃起症の危険性）、立ちくらみ
	セント・ジョーンズ・ワート（セイヨウオトギリソウ）	患者の好み、軽度のケースのみ（プラセボ対照で効能の証拠はない）	中等度、重度のうつ病、薬物相互反応
モノアミン酸化酵素阻害薬（MAOI）	セレギリン	難治性うつ病	

参考文献2と5を適用したもの。

こともある。
- うつ病の悪化あるいは再発の兆候と症状
- 患者を担当する薬剤師とPCPへの連絡方法と，問題が生じた場合にしなければならないこと。
- 利用可能な情報資源（患者の情報源 p.185参照）

　薬の服用を開始したら，すぐにフォローアップが必要となる。薬物療法を開始した後は，医師が患者のために使う時間が多く取れないこともあり，薬剤師もしばしば電話を通じ，あるいはクリニック内で初期のフォローアップを行うことになる。評価の内容には自殺リスク，薬の忍容性と有効性が含まれる。

　初期のフォローアップで最も重要なことは自殺リスクの評価である。これは薬物療法を開始してから2〜3週間後に行い，その後も定期的に行わなければならない。これは自殺や殺人の願望，その意図あるいは計画の存在，自殺手段の入手とそれらの手段の致死性，精神病症状，命令幻聴，あるいは重度の不安の存在，アルコールまたは薬物乱用の存在，自殺企図歴またはその深刻度，家族の自殺歴あるいは最近自殺を身近に経験したかの評価を通じて行われる。残念ながら，この評価の予測性はそれほど信頼できるものではなく，陰性の反応であったとしても自殺リスクがないわけではない。自殺リスクがある場合は，直ちにPCPと他のヘルスケアプロバイダに知らせる。CPSにはソーシャルワーカー，ケアマネジャー，その他のヘルスケア専門家と緊密に連携する慎重な姿勢が求められる。

　薬の忍容性と副作用の有無も評価しなければならない。これは試験的投与として薬物療法開始後，2〜4週間後に行うべきである。副作用がある場合は，次の選択肢を検討する。
- 安心させ，成り行きを見守る（直ちに医学的危険性のないこと，患者が自ら同意して服薬していることを前提とする）。
- 投与量，投与頻度または回数を変える。
- 他の薬に変える（同じ薬効分類の薬は2度までは変更が許される。あるいは他の分類の薬に変える）。
- 副作用に対し特定の治療を施す。

　薬物療法の開始後に躁症状（気分の昂揚，活動力の増加，衝動性など）が現れる場合，症状が双極性障害を示している可能性があり，直ちにPCPに差し向ける。

　患者が安定的に薬の服用を続けたなら，少なくとも4週間後には，有効性の評価が必要である。表18-1の一覧に示したうつ病の症状を再検討する。症状と機能性で少なくとも中等度（50%以上）の改善が期待されるが，治療の最終的な目標は当然，症状を完全に取り除くことである。部分的な反応（服用前の症状が26〜49%の改善）あるいは反応がない（服用前の症状が25%未満の改善）ならば，患者の服薬アドヒアランスを評価し，低ければ服薬アドヒアランスを改善する。患者からの主観的な情報が臨床的事実あるいはリフィル記録と一致しない場合，必要であれば薬物濃度の測定を検討する。

　患者のアドヒアランスが良好であるにもかかわらず，期待通りの効果がない場合には，治療計画の見直しを検討すべきかどうかをPCPに連絡する。

　その選択肢には次のものが含まれる。
- 薬に部分的な反応しかないか，全く反応がない場合は抗うつ薬の投与量を増やす。再評価し，必要に応じて徐々に用量を増やしていく。

・同じ薬効分類の他の薬に変更する。患者によっては同じ薬効分類でも，ある薬には反応しないが，他の薬には反応あるいは忍容性があることがある。
・異なる薬効分類の抗うつ薬に変更する。
・部分的な反応がある場合は，気分安定剤などの他の薬を追加するか，異なる作用をもつ抗うつ薬と組み合わせることを検討する。
・非薬物療法を含む，代替療法に変更する。

抗うつ薬の投与を止める場合，薬剤師は必要ならばクロステーパリング（現在の薬を漸減し，新しい薬を漸増する）の管理を支援する。

患者の反応が治療目標（50％以上の反応）を十分達成するならば，薬物療法を継続すべきであり，薬剤師によるモニタリングは必要ない。症状の寛解時から少なくとも6～12ヵ月間，症状の再現あるいは再発がなければ，薬の量の漸減を検討する。数週間かけて投与量を徐々に減らしながら，離脱症状とうつ症状の回帰がないかを観察する。そのような症状が見られた場合は，再度投与量を増やして薬物療法を再開する必要がある。患者にとってこれが何度目かの発症である場合や，自殺のリスクが高い場合は，抗うつ薬投与による継続的な治療を検討しなければならない。

治療目標

1．症状の寛解を達成し，維持する。
2．職業上の機能と心理社会的な機能を回復させる。
3．症状の再発と再現の可能性を減少させる。

臨床薬学における目標

1．うつ病の患者を選別し，PCPとともにフォローアップを進める。
2．うつ病が治療可能な疾患であることを患者，家族，患者をケアする人に指導する。
3．安全で忍容性のある，費用対効果の高い薬物療法を推奨する。
4．処方した薬物療法のアドヒアランスを最大化し，過剰服用とノンコンプライアンスがないかをモニタリングする。
5．離脱反応を含めた治療による有害なアウトカムを最小化する（リフィル/ケアの継続における支援）。
6．薬物間相互作用と薬の副作用を管理し，最小化する。
7．特に薬物療法の開始時と投与量増加の際，フォローアップが容易にできる体制を作る。
8．自殺リスクを評価することにより薬物治療の安全性をモニタリングし，自殺リスクが指摘される場合は他のヘルスケア専門家と協力して，患者が処方された以上の頻度で薬を服用しないようにする。
9．化学的あるいは医学的に誘発される，うつ病の原因となるものの管理を支援する（甲状腺障害，薬物関連など）。

アウトカム評価

1．プロセスの評価尺度：うつ症状の変化，寛解の時間，職業的ならびに心理社会的機能の変化，服薬アドヒアランスの程度，薬の副作用の程度
2．健康関連アウトカムの評価尺度：予定外のクリニック訪問回数，患者とその家族の満足度

患者の情報源

1．治療は効く。大うつ病性障害，患者と家族のためのガイド（米国精神医学会診療ガイドラインより作成）（Treatment Works. Major Depressive Disorder, A Patient and Family Guide. Developed from the American Psychiatric Association Practice Guidelines）：http://www.psych.org
2．うつ病のスクリーニング：米国予防サービスタスクフォースからの推奨，患者向けの要約（Screening for depression : recommendations from the U.S. Preventative Services Task Force. summaries for patients.）*Ann Intern Med.* 2002 ; May 21 : 136(10) : I56.
3．http://www.healthyminds.org/multimedia/depression.pdf

参考文献

1．World Health Organization. Depression. Available at http://www.who.int/mental_health/management/depression/definition/en/. Accessed November 2006.
2．Whooley MA, Simon GE. Managing depression in medical outpatients. *N Engl J Med.* 2000 ; 343 : 1942-50.
3．American Psychiatric Association. *Diagnostic and statistical manual of mental disorders*, 4th ed. DSM-IV. Washington, DC : American Psychiatric Association ; 1994.
4．Mann JJ. The medical management of depression. *N Engl I Med.* 2005 ; 353 : 1819-34.
5．Premera Blue Cross. Clinical Practice Guideline: Diagnosis and Treatment of Major Depression in Adults in the Primary Care Setting. Updated 2004. Available at https://www.premera.com/stellent/groups/public/documents/pdfs/dynwat%3B4308_4386672_3836.pdf. Accessed June 19, 2006.

文献目録

1．American Psychiatric Association. *Treating major depressive disorder : a quick reference guide*. Based on *practice guideline for the treatment of patients with major depressive disorder*, 2nd ed. Arlington, VA : American Psychiatric Association ; 2002.
2．Remick RA. Diagnosis and management of depression in primary care : a clinical update and review. *CMAJ.* 2002 ; 167 : 1253-60.
3．U.S. Preventative Services Task Force. Screening for depression : recommendations and rationale. *Ann Intern Med.* 2002 ; 136 : 760-4.

旅行医学

Tiffany Erickson

第 19 章

　海外を旅行する者にとって旅行医学は健康管理の必需品である．毎年，推定5,000万人が先進工業国から熱帯あるいは亜熱帯地域へ旅行しており，これらの旅行者のうち，70％が海外滞在中に健康問題を起こすと報告されている[1-5]．下痢が最も多く報告される罹りやすい疾患で，死亡に至る主な原因には心血管疾患，外傷，伝染病がある[4]．

　適切な予防策を取ることで海外旅行者のリスクを最小限に留めることができる．病気の予防とリスクの最小化について海外旅行者に理解させることは，旅行医学専門家（Travel Medicine Specialist）が提供する重要なサービスである．

　旅行医学は，プライマリケアに属さない専門家が提供するサービスとして特殊な分野とされることが多い．当施設で対象とする人々の中には多くの移民が含まれ，彼らは発展途上国である母国に友人や親族を訪ねる（Visit Friends and Relatives，VFRs）ため，海外に30日以上滞在する．これらの旅行者（VFRs）は海外旅行者の推定40％を占め，一般の旅行者やビジネス旅行者にはまず存在しない，注意すべき多くの障壁をもつ[4-6]．これらの患者が利用しやすく，文化的にも受け入れられる旅行を計画できるように，プライマリケアクリニックで提供するサービスが旅行医学である．ここで提供するサービスは，我々が対象とする人々に合わせたものであり，すべての旅行者に適応するものではない．また，当施設の薬剤師は旅行医学の専門家ではない．本章は，特に上記で述べたような旅行者（VFRs）を対象とした旅行医学のアドバイスを提供するための基本ガイドとして使われることを目的としており，包括的なものではない．ただし，読者が再検討できるように，多くのオンライン資料と書籍を紹介している．

適応範囲

　旅行へのコンサルティングは，海外旅行を計画している人すべてに提供される．主にカナダ，オーストラリア，ニュージーランド，日本，西ヨーロッパに旅行する人々は，旅行に関連した病気に罹るリスクは低いと見なされ，特別な旅行用医薬品や予防接種は必要ではない．ただし，これらの地域への旅行者でも慢性疾患に対する治療と処方内容の変更が必要になることがあり，特に旅行が長期に渡る場合はその配慮が必要となる．

旅行医学の対応にかかる時間と必要となる薬の量を考慮し，患者に旅行医学を専門的に担当する薬剤師との予約を必ず取っておくように助言する．当施設の薬剤師が管理するすべての助言と同様に，プライマリケアプロバイダ（PCP）からの委託も患者記録に記載されていなければならない．理想的には，旅行者は前もって旅行を計画し，少なくとも旅行の1ヵ月前に薬剤師との予約を設定すべきである．早急に出発しなければならない旅行者を見ることはできるが，十分なケアができないこともある．必要な回数の予防接種で十分な免疫が生じるには数週間かかることがある．マラリア予防は旅行出発の1週間以上前に始める必要があり，慢性疾患の薬のリフィル（による投与期間の延長）は，特に保険プランによっては手続きのための時間を必要とする．

旅行の助言を整理して提供するには，かなりの時間がかかる（60分以上）ことがある．特に診療録が不完全で，海外旅行の経験がなく，複数の医学的対応が必要な旅行者の場合は時間がかかる．さらに，情報を一度に与えようとしても，患者側に，判断に必要な情報がない場合がある．このため患者によっては，臨床検査/ウイルス検査結果の評価とワクチン接種のために，その都度来院する場合もある．従って，当施設では旅行前の助言を，旅行日程が許す限り，2回の短い時間に分けて行うようにしている．

管理

旅行前の助言には，少なくとも以下の項目を含めるべきである．

1．面談・診療録の検討

出発日と帰国日あるいは大よその滞在期間，予定される全目的地（経由地を含む），宿泊（ホテル，家，キャンプなど），旅行目的と予想される行動を含む詳細な旅行スケジュールを入手する．旅行医学の情報源を利用しうるか，旅行前に薬物治療と関連する教育内容を実行する能力があるかどうかを適切に検討しなければならない．

患者のこれまでの旅行経歴，過去に受けた旅行医学に関する知識，過去の旅行にかかわる疾患あるいは負傷，予防接種の経歴，ウイルス検査結果（過去のワクチン接種状況が不明の場合）とその他の関連する臨床検査値，小児期の病気や伝染病の罹患，現在の服用薬，既往症，アレルギー，金銭的制約あるいは保険担保の範囲の情報を入手する．

2．旅行情報資源の活用（情報源の項を参照）

病気はどの旅行先でも，いつでも発生する可能性がある．病気発生と旅行情報に関する信頼できる最新の情報源を紹介することは，適切な助言を与えるためには不可欠である．

優れたオンラインならびに文書化された資料が利用可能である．我々が通常使用する2つの情報源は，無料で頻繁に更新されている www.cdc.gov/travel と，年間購読料が必要であるが，閲覧しやすく定期的に更新されているショアランド社（Shoreland, Inc.）の www.travax.com である．他にも資料があり（参考文献を参照），定期的に更新されているはずである．

3．リスク評価とケアの提供

上記の情報に基づき，潜在的な病気に曝されるリスクと患者の特性を評価し，以下を検討す

る。

a．予防接種

旅行に対する助言の一環として，薬剤師は常用される予防接種と旅行のための予防接種の両方の必要性を評価する必要がある。州によっては，薬剤師が予防接種を行うことを認めているが，これらの予防接種は，一般的には看護師か医療助手がクリニックで行う。

i．常用予防接種

免疫状態が最新の状態に保たれていない常用予防接種は必要に応じて接種し，時間が許す限り，免疫を完全な状態にする。米国ではすでに流行していない病気でも，海外旅行者の場合は危険な可能性がある。薬剤師による旅行に関する助言は，常用予防接種を見直して更新するよい機会である。これらの常用予防接種には，破傷風，ジフテリア，百日咳，水痘，麻疹，おたふく風邪，風疹，ヘモフィラス・インフルエンザ菌タイプB，インフルエンザ，肺炎球菌，ポリオなどがある。A型肝炎，B型肝炎，髄膜炎菌もまた，小児と成人の一部に必要な治療とされるが，成人の中にはこれらを常用予防接種として受けていない人がいる。ワクチンによっては，旅行前に予防接種が完了するように接種スケジュールを前倒しにして実施することがある。ワクチン接種，接種時期・回数，禁忌についての詳細は参考文献を基に再検討すること。

ii．旅行のための予防接種

上記の常用予防接種に加え，行き先に応じて旅行のための予防接種を助言する。旅行のために米国で接種可能なワクチンには以下のものがある。

- A型肝炎：A型肝炎の感染は衛生状態や衛生設備が悪いために，汚染された食物や水を介して生じる。ウイルスは熱で不活性化されるので，食物をよく調理し，水を沸騰させることが感染の優れた予防法である。A型肝炎ワクチンは非活性化ワクチンであり，6ヵ月間隔で2回の接種を行う。6ヵ月以内に渡航する旅行者の場合，接種が完了しなくてもいくらかの効果はある。最初のワクチン接種後，接種患者は15日間で88％，30日後には95～99％の防御抗体レベルに達している[1,7]。A型肝炎免疫グロブリンは，16日以内に発生地域に渡航するワクチン未接種の旅行者，あるいは1歳未満の感染の危険性がある幼児に対して検討する。

- B型肝炎：B型肝炎は，感染した体液あるいは汚染血液製剤との接触を通じて伝染し，発展途上国ではしばしば懸念される問題である。B型肝炎ワクチンは0，1，6ヵ月目の3回に分けて接種する。再接種は推奨されない。

    性交にはコンドームを使用し，汚染血液に触れないようにする（歯科治療，刺青，針治療，その他の外科手術を介すなど）ことで感染機会を最小限にすることができる。

    これまでにA型あるいはB型肝炎にかかったことがあれば終生免疫を獲得しており，抗体力価を確認することで判断できる。当施設が対象とする旅行計画患者のほとんどは肝炎発生地域からの移民であり，肝炎への罹患あるいはワクチン接種状況の記録がないため，A型とB型肝炎の抗体を確認することで，どの患者にワクチン接種が必要かを費用効率よく判断できる。

- 腸チフス：腸チフスは海外旅行者にとって，急性熱性疾患として一般的であるが，生命にかかわることがある。旅行者は汚染された飲食物の摂取を通じて病原菌と接

触する。腸チフスの予防接種は *Salmonella typhi* による感染を防御するが，*Salmonella* の他の腸チフスを発症させる株の感染は防御しない。従って，予防接種と同様に，食べ物と飲み物に用心することが感染を防ぐ重要な方法である。*Salmonella typhi* に対する感染を防御するためには，腸チフスのワクチン接種を旅行に出発する少なくとも14日前に完了すべきである。腸チフスのワクチン接種は2歳未満の小児には禁忌である。米国では2種類の腸チフスワクチン接種がある。

- 経口腸チフスワクチン（OTV）は *Salmonella typhi* の弱毒化された生ワクチン株，Ty21a 株である。カプセル剤を1日おきに合計4錠服用する。経口腸チフスワクチンは熱で非活性化するので，冷蔵庫に保管し，冷たい液体と一緒に服用する必要がある。腸チフスの予防効果率は43～96％である[7]。禁忌症には免疫低下，妊娠，消化管機能の異常がある。いくつかの抗マラリア薬を含む抗生物質と同時に使用すると，ワクチンの効果を減少させることがあるので，推奨されない。

  経口腸チフスワクチンを使用する場合，再接種は5年あけることが推奨される。従って，このワクチンは，流行危険地域に頻繁に渡航する旅行者に適した選択肢である。

- 腸チフス Vi 莢膜多糖類（CPS）ワクチンは注射で単回投与する。このワクチンの予防効果率は60～95％の範囲である[7]。不活性化ワクチンであるため，禁忌症や抗生物質との相互作用が少ない。腸チフス Vi 莢膜多糖類は服薬コンプライアンスに問題のある患者，すぐに渡航するか，あるいは冷蔵設備をもたない人には適した選択肢である。免疫期間は経口腸チフスワクチンよりも短い。注射可能な腸チフスワクチンを接種する場合，再接種には2年間あけることが推奨される。

- 髄膜炎菌：髄膜炎菌性疾患は主に，サハラ以南のアフリカの数ヵ国で12月から6月の期間に，学校の宿舎のような所に人々が密集して生活している場所で発生する。曝露リスクのある旅行者には髄膜炎菌ワクチンの接種が推奨される。メッカ巡礼で髄膜炎菌性疾患が発生したことがあるため，メッカ巡礼のためにサウジアラビアに渡航する旅行者は，髄膜炎菌ワクチンの接種が義務づけられている。髄膜炎菌ワクチンの接種は単回投与で行われる。現在，2つの髄膜炎菌ワクチンが使用できる。

  - 髄膜炎菌多糖体ワクチン（Menomune™）は2歳以上の患者に認可されている。再接種には3～5年間あけることが推奨される。
  - 四価結合型髄膜炎菌ワクチン（Menactra™）は11～55歳の患者に必要なら接種する。このワクチンは，髄膜炎菌多糖体ワクチンよりも長期の免疫力をもつ。再接種の間隔はまだ決められていない。

    四価結合型髄膜炎菌ワクチンの接種を受けた患者にギラン・バレー症候群が見られるという症例研究が現在検討されており，患者にはこのリスクについて説明する必要がある。

- 黄熱病：特定の渡航先では入国の際に黄熱病の予防接種証明書，あるいは禁忌症のために予防接種が免除される証明書が必要であり，多くの旅行者に書類携行が推奨される。黄熱病ワクチンはきわめて特殊な保管と調製が必要な弱毒化した生ワクチ

ンであり，実施の要件を満たすことが証明された医療センターだけが予防接種を行うことができる。ワクチンは接種後10日で予防効果をもち，10年ごとの再接種が推奨される。禁忌症は卵アレルギー，妊娠，泌乳，免疫不全，9ヵ月未満の患者である。きわめて稀ではあるが，ワクチン接種を受けた特に60歳を越える旅行者で，重度の神経疾患や内臓向性疾患を発生した事例がある。リスクと有益性について検討するべきである。

- ポリオ：ポリオは発展途上国で未だに広がっており，流行地域に渡航する旅行者は留意しなければならない。予防接種を受けていない成人の初接種は，0，1，6ヵ月目に3回行われる。すでに接種を受けている成人は，ポリオの流行地域に渡航する前に再接種をする必要がある。

- インフルエンザ：旅行者は，インフルエンザを含む呼吸器感染に対し高いリスクがある。疾患への曝露は渡航先と旅行時期に依存する。熱帯地域では1年中感染が発生している。流行地域に渡航する旅行者でその時期に予防接種をしていなければ，出発前に行っておくべきである。インフルエンザワクチンは鳥インフルエンザに対しての予防効果はない。

- 狂犬病：狂犬病は感染動物による咬み傷，引っかき傷を介して感染し，適切な治療をしなければほぼ間違いなく死に至る。アドベンチャーハイキング，バックパッキング，キャンピング，家畜農家の訪問など，動物に接する可能性のある戸外活動で感染のリスクがある。予防接種により，発展途上国では入手困難な狂犬病免疫グロブリン投与の必要性がなくなる。感染のリスクがあり，現地での予防薬の入手が難しいならば，狂犬病の予防接種をしておいた方がよい。

  ワクチン接種は，0，1，3〜4週間の3回に分けて注射で投与される。再接種はリスクへの曝露の度合いにより2〜3年間隔で検討する。旅行者，特に子供が海外滞在中に現地の動物に触れないよう指導することが重要である。動物に触れた場合，咬み傷，引っかき傷のケアを直ちに行うことがきわめて重要である。

- 日本脳炎（JE）：日本脳炎は新興感染症で，豚を感染保有宿主としてコガタアカイエカによって媒介される。従って，畜産農業地域に長期間の旅行を計画している人たちに最も感染のリスクが高い。

  日本脳炎は不活性化ワクチンである。最適な予防効果を得るには，3回の注射を少なくとも1週間間隔で行う必要があるが，2回の接種でも80％の予防効果がある。旅行による感染リスクが繰り返し予見される場合は，3年ごとの再接種が勧められる。可能性は低いが，日本脳炎ワクチンに過敏性反応を示すリスクがある。接種後，30分間は患者の様子を見ること，遅延過敏反応のリスクもあるので，最後の接種をした後，少なくとも10日間は旅行しないように助言する。

iii. どの予防接種を勧める場合にも，治療が必要か，可能性のある副作用，接種を完了するために推奨される対応について助言する。患者にはワクチン情報報告書（Vaccine Information Statement）を提供する。推奨されたワクチンの投与あるいは拒否を患者の診療録に記入し，患者に手渡す予防接種記録にも記入する。当施設で提供しなかったが推奨される予防接種，あるいは必要な予防接種については，その接種を行うクリニックの連絡先情報を提供する。当施設では黄熱病と狂犬病ワクチンを備えていないので，

患者にこれらの予防接種が必要な場合は保健所か他の機関を紹介する。

ワクチン接種状況が記録されておらず，患者も過去の接種経験を確認できない場合は，一般に慎重を期してワクチンを接種した方がよい。治療に必要な連続接種を完了する時間がない場合でも，可能な限りの投与を行うことで（推奨される接種間隔より短くなってはならない）部分的な予防効果が得られるので推奨される。

b．マラリア予防的化学療法

マラリアは，熱帯地域への旅行者が罹患する可能性をもつが，予防可能な疾患である[8,9]。マラリアは旅行者の死亡原因として最も多い感染症である[10]。マラリア予防的化学療法は適切に実施すると効果がある。マラリアに罹患するリスクと薬物耐性菌のパターンは渡航先に依存して大きく異なるため，推奨される予防薬に関し，旅行関連情報を調べておくこと。土地の高度と水への接近具合で，同じ国内でも地域によって感染リスクの程度が変わってくるため，詳細な旅行地図が参考になる。www.travax.com に掲載された地図はこうした情報をわかりやすく表示しており，旅行予定者が目的地について知るのに役立つ。

利用できるマラリア予防的化学療法を表19-1に示す。抗マラリア薬の選択は目的地での薬物耐性菌パターン，禁忌，相互作用，想定される副作用，患者の好み，それにコスト面を考慮して検討する。患者は服用時期，副作用の管理法，また流行地域を離れた後にも発症することがあるマラリア症状の認識法について説明を受けるべきである。薬の服用時期は努めて具体的に掲載されなければならず，特に旅行予定者が感染リスクの異なるさまざまな地域を旅行する場合に重要となる。全旅行日程を通して予防薬が必要であるとは限らない。感染リスクの高い地域に向かう前と，旅行中，その後だけ服用すればよい場合もある。当施設では，保険がないか，最小限の保険しかない多くの患者にケアを行っている。旅行医薬品は任意のサービスであり，低所得者ケアプログラムでは網羅されていない。前述したように，当施設の旅行予定者は30日以上旅行することが多い。ドキシサイクリンは最も低価格で，ほとんどの地域で同じような効果があるため，最適の抗マラリア薬として使用することが多い。特に長期間の旅行者の場合には，マラリアの自己治療のための処方も検討する[11]。

蚊に刺されないように助言するのも，マラリアを予防する効果的な方法である。マラリアを媒介する蚊には夜間に刺されるため，夕暮れから夜明けまでなるべく戸外に出ないようにすることでマラリア感染を予防することができる。ただし，日中にも，デング熱のような蚊が媒介する病気を予防するための注意が重要である。

患者にメタN,N-ジエチルトルアミド（DEET）を30〜35％含む防蚊剤を使用し，できる限りエアコンの効いた室内に留まり，殺虫剤を浸漬させたネットや保護服を使用するよう助言する。ピカリジンもDEETと同様に効果的であるが，米国では，臨床試験で効果的に使用された製剤よりもずっと効力の弱いものしか入手できないため，DEETの代替として勧めることはできない。

c．旅行者の下痢症（Traveler's Diarrhea，TD）

下痢は，旅行者が最も罹りやすい疾病である。旅行者の約10〜60％が海外渡航中に下痢を起こしたことを報告している[1-3]。ほとんどの事例で細菌性病原体が確認されており，抗生物質による治療が必要であることを示している。ウイルスと寄生虫が原因の下痢も確認されているが，その事例はごくわずかであり，通常長期に渡る旅行者にだけ見られる。

表19-1 マラリア予防的化学療法

薬物	有効率[1]	成人用量	小児用量[2]	一般的または重度の副作用	禁忌/使用上の注意	1錠あたりのコスト[4]
アトバコン/プログアニル（マラロン）	98～100%	1日250mg，曝露の1日前に服用開始，その後7日間継続	5～8kg：1/2小児用錠剤[3] 9～10kg：3/4小児用錠剤 11～20kg：1小児用錠剤または1/4成人用錠剤 21～30kg：2小児用錠剤または1/2成人用錠剤 31～40kg：3小児用錠剤または3/4成人用錠剤 ＞40kg：成人用量	頭痛，胃腸障害	活動性肝臓または腎臓疾患	$6.00
リン酸クロロキン（アラレン）	報告なし特定の地域では耐性率が高い	1週500mg，曝露の1週間前に服用開始，その後4週間継続	8.3mg/kg 最大500mg	消化管障害，一過性な視覚のぼけ	活動性肝臓または腎臓疾患，てんかん，乾癬	$5.00
ドキシサイクリン（ジェネリックス）	96.3～99%	1日100mg，曝露の1日前に服用開始，その後4週間継続	1.5～2mg/kg 最大100mg	光線過敏症，膣カンジダ症，消化管障害	＜8歳の小児カルシウムまたは鉄分と同時に服用しない	$0.30
メフロキン（ラリアム）	98%	1週250mg，曝露の少なくとも1週間前に服用開始，その後4週間継続（3～4週間前に服用開始し，精神系への影響を観察する）	5mg/kg 1/4錠に最も近い量に[5]	一般的症状：めまい，消化管障害，頭痛，睡眠障害，情緒の変化 重度だがあまりない：精神神経変調（幻覚，うつ，視覚障害）と発作	精神神経症，心不整脈，発作障害	$10.00
リン酸プリマキン[6]	75～94%	1日52.6mg（2錠），曝露の1日前に服用開始，その後7日間継続	0.8mg/kg 最大52.6mg	消化管障害 G6PD欠損症患者では溶血性貧血	使用前にG6PDレベルを必ず確認	$1.00

1 比較臨床試験における *P. falciparum* vs. プラシボによるマラリア（寄生虫血症）予防での有効率．データはMicromedex®
2 服用頻度は成人と同じ
3 幼児用錠剤は1錠あたりアトバコン62.5mg，プログアニル25mg
4 drugstore.comとwalgreens.comによる通院患者のコスト
5 250mg錠剤を使用できる
6 マラリア予防剤は承認適応症外使用

食べ物と水に関する知識によって，感染性下痢に罹るリスクを最小限に抑えることができる。

　旅行者自身による下痢の自己治療法を**表19-2**に示す。自己治療は実施方法を理解できる旅行者にのみ限定すべきであり，重症の下痢の場合には診察治療を受ける代わりになるものではない。当施設では，渡航者の下痢の自己治療の処方を日常的には提供していない。それは，旅行後の追跡調査によると，かなりの割合で患者が処方された薬を他の病気に使用したり，旅行出発前に使用したり，旅行中に他の家族や友人に与えたりしていることが判明したからである[12]。代わりに，次のような患者の指導に焦点をあてている。この指導には清潔な食べ物と水，適切な衛生状態，水分補給，経口水分補給用飲料，赤痢（熱，出血，粘液，痙攣，吐き気を伴う下痢で48時間以上続く）の兆候と症状の判断，いつ診察治療を受けるかの重要性に関する事項が含まれる。

表19-2　旅行者の下痢症（TD）の自己治療での薬物計画

薬物	用量	留意
シプロフロキサシン	500mg　1日2回×3日	<18歳の小児には使用しない
レボフロキサシン	500mg　1日1回×3日	<18歳の小児には使用しない
アジスロマイシン	500mg×1日，その後，250mgを1日1回×4日，または1,000mgを一度に	フルオロキノロンに耐性のある地域用
ロペラミド	4mg×1回，その後，軟便の度，24時間に16mg以内	赤痢ではない軽度から中度の下痢のみに使用
リファキシミン	200mg　1日3回×3日	大腸菌によると思われる下痢にのみ使用（赤痢の症状はない）12〜65歳の患者にのみ適用

d．指導

　病気や怪我の予防のためには，旅行中の健康に関する助言が必要である。患者個々に指導すると時間がかかるため，特にプライマリケアでは，医師が常に詳しく指導できるわけではない。従って，薬剤師がこの役割を果たすことは，患者にとっても必要な指導を受けるためのよい機会となる。当施設の薬剤師は，処方権限に従って予防接種あるいは旅行用薬物療法を実施することはできるが，プライマリケアプロバイダ（PCP）が行うこともあり，薬剤師の助言はもっぱら旅行中の指導に関することである。薬剤師は旅行に関する参考資料を用いて，それぞれの旅行先に関する最新の勧告と適切な指導を与えるための留意事項を調べておく必要がある。指導は次のような事項に渡って行われるが，これに限定されるものではない。

ⅰ．食べ物と飲み物に関する注意
ⅱ．下痢の予防と自己管理
ⅲ．日焼け止めの使用（特に，光線過敏症を示す薬を服用している場合）
ⅳ．防虫剤，防虫網，その他の虫除け対策の利用
ⅴ．性感染症（STD）と血液によって感染する病気に対する注意

vi．交通と歩行者安全
vii．自己安全対策と犯罪の回避
viii．深部静脈血栓症（Deep Venous Thrombosis, DVT）の予防
ix．旅行保険加入の検討
x．淡水での水泳と裸足での歩行回避
xi．高山病
xii．動物との接触回避
xiii．現地での伝染病発生と防御対策
xiv．医療救済を求めるタイミング

　さらに，必要があれば，旅行の影響を受ける可能性のある疾患状態の管理（インスリン貯蔵，血糖値の変動，深部静脈血栓症リスク，呼吸器疾患，脱水など）についても指導する。8時間以上の飛行時間を経験する患者には，圧迫ストッキングを履くことで深部静脈血栓症の発症率を低減させることができる。これは簡便で忍容性に優れた予防手段である[13]。本章の患者の情報源には，上記についての指導内容が印刷物として提供されている。

　当施設でケアする多くの患者を含め，患者の中には教えられた内容が理解できない，あるいは金銭的な問題，文化的信条，誤解のために実行できないことがあるということを知っておかなければならない。辺境な地域への旅行者の場合も教えられたことを実行できないことがある。例えば，手洗い用の石鹸，シートベルト，水洗トイレ，冷蔵庫を常に利用できるわけではない。文化的，宗教的信条により，性交中の予防をしたがらず，また，国外で入手したコンドームの品質が悪いこともある。彼ら（VFRs）はそれぞれ母国に帰るときに取るべき予防措置の必要性について理解しないことがある。マラリアや腸チフスのような病気に対し，免疫を獲得していたかもしれないが，その免疫力も先進国にいた間に失われている可能性もある。彼らは母国に帰る際に必要とされる病気の予防措置の重要性について理解しない場合もあるため，渡航関連の薬に要する出費について，納得させることが難しくなる。彼らに十分な金銭的余裕と理解があるとしても，友人や家族と違った食べ方や行動をすることを侮辱的なことと思うかもしれないし，食べ物や飲み物，あるいはその他の予防策を講じることを快く感じないかもしれない。適切な知識を与えることが重要であると同時に，予めこれらの患者に予防接種と投薬で予防措置を講じることが病気の感染予防に非常に役立つ。

e．薬の量の調整

　患者は旅行期間中の慢性疾患管理のために，かなり多くの薬を必要とすることがある。必要な薬の量が多いために提供量が患者の保険の対象にならない場合は，患者が保険会社と交渉して承認を得るか，旅行費用の一部として自己負担するように促し，薬物療法を中断しないようにする。旅行中には，さほど重要ではない薬（ビタミン，鎮痛薬など）を控えるか，あるいはより低価格だが治療的には変わらない薬に変更することも可能である。薬を変更する場合は，旅行に出発するかなり前から服用を始め，効能と忍容性を評価すべきである。

f．特別な配慮が必要な集団

　旅行医学の提供で特別な配慮を必要とする集団がある。幼児，妊婦，授乳中の女性，免疫不全の患者，ヘルスケアプロバイダ，それに高齢者である。個々に，予防接種と薬物投

与のリスクと有益性を比較検討する必要がある。指導もそれぞれの集団に合わせて行う。さらに，詳細な情報を与える参考文献を参照すること。

4．旅行後のフォローアップ

旅行後に医療機関での診察を検討すべきである。特に旅行の相談をクリニックで受けたり，治療アウトカムが追跡されている場合はそうすべきであろう。あるいは，旅行から戻ってから何か問題が生じたならば，いつどこで診察治療を受けるべきかを患者に助言しておいてもよい。

旅行後の診察では，既存の慢性疾患の悪化を含め，旅行に関連したアウトカムの評価をすべきである。旅行中に罹患した可能性のある病気は，すべて速やかにか PCP に報告し，評価を受けるよう指導する。薬剤師によるその他のフォローアップには，患者が旅行中の薬に忍容性があり，服薬したかだけでなく，患者が旅行前の指導内容を活用したかの評価も含めるべきである。薬剤師は，患者の PCP あるいは他のプロバイダによる再診を調整し，薬剤師にリフィルの権限があれば，再診までに必要な薬のリフィルを行うことができる。

旅行後の診察には必要に応じ，旅行前に開始した一連の予防接種を完了することも含める。旅行前に PPD テスト（ツベルクリン反応）陽性の証拠書類がなく，旅行者が結核に感染する危険性があったならば，ツベルクリン皮下試験を行うべきである。最もリスクの高い旅行者は，流行発生地域に渡航する，特に期間が30日以上の旅行者，それに海外で医療に従事する者（ヘルスケアワーカー）である。皮下試験は，患者が感染の危険に曝されていた場合，血清反応反転に要する時間を考慮すると，渡航先からの帰国後，皮下試験の結果が出るまでに12週間を要する。さらに，症状があるならば，寄生虫感染の治療も検討する。こうした感染は渡航先と旅行中の食生活に依存する。腸内寄生虫の駆除にはアルベンダゾール（400mg を1日1回，5日間）の服用が費用対効果が高く，禁忌症もないことが明らかにされている[14]。

当施設は，旅行関連のアウトカムに関するデータを追跡し，報告するグローバル監視ネットワーク，GeoSentinel の会員である。このネットワークが旅行関連の疾患率動向の調査と評価を支援するため，渡航先から帰国した旅行者の病気を報告することが求められている。定期的に旅行関連の助言を行うクリニックは，すべてこの重要な監視ネットワークの一員になることを検討すべきである。さらに詳細な情報は www.istm.org/geosentinel/main.html で入手できる。

治療目標

1．海外への旅行を計画する患者に，個人に合わせた費用対効果の高い予防可能なヘルスケアを提供する。
2．病気，怪我，薬による副作用などの有害な旅行関連のアウトカムとなるリスクを最小化する。

臨床薬学における目標

1．患者との面接を行い，診療録を調べ，関連する履歴を入手する。
2．患者のリスクと患者特有の要因を評価し，適切なマラリア予防薬，予防接種，旅行者の下

痢の自己治療，指導，医療的ケアと処方薬を調整する．
3．常用予防接種のスケジュールを最新のものにする．
4．旅行に関連するリスク，ならびに病気と怪我を予防する方策について指導する．
5．予防接種したワクチン，推奨し処方した旅行関連の薬，実施した指導を記録する．
6．有害事象の文書化と予防接種の完了を含めて，旅行終了後のフォローアップを行う．
7．旅行前カウンセリングの有用性を評価し，質の高い医療サービスを行い，必要に応じてサービスの改善を行う．

アウトカム評価

1．プロセスの評価尺度：旅行中の投与計画と助言事項へのコンプライアンス，旅行関連の薬の服用と予防接種が原因の有害事象，記録資料の利用可能性
2．健康アウトカムの評価尺度：旅行関連の疾病と怪我，ヘルスケアの利用，患者とプロバイダの満足度

情報源

旅行医学クリニックあるいはサービス設定に関する詳細は，www.travax.com のクリニックオペレーションセクションと，書籍の Travel Medicine を参照すること．いずれも旅行医学クリニックの設定に関する管理手順の情報を含む．これらの情報資源は推奨される必需品，機器，書式，方針，手続き，マーケティングその他を含んでいる．

患者の情報源

1．米国疾病対策予防センター（Centers for Disease Control and Prevention, CDC）：http://www.cdc.gov/travel
2．ショアランド社（Shoreland, Inc.）：http://www.tripprep.com

ヘルスケアプロバイダの情報源

臨床実践ガイドライン

Hill DR, Ericsson CD, Pearson RD, et al. The practice of travel medicine: guidelines by the Infectious Diseases Society of America. *Clin Infect Dis*. 2006；43：1499-539.

ホームページ

1．米国熱帯医学会（American Society of Tropical Medicine and Hygiene）：http://www.astmh.org
2．米国疾病対策予防センター（CDC）：http://www.cdc.gov/travel
3．海外旅行医学会（International Society of Travel Medicine）：http://www.istm.org
4．ショアランド社：http://www.travax.com（利用するには加入登録が必要．2007年時点で

は年間利用料は895ドル）
5．ワシントン大学旅行医学クリニック（University of Washington Travel Medicine Clinic）：http://hallhealth.washington.edu
6．米国国務省（U. S. Department of State）：http://www.travel.state.gov
7．世界保健機関（WHO）：http://www.who.org

書籍

1．Arguin PM, Kozarsky PE, Navin AW, eds. *Health information for international travel.* 2005-06 edition. Philadelphia, PA：Elsevier Inc.；2005-06.
2．Atkinson W, Hamborsky J, McIntyre L, et al., eds. *Epidemiology and prevention of vaccine-preventable diseases.* 8th ed. Washington, DC：Public Health Foundation；2005.
3．Keystone JS, Kozarsky PE, Freedman DO, et al., eds. *Travel medicine.* Philadelphia, PA：Elsevier Limited；2004.
4．Rose SR, Keystone JS. *International travel health guide* 2006-2007, 13th ed. Philadelphia, PA：Mosby, Inc.；2006.
5．Thompson RF, ed. *Travel and routine immunizations.* 2005 ed. Milwaukee, WI：Shoreland, Inc.；2005.

症例研究

S：2006年10月。患者は67歳のエチオピア人女性で，旅行医学の相談で当施設の薬剤師に紹介された。彼女はやって来るなり「旅行のための予防接種」を今日して欲しいと要求する。彼女は1週間後にエチオピアに出発し，6ヵ月間の旅行を計画している。彼女は主にアジスアベバに滞在し，バスに乗り，数日間ティグレにも行く予定である。彼女の友人や家族を訪ね，彼らの家に泊まる予定だが，危険な旅行は計画していない。彼女は昨年，エチオピアから米国にやって来て，その後は海外には旅行していない。彼女は，予防接種の状況を示す記録をもっておらず，子供のときに罹った病気についてはよく知らない。以前にポリオの予防接種を受けているのではないかという記憶はある。彼女は州の基本医療プランに入っている。
既往症：喘息，2型糖尿病，脂質異常症
アレルギー：薬物アレルギーの既往なし
現在使用している薬：
　　　メトホルミン　1,000mg　1日2回
　　　グリピジド　10mg　1日2回
　　　中間型インスリン（NPH）　15単位　1日2回
　　　フルチカゾン/サルメテロール　500/50μg1吸引　1日2回
　　　アルブテロール　定量噴霧式ネブライザーを必要に応じて
　　　アトルバスタチン　10mg　1日1回
　　　ドキュセート　250mg　1日2回
　　　ナプロキセン　250mg　1日2回　痛みに応じて

予防接種歴：記録なし，ツベルクリン反応は昨年陰性

O：関連検査結果：

HbA1c：9.8%

BUN/Scr：7 /0.8

脂質：TC　241, TG　192, HDL　45, LDL　126

ASL/ALT：19/37

ウイルス検査：A型とB型肝炎抗体陽性

A/P：　彼女はエチオピアへの長期に渡る旅行を計画している。**旅行の助言のために我々が診察するほとんどの患者がそうであるように，彼女は予防接種を受けること，つまり彼女のいう「旅行のための予防接種」にしか関心がない。彼女は数ヵ月に渡り発展途上国に滞在する。コントロール不良の糖尿病，脂質異常症，喘息を患っており，いくつかの慢性疾患用の薬を服用している。おそらく感染のリスクよりも，心血管系と呼吸器系疾患の方が健康上の高いリスクであろう。そのような考えを踏まえ，彼女の疾患の治療と指導を行うべきである。彼女に必要な予防接種と抗マラリア薬の処方もすべきである。**診察当日に旅行医学の参考資料を再検討することで，以下に示す提言を与えることにする。

1．常用予防接種

ポリオ，水痘，ジフテリア・破傷風混合，インフルエンザ，肺炎球菌ワクチンの接種をする。ワクチン接種の適応と可能性のある副作用について説明する。**彼女はまもなく旅行に出発するため，出発までに十分な免疫を得られない可能性がある。ただし，少なくとも１回目の予防接種の投与で多少の予防効果は得られるので，必要に応じて予防接種は行うべきである。彼女の予防接種歴を正確に把握していないので，すべての常用予防接種を検討すべきである。**

彼女はポリオワクチンの接種は受けていると思っているが，それを証明するものはない。流行地域を旅行するため，この予防接種はしておいた方がよい。

彼女はA型とB型肝炎に対しては抗体があるので，これらの予防接種をする必要はない。

彼女は1957年以前に生まれており，はしか，おたふく風邪，風疹に罹った経験があると思われるので，MMR予防接種は推奨されない。

彼女は子供時代の病歴について記憶がないが，エチオピア出身であることから，水痘ウイルスに曝露経験はあるはずである。従って，水痘に対する抗体状態を調べる方が費用対効果が高いはずである。しかし，時間がないため，禁忌のない彼女には今，予防接種をしておく方がよいと思われる。

彼女は年齢が65歳を越えているので，破傷風・ジフテリア・無細胞百日咳の予防接種は適応にならないが，破傷風・ジフテリアワクチンの投与は受けるべきである。インフルエンザワクチン（入手可能であれば）と肺炎球菌のワクチンも接種しておくべきである。同日にすべての予防接種を行うことに対する禁忌はないが，痛みと発熱を伴う可能性は高い。

2．旅行用予防接種

上記１の予防接種に加え，彼女には腸チフスと髄膜炎菌ワクチンを投与すべきである。しかし，**経口腸チフスワクチン投与の際には８日間待たなければならないが，その時間が**

彼女にはないので，診察当日に注射用腸チフスワクチンを接種すべきである。彼女は髄膜炎菌ワクチンの投与対象者であり，このワクチンの接種も受けるべきである。彼女の年齢のため，四価結合型髄膜炎菌ワクチンは適応とならない。

黄熱病の流行地域に行くため，要求されてはいないが，黄熱病ワクチンを接種すべきである。長期旅行計画の一部としてエチオピアと他の黄熱病流行地域に出向く場合は，黄熱病ワクチンの接種が義務づけられる。当施設はこのワクチンを接種していないので，接種できる近隣の医療機関に関する情報を彼女に伝える。

彼女はキャンプや冒険的な旅行を否定しているが，発展途上国に住む家族のもとに滞在するので，もし，その家族にペットや家畜がいれば，狂犬病の潜在的なリスクがある。従って，狂犬病のワクチン接種も検討する。

3．マラリア予防的化学療法

アジスアベバに滞在している限りマラリアに感染するリスクはない。ただし，彼女はティグレに旅行する計画があり，この地域ではマラリア感染の危険性がある。ティグレ滞在中に彼女が服用すべき抗マラリア薬を指示し，この薬をいつから服用し始め，いつ止めるかについて助言する。選択肢としてドキシサイクリン，メフロキン，アトバコン/プログアニルがある。彼女の場合は，ドキシサイクリンが最も費用対効果が高いことから推奨できる。夜間には屋内にいること，防虫剤のしみ込んだ衣服と蚊帳，メタN,N-ジエチルトルアミド（DEET）を含む防虫剤を使用するなどの回避策を助言する。

4．下痢の自己治療

すでに説明したように当施設では，下痢の自己治療を通常の旅行前計画には含めていない。表19-2に掲載している処方のうちの1つを検討し，それに沿った助言をすることは可能である。

5．指導

喘息と糖尿病の管理，特に生活様式と食生活が変化する状況下で，これらの疾患の管理について助言する。糖尿病の管理必需品を多めに携行するように指導する。特に飛行機の中や旅行中の低血糖症状にすぐに対応できるよう，予め準備をしておくこと，血糖値を普段より頻繁にチェックし，適切な水分補給に注意を払い，歩くことが多い場合はフットケアを十分にすること，グリピジドはドキシサイクリンと同じく光線過敏症があるので，日焼け止め剤を使用することなどを助言する。飛行中の機内では圧迫ストッキングを履くこと，すぐに使える喘息発作用の薬を多めにもつことを推奨する。飲食物の注意，下痢の管理，自己安全対策，淡水での水泳と地元の動物との接触回避，診察治療のタイミングなど，旅行目的地に関係するその他の問題点についても助言する。

当施設が対応する，短期日程で帰国する低所得の移民者に説明することはあまりないが，その他の旅行者で，特にコントロールが十分ではない複数の慢性疾患をもつ患者の場合は，旅行保険についての説明も検討することがある。

6．薬物療法の調整を行い，旅行中に必要な薬を十分に準備する。

彼女は旅行中，糖尿病と喘息の薬が必要である。彼女が現在服用している薬が，エチオピアで入手可能であるかどうかはわからないので，現在の薬物療法を継続することが最善である。彼女が加入している保険では，30日を越える薬の提供には保険が適用されないので，彼女が携行する薬の保険適用外分を自費で前払いしなければならない。アトルバスタ

チンは非常に高価なので，これを同用量の別のスタチン（ロバスタチン40mg，1日1回など）に変更することを考慮してみる。ただし，旅行日程が短い場合には，この変更はあまり実際的ではない。フルチカゾン/サルメテロールも非常に高価だが，糖尿病の合併症がある彼女にとってこれ以外の選択肢はない。もし，彼女の同意が得られるならば，腸と痛みの薬は彼女の健康のために不可欠なものではないので，投与を一時的に中止することを検討する。使用していないインスリンの余分な容器の保管と針の廃棄を指導する。

7．フォローアップ

帰国後のクリニック受診を奨励する。このときに旅行中に罹った病気を評価するが，もっと重要なことは慢性疾患の薬物投与を再開することと，喘息と糖尿病を管理することである。

PPD（ツベルクリン反応）でアルベンダゾールでの治療が必要かどうかを評価する。

常用予防接種の未接種分を破傷風・ジフテリアを含めて完了する。

ポリオワクチン接種は，特に彼女が将来旅行する計画があるのならば，予防接種を完了することを考慮する。彼女が旅行前に提供された計画と指導をどのように活用したか，それらを実行するうえでの障害は何だったかを評価する。

参考文献

1．Ryan ET, Kain KC. Health advice and immunizations for travelers. *N Engl J Med*. 2000 ; 342 : 1716-25.
2．Freedman DO, Weld LH, Kozarsky PE, et al. Spectrum of disease and relation to place of exposure among ill returned travelers. *N Engl J Med*. 2006 ; 354 : 119-30.
3．Keystone JS, Kozarsky PE. Health advice for international travel. In : Guerrant RL, Walker DH, Weller PF, eds. *Essentials of tropical infectious diseases*. Philadelphia, PA : Churchill Livingstone ; 2001 : 128-40.
4．Leder K, et al. Illness in travelers visiting friends and relatives : a review of the GeoSentinel Surveillance Network. *Clin Infect Dis*. 2006 ; 43 : 1185-93.
5．Angell SY, Cetron MS. Health disparities among travelers visiting friends and relatives abroad. *Ann Intern Med*. 2005 ; 142 : 67-72.
6．Bacaner N, Stauffer B, Boulware DR, et al. Travel medicine considerations for North American residents visiting friends and relatives. *JAMA*. 2004 ; 291 : 2856-64.
7．Jong EC. Immunizations for international travel. *Infect Dis Clin North Am*. 1998 ; 12 : 249-66.
8．Franco-Paredes C, Santos-Preciado JI. Problem pathogens : prevention of malaria in travelers. *Lancet Infect Dis*. 2006 ; 6 : 139-49.
9．Petersen E. Malaria chemoprophylaxis : when should we use it and what are the options? *Expert Rev Anti-infect Ther*. 2004 ; 2 : 119-32.
10．Steffen R. Epidemiology : morbidity and mortality in travelers. In : Keystone JS, Kozarsky PE, Freedman DO, et al., eds. *Travel medicine*. Philadelphia, PA : Elsevier Limited ; 2004 : 5-12.
11．Chen LH, Wilson ME, Schlagenhauf P. Prevention of malaria in long-term travelers. *JAMA*. 2006 ; 296 : 2234-44.
12．Personal communication : Katie Lai, PharmD, CDE, BCPS. Clinical pharmacist in International

Medicine Clinic 1997-2004. June 2006.
13. Hopewell CM, et al. Compression stockings for preventing deep vein thrombosis in airline passengers. *The Cochrane Library*. 2006 ; 2 : 1-30.
14. Meunnig P, Pallin D, Sell RL, et al. The cost effectiveness of strategies for the treatment of intestinal parasites in immigrants. *N Engl J Med*. 1999 ; 340 : 773-9.

インフルエンザと肺炎球菌予防接種

Heidi Sawyer

第 20 章

インフルエンザと肺炎球菌感染症は，米国人にとって相当な心配の種となっている。65歳を越える患者の場合，肺炎球菌感染症はインフルエンザと合わせると5番目に多い死亡原因である[1]。これほどの影響にもかかわらず，患者の中で予防接種を受けた人は未だに少なく，1998年現在，インフルエンザワクチンの予防接種は65歳以上で施設に入所していない成人の64％，肺炎球菌の予防接種は65歳以上の成人の4％しかいない[2]。このような低い予防接種率から，Healthy People 2010の国家健康目標の柱として，インフルエンザと肺炎球菌の両ワクチンの予防接種率を，65歳以上の人々に対して90％まで引き上げる目標が掲げられた[2]。こうした重要なワクチンを地域社会で広範に接種可能にするため，薬剤師は不可欠な役割を担っている。2004年現在，41州で薬剤師によるワクチンの接種が法的に認められている[2]。これは薬剤師に，予防接種プログラムを通じて疾病を予防する重要な機会を与えている。

インフルエンザワクチン

適応範囲[3]

1. インフルエンザを合併することによってリスクが増大する患者。不活性化ワクチンを使った予防接種が推奨される。
   a．65歳を越える患者
   b．肺または心血管系の慢性的疾患のある患者（喘息は含むが高血圧は含まない）
   c．慢性の代謝性疾患（糖尿病，腎不全，異常ヘモグロビン症，免疫抑制）のため，前年に定期的な医学的処置あるいは入院を必要とした患者
   d．呼吸機能，呼吸分泌物の処理が必要，あるいは誤嚥のリスクが高い患者（認識機能障害，脊髄損傷，発作性疾患，あるいはその他の神経筋疾患）
   e．長期に渡りアスピリン療法を受けており，ライ症候群のリスク増加がある6ヵ月から18歳の小児
   f．6〜23ヵ月の小児

 g．インフルエンザ流行時期に妊娠している女性
 h．介護施設あるいは慢性病ケア施設の入居者
2．インフルエンザのためにクリニック，救急診療室，あるいは病院を訪れるリスクが増大している患者．不活性化ワクチンの予防接種が推奨される[3]。
 a．50～64歳の患者（この年齢グループでは高リスク疾患の有病率が高い）
 b．年齢24～59ヵ月の小児
3．リスクの高い患者にインフルエンザを感染させる可能性のある人．重度の免疫不全の患者に接触する人には不活性化ワクチンが推奨される．その他のすべての人にはインフルエンザ生ワクチン（Live Attenuated Influenza Vaccine，LAIV）が状況に応じて接種される[3]。
 a．ヘルスケアプロバイダ
 b．リスクの高い患者に対する介護付き住居やその他の施設で働く従業員
 c．リスクの高い患者の介護者と家庭での接触者
 d．年齢0～59ヵ月の小児に対する家庭での接触者と家庭外で接触する介護者
4．一般集団．ワクチンの入手状況と除外基準にもよるが，インフルエンザワクチンは要求する患者にはすべて接種できる体制になっている．

除外基準

1．すべての予防接種に対する除外基準の一般的判別法
 a．Immunization Action Coalition が提供する質問表の記入（www.immunize.org/catg.d/p4065scr.pdf）
  深刻ではない疾患，アレルギー，ワクチンに対する反応，免疫抑制，輸血，妊娠，ワクチン相互反応などに関する質問票で除外すべきかを判断する．
2．不活性化インフルエンザワクチンに対する除外基準[4]
 a．卵あるいはその他のワクチンの成分に対するアナフィラキシー性過敏症
 b．6ヵ月未満
3．インフルエンザ生ワクチンに対する除外基準[4]
 a．6歳未満または50歳以上の患者
 b．喘息，反応性気道疾患または肺，心血管系疾患の患者，代謝性疾患（糖尿病，腎不全，異常ヘモグロビン症）などの慢性疾患の患者，免疫不全あるいはその疑いのある患者
 c．18歳以下で，アスピリンあるいはその他のサリチル酸塩を投与されている患者
 d．ギラン・バレー症候群の既往のある患者
 e．妊婦
 f．インフルエンザ生ワクチンの成分または卵に対しアナフィラキシーを含む過敏症の既往のある患者
 g．重度の免疫障害（隔離された環境で幹細胞移植を行っている患者など）をもつ患者と密接に接触する人

予防接種の管理

1. 予防接種の一般的リスク：局所反応，失神，過敏症
   a. 局所反応には，注射部位の痛み，赤み，かゆみがある。これは冷湿布，鎮痛薬，あるいはかゆみ止め薬の投与で対応できる。その他の局所反応には注射部位の軽い出血があるが，救急絆で対応できる。
   b. 局所反応，失神，過敏症に関する詳細情報については，www.immunize.org/catg.d/p3082.pdf を参照すること。
2. インフルエンザワクチン
   a. インフルエンザの予防と治療の選択肢
      i. ワクチンでの予防（不活性化またはインフルエンザ生ワクチン）
      ii. インフルエンザ流行期，あるいは特に流行している期間の抗ウイルス薬での治療，または診察時に抗ウイルス薬での治療
      - A型インフルエンザの予防または治療に対するアマンタジンとリマンタジンの使用は，耐性が高くなっているため推奨されない[3]。
      - オセルタミビルまたはザナミビルはA型インフルエンザの予防と治療に依然，有効な選択肢である[3]。
   b. インフルエンザワクチンのメリット：インフルエンザと合併症の予防
      i. 有効性は患者の年齢と免疫能力，流行しているウイルスとインフルエンザワクチンの適合性による（表20-1）[4]。

表20-1　インフルエンザワクチンの有効性[5]

	ワクチンのタイプ	ワクチンの有効性	コメント
不活性化インフルエンザワクチン	<65歳	インフルエンザに対し，70～90%の防御効果	ワクチンの適合性が低ければ，健康な成人で52%，高リスクの疾患が1つある患者では38%に下がる可能性がある[5]。
	小児	77～91%	ワクチンの適合性が低ければ，49%に下がる可能性がある。
	≧65歳	介護施設に入所していない患者は58%，入所患者は30～40%	介護施設に入所していない患者の肺炎またはインフルエンザによるインフルエンザ関連の入院に対しては30～70%有効 介護施設に入所している患者のインフルエンザ関連の入院に対しては50～60%有効
インフルエンザ生ワクチン	健康な小児	87～93%	適合性が低ければ86～87%に下がる可能性がある。
	健康な成人	85%	適合性が低ければ有効性は低下する。ある調査では熱性上気道感染で26%の有効性の低下を確認した[5]。

c．不活性化インフルエンザワクチンのリスク[4]
  i．患者の10〜64％にワクチン接種部位の痛みが2日未満
  ii．発熱，不快感が接種後に起こることがある。初めて予防接種をした患者に最も多い。
  iii．卵アレルギーによるアレルギー反応（じん麻疹，血管性浮腫，アレルギー性喘息，全身性アナフィラキシー）
  - 患者全員を検査して卵アレルギーをもつ患者への接種を未然に防ぐ。アナフィラキシー反応に対処するためのエピネフリン1：1,000（エピペン®かアンプル剤を介し）を用意しておく。バイタルサインを監視し，必要に応じて救急に投与する（詳細については，www.immunize.org/catg.d/p3082/pdf を参照すること）。
  - ワクチン有害事象報告制度（Complete Vaccine Adverse Effect Reporting System, VAERS）に記載し，有害事象を報告する。書式は www.vaers.org から入手できる。
  iv．チメロサール
    不活性化インフルエンザワクチン製品の中には，ワクチン0.5mL に対し（防腐剤のチメロサール成分として）25μg の水銀を含んでいるものがある。不活性化ワクチンにはチメロサールを含んでいない製品もあり，幼児と妊婦に推奨される。
  v．ギラン・バレー症候群（Guillain Barré Syndrome, GBS）
    ギラン・バレー症候群は，1976年の豚インフルエンザ流行時にワクチンと関連づけられた。それ以後，インフルエンザワクチンの接種を受けた患者からの発症事例は，成人100万人に対する10〜20症例の自然罹患率に比べて1症例多いだけである。リスクが高いのは予防接種から6週間以内である。
d．健康な成人のインフルエンザ生ワクチンのリスク[4]（表20-2）

表20-2　インフルエンザ生ワクチン（LAIV）の副作用[5]

	LAIV での副作用	プラセボでの副作用
咳	13.9%	10.8%
鼻水	44.5%	27.1%
喉の痛み	27.8%	17.1%
寒気	8.6%	6.0%
疲れ/脱力感	25.7%	12.6%

e．インフルエンザワクチン接種患者への指導
  i．不活性化インフルエンザワクチンがインフルエンザを発症させることはないこと。
  ii．予防接種時に呼吸器系ウイルスがすでに存在していると，接種後に上部気道感染に罹るリスク。
  iii．特に高リスク患者では，インフルエンザと合併症を予防することの重要性。

治療目標

1．接種が妥当な患者に対して，目標投与量の不活性化インフルエンザワクチン[4]を与える（表

20-3)。

表20-3 不活性化インフルエンザワクチンの目標投与量[5]

年齢層	投与量	投与回数	経路
6〜35ヵ月	0.25mL	初接種では1ヵ月あけて2回，それ以外は1回	筋注
3〜8歳	0.5mL	初接種では1ヵ月あけて2回，それ以外は1回	筋注
≥9歳	0.5mL	1回	筋注

2．接種が妥当な患者に対するインフルエンザ生ワクチン[1]の目標投与量（表20-4）

表20-4 インフルエンザ生ワクチンの目標投与量[5]

年齢層	投与量	投与回数	経路
5〜8歳	0.25mLを各鼻腔に噴霧	初接種では6〜10週間隔で2回，それ以外は1回	経鼻
9〜49歳	0.25mLを各鼻腔に噴霧	1回	経鼻

肺炎球菌ワクチン

適応範囲[5]

1．65歳を越える人
2．慢性疾患のある患者
  a．慢性心臓疾患
  b．慢性肺疾患（喘息を除く）
  c．糖尿病
  d．慢性肝臓疾患，肝硬変のようなアルコール過剰摂取を原因とするものも含む。
  e．慢性腎臓疾患またはネフローゼ症候群
  f．機能性または解剖学的無脾症（鎌状赤血球病または脾臓摘出など）
  g．免疫抑制症状（先天性免疫不全，HIV，白血病，リンパ腫，ホジキン病，多発性骨髄腫，全身性悪性腫瘍，臓器あるいは骨髄移植など）
  h．アルキル化剤，代謝拮抗薬による化学療法，あるいは高用量での長期ステロイド療法
  i．人工内耳の患者
  j．特別な環境あるいは社会的状況下で生活する患者，アラスカ先住民，特定のアメリカ先住民の部族，介護施設あるいはその他長期療養施設の居住者
3．肺炎球菌ワクチンの再接種が必要な患者[5]
  a．65歳以上の患者の場合，初回の肺炎球菌ワクチンの接種時に年齢が65歳未満で，初回予防接種から5年が経過している場合は，単回再接種を推奨する。

b．患者が以下の医学的状態にある場合は，5年後の単回再接種を推奨する．
  i．慢性腎機能障害またはネフローゼ症候群
  ii．機能性または解剖学的無脾
  iii．免疫抑制症状（2のgを参照）
  iv．アルキル化剤や代謝拮抗薬による化学療法，あるいは高用量の長期ステロイド療法

除外基準

1．すべての予防接種に対する除外基準の一般的判別法
  a．Immunization Action Coalition が提供する質問表の記入（www.immunize.org/catg.d/p4065scr.pdf）
    深刻ではない疾患，アレルギー，ワクチンに対する反応，免疫抑制，輸血，妊娠，ワクチン相互反応に関する質問票で除外すべきかを判断する．
2．肺炎球菌ワクチン接種に対する除外基準
  a．ワクチンまたはその成分に対するアレルギー反応
  注）肺炎球菌ワクチンは卵を含まない．

予防接種の管理

1．予防接種の一般的リスク：局所反応，失神，過敏症
  a．局所反応には，注射部位の痛み，赤み，かゆみを含む．これは冷湿布，鎮痛薬，あるいはかゆみ止め薬の投与で対応できる．その他の局所反応には注射部位の軽い出血があるが，救急絆で対応できる．
  b．局所反応，失神，過敏症に関する詳細情報については，www.immunize.org/catg.d/p3082.pdf を参照すること．
2．肺炎球菌感染症の治療の選択肢
  a．ワクチンによる予防
  b．診察時に，適切に肺炎球菌感染症を治療する．
3．有益性
  成人に使用される非結合型肺炎球菌23価多糖体ワクチン（PPV23）は，肺炎球菌感染症の88％に対して予防効果がある．他の亜型のウイルスに対しても交差反応により8％の追加的予防効果がある[6]．
4．リスク
  肺炎球菌ワクチンの副作用（表20-5）
5．肺炎球菌ワクチン接種患者への指導
  a．不活性化肺炎球菌ワクチンが肺炎球菌感染症の原因となるリスクはない．
  b．特に高リスクの集団では，肺炎球菌感染症と関連する合併症を予防することの重要性

表20-5　肺炎球菌ワクチンの副作用[6]

反応	頻度
注射部位の反応	30〜50％（初回注射後により高い頻度）
発熱，筋肉痛	＜1％

治療目標

接種が妥当な患者に，肺炎球菌ワクチン（PPV23）の目標投与量（0.5mLを筋肉注射あるいは皮下注射）を接種する[7]。

その他のワクチン

薬剤師は，上記に示すインフルエンザと肺炎球菌ワクチン以外の予防接種にもかかわることがある。他のワクチンの適用に関する詳細情報は，次の参考文献を参照すること。

1．成人予防接種スケジュール（Adult immunization schedule）：http://www.cdc.gov/nip/recs/adult-schedule.pdf
2．小児の予防接種スケジュール（Childhood immunization schedule）：http://www.cdc.gov/nip/recs/child-schedule-color-print.pdf

臨床薬学における目標

1．予防接種が妥当なすべての患者に実施する。
　a．患者に時間と費用を含めて予防接種のサービスを告知する（接種を促す葉書など）。
　b．予防接種が妥当でない患者を判別する（スクリーニング用質問表の例：www.immunize.org/catg.d/p4065scr.pdf）。
　c．インフルエンザあるいは肺炎球菌感染症に対して高リスクの患者を判別し，予防接種を特に必要とする患者を見い出す。
2．患者を指導する。
　a．ワクチンの副作用を説明する（表20-2，表20-5を参照）。
　b．不活性化ワクチンから，インフルエンザあるいは肺炎球菌感染症に罹患するという不安を解消する。
　c．CDCワクチン情報シートを提示する（www.cdc.gov/nip/publications/vis/を参照）。
　d．予防接種の同意書を提示する。
　　ⅰ．汎用書式：http://www.immunizeseniors.org/website/p1l.htm
　　ⅱ．ワシントン州でのインフルエンザ用：http://www.doh.wa.gov/cfh/immunize/documents/348-054_flu.pdf
　　ⅲ．ワシントン州での肺炎球菌用：http://www.doh.wa.gov/cfh/Immunize/documents/348-056_pneupoly.pdf
　e．患者のワクチン接種記録を提供する（例：http://www3.doh.wa.gov/here/materials/

PDFs/15_ImmuCard_E06L.pdf)。
3．薬局内におけるワクチンの適切な保管と取り扱い
  a．適切に冷蔵（インフルエンザと肺炎球菌ワクチンを含む）または冷凍（FluMist©を含む）する（例：冷蔵庫内のモニタリング書式：http://www.doh.wa.gov/cfh/immunize/documents/tempmontlog03.pdf）。
  b．有効期限をチェックして在庫を回転させ，無理なく発注する。
  c．薬局でワクチンの接種を記録する（例：www.doh.wa.gov/cfh/immunize/documents/vacadminrecord.pdf）。
  d．適宜，保険者にワクチン代を請求する。
  e．プロバイダと処方権の合意を確立する（例：http://apps.leg.wa.gov/WAC/default.aspx?cite=246-863-100）。
4．ワクチンの投与
  a．各自の州内でワクチン接種認証を取得する。
    米国薬剤師会（American Pharmaceutical Association, APhA）は，1996年に全国予防接種トレーニング・プログラムを開始した。
  b．各自の州内でワクチン投与の法的要件に熟知する。
  c．筋肉注射の適切な技術を利用する（略図：http://www.health.state.mn.us/divs/idepc/newsletters/gys/admin.pdf）。

アウトカム評価

1．プロセスの評価尺度：インフルエンザワクチンと肺炎球菌ワクチンの接種を受ける患者の割合を高め，費用対効果の高い予防接種サービスを提供し，保険者への請求を行う。
2．健康アウトカムの評価尺度：肺炎球菌とインフルエンザ疾患の予防率の改善，肺炎などの関連する合併症，入院，死亡を評価する。

情報源

患者の情報源

1．CDC，インフルエンザワクチンの情報（CDC, influenza vaccine information）：http://www.cdc.gov/flu/
2．CDC，全国予防接種プログラム（CDC, national immunization program）：http://www.cdc.gov/nip/
3．WebMD，成人の予防接種（WebMD, adult immunizations）：http://www.webmd.com/content/article/123/115060.htm

ヘルスケアプロバイダの情報源

1．Immunization Action Coalition：http://www.immunize.org

2．ワクチン有害事象報告システム（Vaccine Adverse Event Reporting System）：http://www.vaers.org
3．NIP/CDC 成人ワクチン接種スケジュール（NIP/CDC adult vaccination schedule）：http://www.cdc.gov/nip/recs/adult-schedule.pdf
4．妊婦のワクチン接種に対する CDC ガイドライン（CDC guidelines for vaccinating pregnant women）：http://www.cdc.gov/nip/publications/preg_guide.pdf

参考文献

1．Grabenstein JD, Raney EC. ASHP guidelines on the pharmacist's role in immunization : developed through the ASHP Council on Professional Affairs and approved by the ASHP Board of Directors on May 31, 2003. *Am J Health-Syst Pharm*. 2003 ; 60 : 1371-7.
2．Sokos DR. Pharmacists' role in increasing pneumococcal and influenza vaccination. *Am J Health-Syst Pharm*. 2005 ; 62 : 367-77.
3．CDC. Prevention and control of influenza : recommendations of the Advisory Committee on Immunization Practices (ACIP). *MMWR*. 2006 ; 55 (No. RR 10).
4．CDC. Prevention and control of influenza : recommendations of the Advisory Committee on Immunization Practices (ACIP). *MMWR*. 2005 ; 54 (No. RR-8).
5．CDC. Recommended adult immunization schedule—United States. October 2006—September 2007. *MMWR*. 2006 ; 55 : Q1-4.
6．Atkinson W, Hamborsky J, McIntyre L, et al, eds. *Epidemiology and prevention of vaccine-preventable diseases*, 8th ed. Washington, DC : Public Health Foundation ; 2005.
7．Thompson RF, ed. *Travel and routine immunizations : a practical guide for the medical office*. Milwaukee, WI : Shoreland, Inc. ; 2005.

リフィル許可

Manzi Berlin, Carol Johnson

第21章

　リフィル許可センター（The Refill Authorization Center, RAC）は，すべてのプライマリケアクリニックや一部の専門クリニックにおいて，患者に継続的な薬物療法を提供するために設立された。リフィル許可センターは，複数の薬剤師と事務的な支援を行う1人のテクニシャンで構成されている。薬剤師にリフィル調剤を許可する決定は，州の薬剤師処方権限ガイドラインと同時に開発された疾病管理プロトコルに基づいている。このプロトコルはハーバービューメディカルセンター（HMC）のクリニックと州の薬事委員会（Board of Pharmacy）によって2年ごとに承認される。

実施方法

　リフィル許可センターを利用する患者は，当センターに加入しているプロバイダの治療を受けており，そのプロバイダのもとで定期的に診察されていなければならない。このセンターのサービスが受けられないか，センターの基準に合わない患者のリフィル調剤を照会された場合は，それが可能なクリニックや医師に転送する。今後のために，照会に来た先の薬局には正確な連絡先の情報を伝える。

管理

　患者はさまざまな方法でリフィル許可センターにアクセスできる。最も好ましい方法は，患者が薬局に連絡を取り，正式なリフィル調剤をファックスで依頼することである。ほとんどの薬局はリフィル回数の残りがなくなると，自動的にリフィル調剤を依頼する双方向音声応答（Interative Voice Response, IVR）技術を備えている。ファックス通信によって，患者の身元，生年月日，投与薬，投与量，処方者，リフィル調剤の履歴などの処方せんに関するすべての情報がリフィル許可センターの薬剤師に確実に届けられ，確認される。その他に，患者がリフィル許可センターに直接電話で連絡して音声メッセージを残すという方法もある。この場合，不足する情報があり，後から患者に電話をかける必要性がしばしばある。処方薬のリフィル調剤

について処方者に連絡を取る患者は，リフィル許可センターの音声メッセージサービスに転送される。多くのクリニックでは診察している患者に，リフィル許可センターの利用を支援するためのパンフレットと冷蔵庫の壁に張付けるマグネットを提供している。

治療目標

リフィル許可センターの薬剤師は処方内容が正しいか，可能性のある薬物相互作用，治療薬物の重複について，患者の薬物療法の経緯を検討する。図21-1に示す「品質改善メカニズム」を活用することで，プロバイダはリフィル調剤の許可プロセスが標準化され，一貫していることを確認することができる[2]。薬剤師は，リフィル調剤許可のための行為すべてを電子診療録に記録する。必要であれば，医師との情報伝達は安全性が確保された電子メールシステムか，直接の電話で行う。サービスの主な目標は，医師とクリニック支援スタッフを処方薬のリフィル調剤管理業務から解放することで，クリニックの効率性を高めることである。

臨床薬学における目標

リフィル許可センターは薬物療法の安全性，有効性，アドヒアランスを最大にするよう努める。この目標は，長期的な薬物療法をすべての患者に対しタイミングよく，治療の中断がないように提供することで達成される。この目標は，リフィル許可センターの薬剤師が，薬物療法に関連するさまざまな問題事項を厳しく検討することで一層発展する[3]。当センターの薬剤師は，患者，処方者，実際に調剤する薬剤師の間をつなぐ必要不可欠な役割を果たしている。目標は次のような内容を通じて達成される。

1. リフィル処方の受付から24～48時間以内に，慢性疾患の薬物治療が継続できるようにする。
2. １つの保険医療制度内で，複数のクリニックで診察を受ける患者に対して医療ケアの連続性を確保する。
3. 適切な臨床検査，フォローアップのための診察の推奨，アドヒアランスや重複投与の問題を見い出し，投与量に関する疑問を解決することで薬物療法と疾病状況を適切にモニタリングする。
4. 第三者（保険者）と健康保険制度の処方要件を満たし，医師が承認したプロトコルに従って代替調剤を行う。

アウトカム評価

月間推移の統計は，サービスを受けた患者数と処理された処方数を示して報告される。月間品質保証報告には問題を見つけ，それに関してなされた解決結果が記載される。問題が見つかった場合は，解決のためのあらゆる方法を試み，処方医との有効な情報共有を図る[4]。

参考文献

1. UW Medicine Refill Authorization Center. Medication Refill Protocol (125 pages). Seattle, WA：

University of Washington Medicine Department of Pharmacy Services. October 15, 2006.
2．Riege VJ. A Patient Safety Program and Research Evaluation of U.S. Navy Pharmacy Refill Clinic. Available at http://www.ahrq.gov/downloads/pub/advances/vol1/Reige.pdf. Accessed May 10, 2006.
3．Bobrt KF, Purohit AA. Refilling prescription and physician consent. *Contemp Pharm Pract*. 1982 ; 5(2) : 80-4.
4．D'Achille KM, Swanson LN, Hill ET Jr. Pharmacist-managed patient assessment and medication refill clinic. *Am J Hosp Pharm*. 1978. 35(1) : 66-70.

UW メディシン　薬剤部内
リフィル調剤プロトコル
2006年10月15日

メトトレキセート
内分泌/リウマチ疾患
A．診療録または電子診療録からの判断項目
　1．適応症
　2．薬の規格と用量
　3．医師/プロバイダが前回診察した日
　4．医師/プロバイダの指示による次回診察予約日
　5．次回の診察予約までの薬の量，あるいは必要ならば，前回の年間診察予約から12ヵ月間の薬の量
　6．同時に服用している薬の薬物相互反応をチェック
　7．前回の肝臓，血液学，腎臓モニタリング（図21-1参照）のリフィル調剤依頼書の記録
B．"A"の情報が診療録または MINDSCAPE から入手可能な場合
　1．リフィル調剤を許可する。
　2．電子診療録の投薬リストを更新してからリフィル調剤を記録する。
C．"A"の情報が電子診療録から入手できないならば，患者に電話をして情報を得る，さらに次を確認する。

図21-1　品質改善メカニズム（次ページへ続く）

腎臓機能のモニタリング

3ヵ月以上前に行われた前回の検査結果に問題がある

- はい → プライマリケアプロバイダ（PCP）または指導医師に連絡
- いいえ → Cr＞1.5 BUN＞25
  - はい → PCPまたは指導医師に連絡
  - いいえ → "B"の手続きに従う

肝臓機能のモニタリング

3ヵ月以上前に行われた前回の検査結果に問題がある

- はい → PCPまたは指導医師に連絡
- いいえ → AST＞300ならびに/またはALPの増加
  - はい → PCPまたは指導医師に連絡
  - いいえ → "B"の手続きに従う

血液学モニタリング

1ヵ月以上前に行われた前回の検査結果に問題がある

- はい → PCPまたは指導医師に連絡
- いいえ → HCT＜32 WBC＜4,000 PLT＜100,000
  - はい → PCPまたは指導医師に連絡
  - いいえ → "B"の手続きに従う

薬の副作用

頭痛，めまい，寒気，熱，咳，呼吸困難，口のひりひり感はあるか

- はい → PCPまたは指導医師に連絡
- いいえ → "B"の手続きに従う

コンプライアンス

妥当な期限内でのリフィル調剤依頼か

- はい → "B"の手続きに従う
- いいえ → カウンセリング

図21-1　品質改善メカニズム（続き）

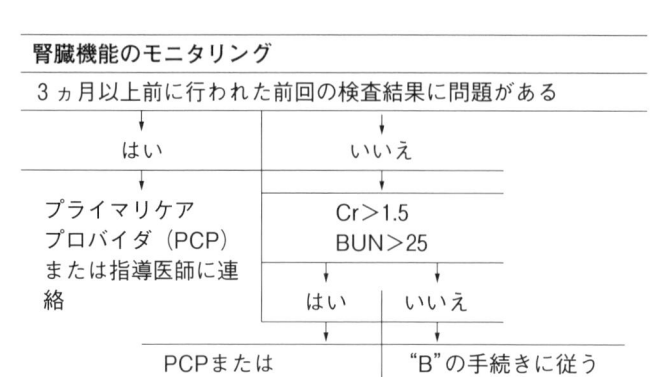

品質保証のメカニズム

薬剤師に対する権限付与のプロセス

Cynthia A. Clegg

第22章

権限付与のプロセス

　薬剤師が直接的な患者ケアにこれまで以上に多くの責任をもつようになると，各種組織と報酬支払い者（保険者）は薬剤師に，制度的に権限を与えるよう要求する。医療機関における権限付与のプロセスは，各所属機関内でヘルスケアプロバイダが特定の患者サービスを実施することを認めるものである。このプロセスとは，権限を与えられる個人が医療サービスを提供するための資格と能力を有していることを保証するための手順である。

　資格認定あるいは権限付与のプロセスで使われる用語には紛らわしいものもある。従って，我々は薬学称号制度協議会（Council on Credentialing in Pharmacy）によって作成された定義と一致する用語を使用する[1]。この用語集を**補章22-1**に掲載する。

　病院認定合同委員会（Joint Commission®）は，権限付与の方針と手続きを組織内の医療スタッフに対する規則として明文化するよう要求している。機関によって権限付与プロセスは多少異なるが，そのプロセスのすべては，権限付与を実施する組織における患者ケアのための基準（Patient Care Standards）と医療業務に関する法律と規則を基礎に置いている。2004年，American Journal of Health-System Pharmacy（AJHP）は，薬剤師に対する資格認定と権限付与を解説する優れた手引きを掲載した。同手引きはこの課題について，プロセスを記述し，資源を識別し，ケーススタディを提供した[2]。

　ほとんどの組織には権限付与を審議する常任委員会がある。薬局部門は資格認定委員会と連携し，特定のクリニカルファーマシースペシャリスト（CPS）の業務内容に対して権限付与を制度化するために機能すべきである。このプロセスは臨床的な権限付与の申請から始まる。通常，この申請には，権限を承認する委員会が必要とする情報の包括的なリストが含まれる。申請する薬剤師は認定された薬学部・薬科大学の卒業証書，現在の州の免許証，さらに認定研修の実施とその証明書など，患者ケアを実行できることを証明する資格を示さなければならない。委員会委員は申し込まれた業務範囲と組織での権限を考慮し，申請内容を審査する。その職能に対する権限は期間を限定して与えられ，その更新には継続的な能力評価表が必要であり，定期的に資格認定委員会に提出される。

組織に対する申請書一式は，どの医療専門家の場合もほぼ標準化されているが，薬剤師の業務に特有の資格が含まれる必要がある。職能を示す文書の内容は個別の業務ごとに異なる。進歩的な共同薬物治療管理（CDTM）契約の基で，CPS のプライマリケアにおける業務範囲を示す文書を以下に例示する。

業務範囲：外来薬局のクリニカルファーマシースペシャリスト（CPS）

目的

ハーバービューメディカルセンター（HMC）では CPS に特定業務範囲で権限付与を認め，この権限付与に必要な資格基準を定義している。CPS には患者に費用対効果が高く，質の高い適切なファーマシューティカルケアを提供するため，特定の臨床業務を実施する資格と権限が与えられる。

方針

CPS の業務範囲に関するガイドラインは文書で明確に記述され，HMC クリニックメディカルディレクタ，外来ケアサービスの准メディカルディレクタ，メディカルディレクタならびにワシントン州薬事委員会によって承認されたプロトコルに従うものとする。

資格

HMC に所属する CPS は臨床治療学，薬物動態学，薬理学の教育を受けている。CPS は薬学の修士課程または Doctor of Pharmacy（Pharm. D.）コースを修了し，認証された薬学研修とプライマリケアの専門研修を修了している。CPS は専門薬剤師協議会（BPS）認定の専門薬剤師あるいはこれと同等な臨床薬剤師としての教育，訓練，経験を有する。HMC 資格認定委員会は同センターの外来薬局における CPS 業務のすべてに権限を与える。

体制とプロセス

ほとんどの場合，CPS はクリニックのプロバイダの部屋で働き，担当医，研修医，医師以外の規制薬物を処方できるヘルスケアプロバイダ，その他のプロバイダとの間で容易に協議をもつことができる。CPS は相談に応じ助言を与え，医療スタッフから患者の委託を受ける。CPS の役割は，医師に対する場合と研修医に対する場合では異なる。さまざまな患者ケアの問題を管理する訓練を行っている研修医に対しては，薬物治療の管理に関する相談に応じる（教育する）。

担当医に対しては，安全限度に近い投与量の漸増，管理とフォローアップを必要とするような治療の疾病状況の管理に関して相談に応じる。ほとんど場合，CPS に預けられた患者は薬物関連問題（drug related problem）のリスクが高いと認識されている。これらのリスクには以下のようなものがある。

- 処方中に5種類以上の薬物療法
- 1日に12回以上の投与回数
- 頻繁な変更が必要な薬物療法
- 3つあるいはそれ以上の疾病を同時に患っている状態
- 薬物療法のノンコンプライアンス歴
- TDMが必要な医薬品[3]

主要な機能

　CPSは医師と協力し，次の行動を通じ，患者の医療にかかわるQOLを改善するために，安全で根拠に基づいた費用対効果の高い薬物治療管理を行う。
- 患者の健康と服薬の記録を入手し，薬物治療の評価に必要な身体検査を実施し，患者の健康状態を包括的に評価する。
- 患者の診療録から患者の健康状態に関連する所見を記録する。
- 直接患者と接したケアによる臨床評価だけでなく，薬物治療に対する患者の反応について主観的，また客観的所見からも薬物治療を評価し，その所見と提言を患者に通知し，診療録に記録する。
- 全米ガイドライン，薬学と治療学委員会（pharmacy and therapeutics committee）のガイドライン，HMC特有のガイドライン，または推奨される処方を含むプロトコルに準拠し，最も効果的で，最も毒性が低く，最も経済的な薬物を使った治療計画を作成，記録し，実施する。
- 検査と診断テストデータを依頼して分析し，必要に応じて薬物治療を変更する。
- 確立された処方またはプロトコルに基づいた薬物治療の開始，継続，中断，変更
- 慢性で安定しているか，軽度で急性な健康問題に対して，プロトコルと手続きに詳述されているように，継続中のプライマリケアを行い，医学的緊急事態，薬の副作用，急性ならびに慢性疾病状態の管理を支援する。
- 患者とヘルスケア専門家に薬物治療に関する教育を行う。
- 薬物治療への指示に対する患者と介護者の理解力を評価し，記録し，実施している薬物治療について口頭ならびに文書での助言を行う。
- 患者の診療録の中から関連する所見を記録する。
- 薬物調査の研究ならびにFDAガイドラインと規制に基づく研究，また，該当する地方当局者の承認に基づく研究を組織し，実施する。
- すべてのCPSの診察に関する施設使用請求を行う。
- 予め確立されたプロトコルに従い薬物治療を行う。
- 薬物が誘発した問題を見つけ，特定の是正措置を取る。
- 担当医と協力し，クリニック内で薬物関連プログラムの臨床マネージャーとしての任務を果たす。

監督

　CPS スタッフに対する最終的な責任は外来薬局サービス（Amburatory Pharmacy Service）の副部長（Assistant Director）にあるが，医師と CPS の間には，互いに協議し合う同僚としての平等な関係が存在する．医師や患者を委託してくる他のプロバイダとの協議はすべて明記されており，承認された手法とプロトコル以外の実施については両者のサインを必要とする．CPS は医師ではない臨床家（Non-physician Clinician）として患者ケアを行う．担当医師はいつでも患者と電話で，あるいは直接相談できるようになっている．定期的な評価表による評価と，薬学および医学の専門家による同僚評価（ピアレビュー）が行われ，継続したサービスの質の高さと薬物治療について年間評価が行われる．CPS の業務は薬物使用の評価過程に含まれている．

患者のアウトカム評価

　可能であれば，患者予後を HMC 特有のヴァリューコンパス（バランススコアカードの HMC 版）手法を使い評価する．これができない場合は，臨床薬学的な治療の効果について根拠を基にした資料を用いて，治療の経済的，臨床的，運用的，人間的成果を評価する．

　権限付与と資格認定に関する情報については優れた資料が，米国医療薬剤師会（American Society of Health-System Pharmacists, ASHP）のホームページで閲覧できる（http://www.ashp.org/s_ashp/quart2c.asp?CID=1229&DID=1271）．

要約

　CDTM 合意に基づき業務を行っている薬剤師は，所属する組織内で権限付与を受けることがきわめて重要である．この権限付与によって，その組織の医療チームの一員として直接的な患者ケアに対する薬剤師の役割を明確にでき，医療サービスを提供する薬剤師の能力と責任・義務を確立し，継続した能力評価の枠組みを示し，提供したサービスに対して支払いを請求することができる．

参考文献

1. Council on Credentialing in Pharmacy. Credentialing in pharmacy. *Am J Health-Syst Pharm*. 2001 ; 58 : 69-76.
2. Galt KA. Credentialing and privileging for pharmacists. *Am J Health-Syst Pharm*. 2004 ; 61 : 661-70.
3. Koecheler JA, Abramowitz PW, Swim SE, et al. Indicators for the selection of ambulatory patients who warrant pharmacist monitoring. *Am J Hosp Pharm*. 1989 ; 46 : 729-32.

補章22-1：薬学の資格認定
（訳注：同補章は Am. J. Health-Syst. Pharm. 2001；58：69-76の特集記事を翻訳したものである）

――――― 特集 ―――――

薬学の資格認定
薬学称号制度協議会（Council on Credentialing in Pharmacy）

Am. J. Health-Syst. Pharm. 2001；58：69-76

序

　近年，薬剤師の資格認定が薬学における職能の議論の中で重要となっている。この議論は本来複雑なものではあるが，用語の不統一が状況を一層複雑にしている。薬剤師が教育され，訓練され，免許を与えられるプロセス，つまり，彼らの能力と成果を認める過程を説明するのに多くの異なる言葉が使われている。多くのさまざまな民間組織と行政組織が，薬剤師の知識と技術の評価，資格の認定，プログラムと機関の認定に関与している。

本章の目的

　本章の目的は，薬剤師の資格認定を議論するために，共通する枠組と認識を作ることである。まず，資格認定の議論に必要不可欠ないくつかの用語を定義する。次の節では，薬剤師の資格認定の重要性を述べ，その後の３つの節はこの論文の主部を構成し，薬剤師が取得することができる３種類の資格について詳細に述べる。

- 実務者になるために必要な資格（つまり，学位）
- 州法に基づき実務者として働くための資格（つまり，薬剤師免許）と，専門知識と技術の更新（つまり，薬剤師免許更新）
- 薬剤師が特別に高度な知識と技術を有することを証明するために，自主的に獲得する資格（つまり，大学院修了証書，免許証，認定証）

　各節には，それぞれ与えられた資格に関する情報，研修場所，その資格が任意か強制かの別，資格認定組織，プログラムの認証機関などを記載する。薬剤師の認定プログラムについては特別に注意を払った。それは現在，薬剤師の資格認定は強い関心がもたれている領域だからである。

　本章は，薬局支援人員（Pharmacy Supportive Personel）の資格認定についても簡単に触れている。本章には２つの補章がある。**補章 A** は，薬剤師資格認定に関連する主な用語集である。**補章 B** は，薬剤師の資格認定とプログラム認定に関係する組織の一覧（アルファベット順）である。この一覧には組織名，住所，ホームページアドレス（URL）を掲載した。

薬学称号制度協議会（Council on Credentialing Pharmacy, CCP）

「薬学における資格認定（Credentialing in Pharmacy）」は薬学称号制度協議会によって作成された。この協議会は，1999年に薬学における指導的役割，基準，情報公開，資格認定プログラムの調整を行うことを目的として，以下11の全米薬学組織の連合体として創設された。

- マネージドケア薬学会（Academy of Managed Care Pharmacy, AMCP）
- 米国薬科大学協会（American Association of College of Pharmacy, AACP）
- 米国薬局薬剤師会（American College of Apothecaries, ACA）
- 米国臨床薬学会（American College of Clinical Pharmacy, ACCP）
- 米国薬剤師教育協議会（American Council on Pharmaceutical Education, ACPE）
- 米国薬剤師会（American Pharmaceutical Association, APhA）
- 米国顧問薬剤師会（American Society of Consultant Pharmacists, ASCP）
- 米国医療薬剤師会（American Society of Health-System Pharmacists, ASHP）
- 専門薬剤師協議会（Board of Pharmaceutical Specialties, BPS）
- 老年病専門薬剤師認定委員会（Commission for Certification in Geriatric Pharmacy, CCGP）
- 薬局テクニシャン認定委員会（Pharmacy Technician Certification Board, PTCB）

6つの重要な定義

資格認定の議論は，主要な用語とそれが使われる文脈に関して共通の理解が不足しているため，複雑な状況になることがよくある。これらの誤解を避けるためには，まず，プロセス（資格認定など）と呼称（資格）を区別する必要がある。また，個人に焦点をあてたプロセス（資格と認定）と組織に焦点をあてたプロセス（認証）の区別も必要である。最後に，薬剤師を業務とするにはいくつか必須の認定証書（学位，州の薬剤師免許証など）が必要であるが，その他は任意に得られるもの（認定証など）であることを理解することが重要である。

これらの区別の他に，資格認定の議論の中でよく使われる用語を理解し，それらの用語に，ときに微妙な違いがあることを理解する必要がある。それらの用語とその定義を用語集として**補章A**に掲載した。次に掲げる用語と定義は，薬学の資格認定について意味ある議論を行うためには必須である。

- 資格（Credential）は，薬剤師の適格性を文書化した根拠である。薬剤師の資格には学位，免許，証明書，認定証が含まれる。これらの資格は，薬剤師が自分の名前の後につけるさまざまな略称として反映される（Doctor of Pharmacy を表す Pharm. D.，州の免許証を示す「登録薬剤師（Registered Pharmacist）」のR. Ph.，「栄養指導薬剤師（Board-Certified Nutrition Support Pharmacist）」の場合は BCNSP の略称をつけ，個人が薬学の特定の分野において高度な知識と技術を有していることを表す）。
- 資格認定（Credentialing）は，患者ケアサービスを提供する適格性を組織または機関が薬剤師に与え，それを検証し，評価するプロセスである。
- 認証（Accreditation）は，民間の協会，組織，政府関連機関が評価の後，特定の確立された基準を満たしていることを認証するプロセスである。

- 認定証（Certificate）は，認定された研修，レジデント研修，あるいは上級研修の結果，予め設定されたレベルに達したときに薬剤師に交付される文書である．
- 生涯研修記録の証明書（Statement of Continuing-Education Credit）は，認定された生涯研修プログラムに参加した薬剤師に発行される文書である．
- 認定証発行（Certification）は，非政府関連機関または協会が，予め設定した特定の資格を満たす薬剤師を認定するプロセスである．この目的は，その薬剤師が薬学全体の中で特定分野における必要不可欠な知識，技術，あるいは経験を有していることを一般社会に示すために与えるものである．個人の適格性については通常，定期的な再評価を必要とする．

薬学における資格の重要性

「資格（Credential）」と「資格認定（Credentialing）」は，「信念（Creed）」と「信用（Credence）」のようにラテン語の動詞 credere から派生した言葉で，「信頼する」，「委ねる」あるいは「信じる」という意味がある．薬剤師の資格は，薬剤師としての職能を実践するために必要な適格性をもつことを示すものであり，患者，他の医療専門家，そして一般社会の信頼に値するものである．

近年，薬剤師という職業の資格に対する関心が高まっている．その要因の1つは，医療の変化の速さと増大する複雑さである．2つ目の要因は，薬剤師の臨床面での役割の広がりである．同様に，資格認定に対しても，薬局業務における専門化の傾向が益々高まってきたために，特別なケアを行う薬剤師の能力を文書で証明することが必要となったこととも関係している．

もう1つの要因は，目まぐるしく変化し，技術的に複雑な分野において，生涯に渡る能力の確保を支援する必要性からである．業務の標準化を図る手段を与える必要性も，また影響している．こうした必要性が，例えば薬剤師を含む医療専門家の全国的なデータベースを構築する連邦の資格認定プログラム（Federal Credentialing Program）を開発する鍵となった．

最後に，経済的な現実がある．専門知識に基づくサービスあるいは専門的なケアを行う薬剤師は，ケアに対する報酬を受ける必要がある．支払い側は当然のことながら，薬剤師がそのようなサービスを行う資格があることの妥当性を要求する．資格によって，さらに明確にいえば，多くの場合に証明証発行（Certification）によって，メディケア（Medicare），メディケイド（Medicade），マネジドケア機構（Managed Care Organization, MCO），その他の第三者（保険者）から要求される文書を提示することができる．

薬学における資格認定の概要

序

薬剤師の資格は3つの基本的な種類に分けることができる．
- 第1の資格：単科大学，総合大学における Pharm. D.
  薬剤師の学問的な研修と教育が修了したことを示すために与えられる．
- 第2の資格：免許と更新免許
  薬剤師が行おうとする業務に対し，州が設定した最小限の条件を満たしていることを示

- 第3の資格：上級学位と認定証など
  薬剤師の知識と技術をさらに向上させ，強化するためにさまざまなプログラムを修了した薬剤師，あるいは評価プロセスを通じ，高度なレベルの知識と技術を証明した薬剤師に与えられる。

これら3つの薬剤師資格のパスを図1に示す。その後に続く節では，薬学で与えられるそれ

教育段階	業務参入段階	業務就業段階
薬剤師		
Doctor of Pharmacy (Pharm. D.) の学位 (ACPE) 通常の構成： 2年の薬学部進学課程 4年の薬学部専攻 従来のB.S.卒業とは異なる選択肢	**薬剤師免許** （州薬事委員会（State Boards of Pharmacy）とNABP)	**免許証の更新** （州薬事委員会（State Boards of Pharmacy）とNABP) 生涯研修プログラム（ACPE）
		教育面（任意） 付加的教育と研修（任意） ・上級学位 　・M.S. 　・Ph. D. ・研修 　・レジデント研修（ASHP） 　・研修生（ASHP） 　・上級研修生（ACCP） 認定プログラム（ACPE） 生涯教育プログラム（ACPE）
		認定証発行（任意） 専門（BPS） 　非専門（CCGP） 　疾病管理（NISPC） 　学際的（多様）
薬剤テクニシャン		
教育と研修 (ASHP)		**認定証 (PTCB)**

米国薬剤師教育協議会（American Council on Pharmaceutical Education, ACPE）
米国医療薬剤師会（American Society of Heath-System Pharmacists, ASHP）
連邦薬事委員会連合（National Association of Borads of Pharmacy, NABP）
米国臨床薬学会（American College of Clinical Pharmacy, ACCP）
米国薬科大学協会（American Association of College of Pharmacy, AACP）
専門薬剤師協議会（Board of Pharmaceutical Specialties, BPS）
老年病専門薬剤師認定委員会（Commission for Certification in Geriatric Pharmacy, CCGP）
薬剤師認定基準研究会（National Institute for Standards in Pharmacist Credentialing, NISPC）
薬局テクニシャン認定委員会（Pharmacy Technician Certification Board, PTCB）

図1　米国の薬剤師の認定と監督機関

それの資格，資格認定あるいは認定に関与する団体，資格が必須か任意かの別，そしてその他の関連情報について述べる。

薬学専門家になるための準備

- 資格の取得：薬学専攻の学士の学位，Pharm. D. の学位
- 資格を与える主体：薬学部
- 薬学における認証機関：米国薬剤師教育協議会（ACPE）

米国教育省は米国薬剤師教育協議会を薬学学位の認証機構と認めている。

2000年7月1日までは，薬剤師になることを希望する人にとって，薬学専攻の学士の学位（B.S. Pharm. または Pharm. B.S.）と Pharm. D. の学位を取得する2つのコースがあった。1998年の時点で，薬学専攻プログラムを履修していた全学生の3分の2は Pharm. D. プログラムに入学していた。2000年7月1日より，新たに設定された ACPE 専門職教育認定基準の制定により，Pharm. D. が米国において薬剤師として働くことができる唯一の学位となった。

Pharm. D. プログラムは修了するのに一般的には6年間かかり，通常2年間の薬学部進学課程と4年間の専門教育課程がある。全日制で3年間の専門教育課程を提供しているプログラムもいくつかある。

すでに業務を行っている学部卒の薬剤師の場合は，薬学部に入学し直し，Pharm. D. の学位を取得する道がある。これは「非伝統的な」コースとして個人の背景と経験に合わせたものである。ただし，その場合でも Pharm. D. 修了と同等の教育面での結果を出さなければならない。

薬剤師試験の受験には，州薬事委員会が認証した教育プログラム（ACPE 認定教育プログラム）による Pharm. D. または B.S. 学位が必要である。薬科大学と薬学部が募集する一覧を米国薬剤師教育協議会が毎年発行しており，ホームページでも閲覧することができる（www.acpe-accredit.org）。

薬剤師業務のための資格と専門的知識と技術の更新

- 取得資格：登録薬剤師としての免許（R. Ph.），免許更新
- 資格を与える主体：州薬事委員会
- 認証機関：州監督機関

薬科大学あるいは薬学部の卒業生は，米国で薬剤師業務にかかわる前に薬剤師の免許を取得しなければならない。免許証の取得手続きは州レベルで，薬事委員会が管理している。

カリフォルニア以外のすべての州で免許取得希望者は，北米薬剤師資格試験（North American Pharmacists Licensure Examination, NAPLEX）に合格しなければならない。この試験はコンピュータを用いた能力試験で，免許取得希望者が薬学部で取得した知識を実践現場で応用する能力が評価される。カリフォルニア州では独自の試験を行っている。ほとんどの州では免許取得希望者に北米薬剤師資格試験とともに，州の薬事法の試験を受けることを要求する。現在，36の州が多州薬事法検定試験（Multistate Pharmacy Jurisprudence Examination, MPJE）を採用し，それぞれの州の薬事法と規則を対象としたコンピュータによる試験を実施している。

これら2つの試験は連邦薬事委員会連合（National Association of Boards of Pharmacy, NABP）が開発した検定試験で，薬剤業務を実践するために必要な能力評価の一部として薬事委員会によって使われている。これらの検定試験の開発は連邦薬事委員会連合の使命であり，公共の健康を守ることを目的として，統一した規準の開発，導入，実施によって会員である薬事委員会と司法機関を支援している。50州すべてに北米薬剤師資格試験と多州薬事法検定試験の検定試験を行う試験センターが設置され，年間を通じ毎日，予約制で利用されている。

　これら2つの試験に加え，いくつかの州では薬剤師免許が与えられる前に実地試験と口頭試験が実施される。すべての州薬事委員会は，免許が交付される前に就業体験実習（Internship）を修了していることを要求する。就業体験実習は，州の必要条件に依存し，免許取得希望者は在学中あるいは卒業後に修了することができる。

　州の薬剤師免許は，免許保持者が公共の健康と福祉を合理的に保護するために，必要な能力の基本レベルに達成していることを示すものである。薬剤師免許を交付された個人は名前の後に「R. Ph.」（登録薬剤師の場合）を用いることができる。

　すべての州薬事委員会（2008年1月からハワイも参加）は登録薬剤師が免許の更新をする際に，必要な生涯教育単位（Continuing-Education Unit, CEU）の取得を求める。この単位は，米国薬剤師教育協議会が認証したプログラムプロバイダによる生涯教育（Continuing-Education, CE）プログラムに参加して取得する。生涯教育プロバイダが認証されていることを示すために当協議会は，シンボル"▣"を用いる。

　米国薬剤師教育協議会は生涯教育プロバイダを認証するのであって，生涯教育プログラムそのものを認定するのではないことに注意が必要である。生涯教育単位は，教育セミナー，テレビ会談，会議，学術論文の精読，あるいはこれまで行われてきた自宅での学習，あるいはコンピュータを用いた自習プログラムを修了することで得られる。生涯教育プログラムを修了したことを示すため，試験の点数や修了証の提出が求められることがある。米国薬剤師教育協議会は生涯薬学教育の認証プロバイダの年刊予定表を発行しており，ホームページでも閲覧ができる（www.acpe-accredit.org）。

　免許の取得と更新は，薬剤師が専門職として働くことを望む場合は必須である。

　監督機関である州薬事委員会は，州議会に対して最終的な責任を負う。

知識と技術の開発と強化

　薬学の知識と技術を広げ，深めたい薬剤師には，次のようなさまざまな大学院教育と研修の機会がある。

大学院教育と研修

　特定の学問分野をより深く研究したい薬剤師は，修士課程または博士課程に入学することができる。修士課程で学ぶ分野には経営学，臨床薬学，公衆衛生学などがある。博士課程の主な研究分野には薬理学，薬剤学，薬学実務（Pharmacy Practice），社会科学，行動科学などがある。

レジデント研修（Residency）
- 取得資格：実務研修修了証
- 資格を与える対象：実務研修プログラム
- プログラムの認証機関：米国薬剤師教育協議会（独自で行うか他の組織との合同で行う）

　米国薬剤師教育協議会は，薬学における薬学実務と特別レジデント研修（Specialty Residency）プログラムの主な認証機関である。現在では，全米で合計505のプログラムを認証している。米国薬剤師教育協議会は認証に際して，マネージドケア薬学会，米国臨床薬学会，米国薬剤師会，米国顧問薬剤師会などの組織とパートナーを組んでいる。

　レジデント研修に入る薬剤師のほとんどが，薬学実務の領域で研修する。レジデント研修は，外来診療などの特定の業務を中心に行う場合や，特定の課題（薬物動態学など），特定の患者集団（小児科など），特定の疾病（腫瘍など）に焦点をあてて行う場合がある。

　レジデント研修プログラムは1年から2年で修了する。一般的な研修場所としては，教育機関の保険センター，地域の薬局，マネージドケア機構，高度介護施設，あるいは在宅医療介護サービス組織などがある。

　連邦組織の医療保険財政管理局（Health Care Financing Administration, HCFA）は，医療専門職の実務研修認証団体として認められている。

フェローシップ（特別研究員（Fellowship））[a]
- 取得資格：フェローシップ証書
- 資格を与える対象：フェローシップ実習プログラム
- プログラムの認証機関：正式な認証機関はない。

　フェローシップは独立した研究者になるための，個人に合わせた大学院のプログラムである。レジデント研修と同様に，フェローシッププログラムは通常，1年から2年のプログラムである。プログラムは薬科大学，教育機関の保健センター，単科大学と総合大学，製薬会社によって作成される。

　フェローシッププログラムには正式な認証機関はないが，多くのフェローシッププログラムの運営責任者は米国薬科大学協会と米国臨床薬学会が発行するガイドラインに準拠している。

認定研修プログラム（Certificate Training Program）
- 取得資格：修了証書
- 資格を与える主体：教育機関，企業，薬学組織，その他
- プロバイダの認証機関：米国薬剤師教育協議会

　認定研修プログラムは学位授与のプログラムよりも通常，規模が小さく，期間が短いが，薬剤師のための体系化された計画性のある卒後生涯教育である。認定研修プログラムは特定の知

---

[a] 米国臨床薬学会（ACCP），米国医療薬剤師会（ASHP），米国薬剤師会（APhA）を含むいくつかの薬学組織は，薬剤師としての職能を通じ，社会に貢献していることを公に認めることを目的として，選ばれた薬剤師に「フェロー」の名誉称号を授与している。例えば，ASHPのフェローは自分の名前の後に「FASHP」を付けることができる。「フェロー」という言葉には2つの使い方があり，卒業後に特別研修プログラムに参加している者を意味する場合と，もう1つの名誉称号を授与された者の意味は明確に区別すべきである。

識，技術，態度，行動の体系的な取得を通じて実務能力を身につけ，広げ，強化することを目的としている。認定研修プログラムの対象領域は比較的狭い。例えば，米国薬剤師会は，喘息，糖尿病，予防接種の実施，脂質異常症の管理などの分野でプログラムを提供している。

認定研修プログラムは，国や州の薬剤師会，薬学部，薬科大学，その他の教育グループによって提供されている。プログラムは，各組織の教育集会などに合わせて実施されることも多い。米国薬剤師教育協議会がプログラムのプロバイダを認証する。認定研修プログラムが認証されていることを示すために当協議会は，シンボル"Ⓟ"を使用している。

上級研修（Traineeship）

上級研修は，認定研修プログラムとは対照的に，さまざまな慢性疾患と病態をもつ患者に対して高度な水準の治療を行うために，参加者に必要な知識と技術を提供することを目的として作り出された，集中的で体系的な卒後教育プログラムである。上級研修は通常，期間が長く（約5日間），認定研修プログラムよりも少ない研修生を対象とする。企業あるいはその他の組織が参加者の費用を負担する。参加に際して競争的なものもある。現在，研修を提供している薬学組織には，米国薬局薬剤師会，米国顧問薬剤師協会，米国医療薬剤師会研究教育財団（American Society of Health-System Pharmacists Research and Education Foundation）がある。

認定

序

認定は，薬剤師免許取得に必要な最低条件を超えて，一定水準の実務能力（比較的狭い領域）を証明する資格であり，薬剤師や医療専門家に与えられる。筆記試験と，場合によっては実務経験を含めた，厳密に作成された基準を満たす場合に認定が与えられる。認定過程は非政府組織によって保障され，監督される。

認定プログラムの作成には次の段階が含まれる。

- 役割の詳述：第1の段階は，認定が提供される分野を定めることである。これは役割の詳述または「タスク分析」と呼ばれる工程を通じて行われる。提案された対象分野の専門家で構成される委員会が，実務者がその分野の重要性，頻度，緊急性をどのように見ているかを評価する調査方法を作成する。この調査方法は，次の対象分野で業務を行っている一群の薬剤師に送られる。
- 内容概略の作成：この調査方法に対応する形で，認定プログラムの内容概略が作成される。
- 試験の準備：認定プログラムの筆記試験が内容概略に基づき作成される。
- その他：試験が確実に実施されて機密性が保持されること，試験と適格性の基準が適切であること，認定される受験者の知識と技術が実際の能力を反映していることを保証するための適切な方策を取る。

通常，試験専門会社が役割の詳述と試験の開発を支援し，試験が計量心理学的な妥当性と法的正当性を必ず満たすようにする。

薬剤師のみを対象とする認定組織

3つのグループ—専門薬剤師協議会，老年病専門薬剤師認定委員会，薬剤師認定基準研究会—が薬剤師に対して認定を行っている。

Ⅰ．専門薬剤師協議会

米国薬剤師会によって，1976年に創設された専門薬剤師協議会は，薬学の専門性を認定する唯一の機関である。専門薬剤師協議会は，5つの専門分野の薬剤師を認定する（放射線薬学（Nuclear Pharmacy），栄養指導薬学（Nutrition Support Pharmacy），腫瘍疾患薬学（Oncology Pharmacy），薬物治療学（Pharmacotherapy），精神疾患薬学（Psychiatric Pharmacy））。2000年1月現在，約3,000人の薬剤師が認定され，これら5つの分野に以下のように分散している。

1．放射線薬学　　－444人
2．栄養指導薬学　－451人
3．腫瘍疾患薬学　－184人
4．薬物治療学　　－1,546人
5．精神疾患薬学　－311人

この認定を維持したい薬剤師は7年ごとに更新しなければならない。

これらの専門分野は，専門薬剤師協議会と複数の薬学組織との共同作業によって認証され，その認証を正当化し，支持する請願書が作成されている。この請願書は専門薬剤師協議会によって確立された基準を文書として満たしていなければならない。

専門薬剤師協議会は9人で構成される理事会で運営され，そのメンバーには，6人の薬剤師と薬剤師以外の2人の医療専門家，一般/消費者が1人含まれる。6人の専門家と3人の専門分野外の薬剤師で構成される専門委員会が，各専門分野の認定プロセスを管理する。

専門薬剤師協議会の試験は教育試験会社の支援を受けて行われ，計量心理学的な妥当性と法的正当性が確保されたプロセスとなっている。5つの専門分野のそれぞれには独自の受験資格，試験方法，再認定プロセスがある。5つの試験はすべて1日で終了し，1年に1回，米国内とその他の約25の試験場で実施される。

1997年，専門薬剤師協議会は薬学専門分野内の特定領域を認証するための手法を導入した。「付加資格（Added Qualification）」の称号は当協議会が認証する専門分野において，個人が高いレベルの訓練と経験をもつことを証明する。付加資格は認定された有資格の個人に対してポートフォリオレビューを基にして授与される。この承認を受けた最初の付加資格は薬物治療学分野内の伝染疾患であった。

Ⅱ．老年病専門薬剤師認定委員会

1997年，米国薬剤師教育協議会理事会の決議で老年病専門薬剤師認定委員会が創設され，老年病専門薬学（Geriatric Pharmacy）業務の認定プログラムを監督することになった。この委員会は非営利組織で米国薬剤師教育協議会から独立している。老年病専門薬剤師認定委員会は独自の運営委員会をもち，この運営委員会は5人の薬剤師，1人の医師，1人の支払い側/雇用者，1人の一般/消費者，それに米国薬剤師教育協議会理事会からの1人の連絡メンバーから成る。

老年病専門薬剤師認定委員会の要求事項を満たす薬剤師は，認定老年病専門薬剤師（Certified in Geriatric Pharmacist）または CGP の呼称を使用する資格をもつ。2000年1月現在，約400人の薬剤師がCGPの資格をもつ。CGPの資格を維持したい薬剤師は5年ごとに行われる筆記試験に合格し，免許を更新する必要がある。

　老年病専門薬剤師認定委員会は試験専門会社に依頼し，役割の詳述とタスク分析，試験内容の作成と試験の実施を行っている。そのプロセスは，計量心理学的な妥当性と法的正当性が確保されており，全国的に認められた基準を満たしている。CGP認定試験は，米国，カナダ，オーストラリアの複数の場所で年に2回行われている。老年病専門薬剤師認定委員会は受験希望者用の案内書を発行しており，それには試験内容の概略，受験資格，認定プログラムの方針と手続きが記載されている。

Ⅲ．薬剤師認定基準研究会（NISPC）

　薬剤師認定基準研究会は米国薬剤師会，連邦薬事委員会連合（NABP），全米チェーンドラッグストア協会（National Association of Chain Drug Stores, NACDS），全米コミュニティー薬剤師協会（National Community Pharmacists Association, NCPA）によって，1998年に創設された。薬剤師認定基準研究会は，病態管理サービスを提供する薬剤師の能力を証明する一貫した客観的な手段として，連邦薬事委員会連合が行う疾病に関する試験の価値を広め，その採用を奨励することを目的としている。

　薬剤師認定基準研究会は糖尿病，喘息，脂質異常症，抗凝血療法の管理についての認定を行う。創設時，組織の当面の目的は，これらの症状をもつ患者にケアを提供する薬剤師の能力を実証するプロセスを設計することであった。薬剤師認定基準研究会の認定は，ミシシッピー州で最初に認められた。同州はパイロット研究の一環として，薬剤師に対してメディケイドの報酬支払を認めた州である。

　連邦薬事委員会連合が能力評価試験を開発して実施を管理した。2000年5月現在，この認定をもつ薬剤師は，糖尿病で653人，喘息で227人，脂質異常症で110人，抗凝血療法で99人である。

　このテストはコンピュータを用いた試験として全国的に実施され，年間を通じて受験できる。

学際的認定プログラム

　いくつかの認定プログラムは，薬剤師を含む多くの医療専門家が認定を受けることができるものである。認定を受けることができる分野には，糖尿病教育，抗凝血療法，疼痛管理，喘息教育などがある。これらのプログラムには，まだ開発の初期段階のものもある。これらの認定試験のプロバイダを補償Bに一覧しているが，その情報は完全なものではない。

薬局支援人員（Pharmacy Supportive Personel）

　薬局テクニシャンは，薬剤師による専門的な判断を必要としない薬局での業務を補佐する者である。例えば，薬局テクニシャンは患者からの注文を受け取り，ラベルを用意し，薬の情報を薬局のコンピュータシステムに入力し，在庫から薬を取り出す。薬剤師の臨床面での役割が益々増えてきている中で，薬局テクニシャンはさまざまな薬局で，薬の運搬などの業務に大きな責任を担っている。

　薬局テクニシャンの具体的な業務と責任は州の法律と規則で定められ，また薬剤師が，専門

家としての判断を必要としない業務を任せる意思があるかどうかにもよる．薬局テクニシャンは常に薬剤師の監督下で業務を行う．
　薬局テクニシャンの教育と研修，認定，生涯教育は薬剤師の場合とある程度類似している．

教育と研修

　現在の薬局テクニシャンの多くは，公式または非公式に業務の中で訓練を受けている．薬局テクニシャンの責任が増えてくるにつれ，多くの人が公式な研修プログラムに参加している．これらのプログラムは通常，2年制のコミュニティーカレッジ，4年制単科大学，病院，病院以外のヘルスケア機構に属している．これらのプログラムの履修生には準学士の学位か，修了認定証が与えられる．
　米国医療薬剤師会は薬局テクニシャンの研修プログラムの認証機関である．1999年現在，60のプログラムが認証されている．

規制

　州薬事委員会が薬局テクニシャンの登録を監督する．その業務は州によってかなり異なっている．

認定

　薬局テクニシャン認定委員会（PTCB）は，1995年に，薬局テクニシャンの全国的な任意認定プログラムとして設立された．その創設者は米国薬剤師会，米国医療薬剤師会，イリノイ州医療薬剤師協議会（Illinois Council of Health-System Pharmacists, ICHSP），ミシガン州薬剤師会（Michigan Pharmacists Association, MPA）である．
　試験の専門家との共同作業により，薬局テクニシャン認定委員会は全国的な試験，薬局テクニシャン認定試験（Pharmacy Technician Certification Examination, PTCE）を開発した．試験は全米タスク分析で決定された薬局テクニシャンが一般的に実施する業務に対して，受験者の知識と技術を評価することを目的している．
　同委員会はこの認定試験を年に3回，全米120以上の試験会場で実施している．試験に合格した薬局テクニシャンは，認定薬局テクニシャン（Certified Pharmacy Technician, CPhT）の資格をもつ．60,000人以上の薬局テクニシャンがこの認定を取得している．
　薬局テクニシャンは，2年ごとに認定の更新をしなければならない．再認定の資格を得るには1時間の薬事法を含む，少なくとも20時間の薬学関連の生涯教育に参加しなければならない．

補章 A－用語集[a]

認証（Accreditation）：協会あるいは政府関連機関が初期評価と定期評価の後，確立した資格あるいは基準を組織が満たしていることを公に認めるプロセス。

認定証（Certificate）：認定された研修プログラム，研修，あるいはフェローシップの成績結果が，予め設定された水準を越えたときに薬剤師に交付される証書。

認定研修プログラム（Certificate Training Program）：学位授与のプログラムよりも通常，規模が小さく，期間は短いが，薬剤師のための体系化された計画性のある卒後生涯教育である。認定プログラムは特定の知識，技術，姿勢，行動の体系的な取得を通じて実務能力を身につけ，広げ，強化することを目的としている。

認定証発行（Certification）：非政府関連機関または協会が，予め設定した特定の資格を満たす薬剤師を認めるプロセスである。この目的は，その薬剤師が薬学全体の中で特定分野における必要不可欠な知識，技術，あるいは経験を有していることを一般社会に対して示すために与えるものである。認定書発行には，試験と対象者の教育と経験の評価を含む審査を必要とする。認定を維持するには通常，定期的な再評価を必要とする。

認定（Certified）：名前に認定された称号を組み合わせて個人を説明する形容詞。例えば，腫瘍学における専門薬剤師協議会の認証をもつ者は「委員会認定腫瘍疾患薬剤師（Board-Certified Oncology Pharmacist）」である。

臨床権限（Clinical Privileges）：決められた範囲で患者への医療サービスを行う権限。「権限付与」を参照すること。

コンピテンス（能力（Competence））：課された責務を正確に実施し，正しく判断し，患者ならびに同僚と適切に交流する能力。専門家としての能力は，良好な問題解決と意思決定能力，強力な知識基盤，知識と経験を多様な患者ケアの状況に適応できる能力として特色づけられる。

コンピテンシー（能力（Competency））：専門職としての業務遂行に不可欠な独特の技術，能力，態度。例えば，薬剤師の個々の能力には，無菌法の習得や，薬物治療の重複を見きわめられる思考プロセスを獲得することなどを含む。薬剤師は薬剤師としての能力を獲得するために多様な能力を身につけなければならない。

---

[a] これらの定義は，資格認定に関与するさまざまな組織によって作成された定義で，薬剤師の資格を定義する領域において一般に受け入れられている。

生涯教育（Continuing Education）：薬剤師が，実務を実施できるレベルの学問的知識と，研修を修了した後に参加する体系的な学習経験と学習活動。これらの経験は，薬剤師としての習熟度を維持するために必要な知識，技術，態度の継続的な発達を促し，質の高いサービスあるいは製品を提供し，患者のニーズに応え，変化に遅れを取らないことを意図している。

資格（Credential）：専門職の適格性を文書化した根拠。薬剤師の場合，学位，州の免許証，委員会認定はすべて資格の例である。

資格認定（Credentialing）：(1)薬剤師が患者に治療を施す適格性を，組織または機関が取得，検証，評価するプロセス。(2)資格を授与するプロセス（対象課題あるいは分野における資格を示す称号）。

フェローシップ（特別研究員（Fellowship））：薬剤師が独立した研究者になるための高度に個別化された大学院プログラム。

免許（License）：特定の専門職または職業において，免許保有者が業務を行うために必要な政府の最低必須要件を満たしていることを示す，州あるいは連邦機関が発行する資格。

免許交付（Licensure）：免許を授与するプロセス。

薬局テクニシャン（Pharmacy Technician）：薬剤師の監督のもと，薬剤師の専門的な判断を必要としない薬局での業務を補佐する人。

権限付与（Privileging）：医療組織が，医療従事者の資格と能力を査定し，十分に適格であると判断した場合に，組織内で特定範囲の医療サービスを行うことを許可するプロセス。

登録（Registerd）：州の免許取得の必要条件を満たし，州の司法管轄内で業務を行う許可を受けた薬剤師で，その名前が州の薬剤師登録一覧に掲載されている者を表現する場合に使用する形容詞。

研修（Regidency）：薬学業務の特定の分野について体系的に学ぶ卒後研修プログラム。

業務範囲（Scope of Practice）：医療専門家が業務を行うことができる範囲。薬剤師の場合，業務範囲は通常，所定の州あるいは組織において業務を監督する委員会または省庁によって決められる。

生涯研修記録の証明書（Statement of Continuing Education Credit）：米国薬剤師教育協議会に認められた組織によって提供される，生涯教育プログラムの修了時に薬剤師に与えられる文書。

上級研修（Traineeship）：さまざまな慢性疾患と病態をもつ患者に高度な水準の治療を実施するため，薬剤師に必要な知識と技術を提供することを意図した短期間の，集中的，臨床的，教訓的な卒後教育プログラム。

第22章　薬剤師に対する権限付与のプロセス　**237**

補章 B－薬学組織と認定機関

薬学組織

マネージドケア薬学会（Academy of Managed Care Pharmacy, AMCP）
100 North Pitt Street, Suite 400
Alexandria, VA 22314
(800) 827-2627
www.amcp.org

米国薬科大学協会（American Association of Colleges of Pharmacy, AACP）
1426 Prince Street
Alexandria, VA 22314-2841
(703) 836-8982
www.aacp.org

米国薬局薬剤師会（American College of Apothecaries, ACA）
P.O. Box 341266
Memphis, TN 38184
www.acaresourcecenter.org

米国臨床薬学会（American College of Clinical Pharmacy, ACCP）
3101 Broadway, Suite 380
Kansas City, MO 64111
(816) 531-2177
www.accp.com

米国薬剤師教育協議会（American Council on Pharmaceutical Education, ACPE）
311 W. Superior Street, Suite 512
Chicago, IL 60610
(312) 664- 3575
www.acpe-accredit.org

米国薬剤師会（American Pharmaceutical Association, AphA）
2215 Constitution Avenue, NW
Washington, DC 20037-2985
(202) 628-4410
www.aphanet.org

米国顧問薬剤師会（American Society of Consultant Pharmacists, ASCP）
1321 Duke Street
Alexandria, VA 22314-3563
（703）739-1300
www.ascp.com

米国医療薬剤師会（American Society of Health-System Pharmacists, ASHP）
7272 Wisconsin Avenue
Bethesda, MD 20814
（301）657-3000
www.ashp.org

連邦薬事委員会連合（National Association of Boards of Pharmacy, NABP）
700 Busse Highway
Park Ridge, IL 60068
（847）698-6227
www.nabp.net

全米チェーンドラッグストア協会（National Association of Chain Drug Stores, NACDS）
413 N. Lee Street, P.O. Box 1417-D49
Alexandria, VA 22313-1480
（703）549-3001
www.nacds.org

全米コミュニティー薬剤師協会（National Community Pharmacists Association, NCPA）
205 Daingerfield Road
Alexandria, VA 22314
（703）683-8200
www.ncpanet.org

薬剤師または薬局テクニシャンの認定機関
（複数の専門職の認定機関の場合もある）

抗凝血フォーラム（Anticoagulation Forum）
88 East Newton Street, E-113
Boston, MA 02118-2395
（617）638-7265
www.acforum.org

専門薬剤師協議会（Board of Pharmaceutical Specialties, BPS）
2215 Constitution Avenue, NW
Washington, DC 20037-2985
（202）429-7591
www.bpsweb.org

老年病専門薬剤師認定委員会（Commission for Certification in Geriatric Pharmacy, CCGP）
1321 Duke Street
Alexandria, VA 22314-3563
（703）535-3038
www.ccgp.org

全米喘息専門教育者認定委員会/米国肺協会（National Asthma Educator Certification Board, NAECB/American Lung Association）
1740 Broadway
New York, NY 10019-4374
（212）315-8865
www.lungusa.org

糖尿病専門教育者認定委員会（National Certification Board for Diabetes Educators, NCBDE）
330 East Algonquin Road, Suite 4
Arlington Heights, IL 60005
（847）228-9795
www.nbcde.org

薬剤師認定基準研究会（National Institute for Standards in Pharmacist Credentialing, NISPC）
P.O. Box 1910
Alexandria, VA 22313-1910
（703）299-8790
www.nispcnet.org

薬局テクニシャン認定委員会（Pharmacy Technician Certification Board, PTCB）
2215 Constitution Avenue, NW
Washington, DC 20037-2985
（202）429-7576
www.ptcb.org

薬局業務におけるアウトカムの収集の実際

Steve Riddle, Marianne Weber

第 23 章

　現在の薬学実務（Pharmacy Practice）の質を評価尺度を通して追跡し，そのアウトカムを詳細に調査することは，患者ケアの改善につながる。アウトカムの評価は，臨床薬学教育と薬剤師の価値を裏づけるデータも提供する。臨床薬学サービスが，コストと健康関連のアウトカムに与える有益な影響は論文にもなっているが，個々の機関や業務グループがこうした価値を判断するのは困難なことが多かった。これは共同的な業務環境においては特に顕著で，どのメンバーがどの程度有益性に関与したかを関連づけることは難しい。薬剤師を雇うのは高額な投資であり，業務と組織内での彼らの価値を証明することは重要な意味をもつ。本章では，薬剤師のサービスへの影響力を示すためのデータ収集とアウトカムを実証するための方法について説明する。

　ヘルスケアにおいてアウトカムを定義し，分類する方法はいくつかある。我々の部門では薬剤師の活動と患者やプロバイダへの介入データを収集し，それを報告可能なアウトカムに変換している。データは量的測定値と質的測定値に分類する。

量的測定値

　量的測定値は質を十分には反映しないため，質的測定値に比べ価値が低いと見なされることがある。しかし，その情報はスタッフや管理者にとっては重要である。例えば，量的測定値は，スタッフの生産性と薬物療法の費用対効果を評価するのに有用である。

スタッフの生産性

　業務の主観的報告とは対照的に，薬剤師の日常の業務を示す測定値は有用な客観的データとなる。これらの数的指標は，介入あるいは業務に費やされた時間の価値を判断するのに役立つ。スタッフと予算内の正規職員（Full-Time Equivalents，FTE）がそれぞれ記録した合計時間を評価することで，薬剤師の大まかな生産性評価を示すことができる。従って，この量的情報を用いて業務内容の評価と優先順位づけをすることができる点で，スタッフにとって価値があ

る。また，薬局管理者は，定期的な標準化された報告を通じて病院経営者に臨床活動の実際を伝えることができる。

費用対効果の高い薬物の使用

費用に関するデータ，例えばコストの低い薬の臨床的な適正使用などは，もう１つの重要な量的測定値である。医療にかかった費用は治療の質を反映しないが，今日のコストの高いヘルスケア環境ではかなりの重要性をもつ。薬剤師と医師の協力による有益な影響を評価する量的測定値には，患者あたりの薬の費用，処方せんあたり，クリニックあたり，病態あたりの薬の費用などがある。後発薬の利用率もよく使われる費用アウトカムである。これらの利用率は内部的に追跡することができ，類似組織との比較で評価基準となったり，全国平均と比較されたりする。この比較情報はインターネット（Express Scripts Annual Data Trend Report（www.express-scripts.com など）のニュース・企業報告から，また，契約を交わしている第三者（保険者）から入手できる。

薬剤師が医師の処方行動に影響を与えることは，コストの抑制に効果的な方法となる。薬学と治療学委員会（Pharmacy and Therapeutics Committees）が承認する代替調剤戦略の促進へ積極的に関与したり，優先処方薬を導入して利用することも費用アウトカムの改善に寄与する。ハーバービューメディカルセンター（HMC）では，それぞれのプライマリケアクリニックに１人以上のクリニカルファーマシースペシャリスト（CPS）がおり，医師に対して費用対効果の高い薬の適正で安全な使用を指導しており，先述したプログラムの成功に寄与している。我々の経験では，優先処方薬の導入によって最初の年に推定100万ドルが節約され，そのうちの50万ドル以上は重点目標とした５つの治療グループからのものであった（図23-1）。１処方せんあたりの費用は，費用対効果の高い薬物療法を推進する薬剤師の価値を実証する指標になる。図23-2は我々の処方費用が全国平均よりも有意に低いだけでなく，インフレーションに

PDFクラス	ボリューム調整後の費用節約 FY04	PDFの使用%		処方あたりの平均費用	
		PDF前	PDF後	PDF前	PDF後
鎮静作用の少ない抗ヒスタミン薬	$156,000	44%	74%	$34	$13
長時間作用型麻薬性鎮痛薬	$203,000	30%	83%	$65	$35
スタチン	$87,500	0%	33%	$50	$43
SSRIs	$61,000	34%	48%	$40	$33
カルシウムチャンネル遮断薬	$46,000	15%	18%	$44	$39
合計	$553,500	25%	51%	$47	$33

図23-1　UWメディシンにおける優先処方薬（Preferred Drug Formulary, PDF）費用と利用の影響（選択例）

第23章 薬局業務におけるアウトカムの収集の実際 243

1処方あたりの医薬品の費用：
全米 vs. HMC

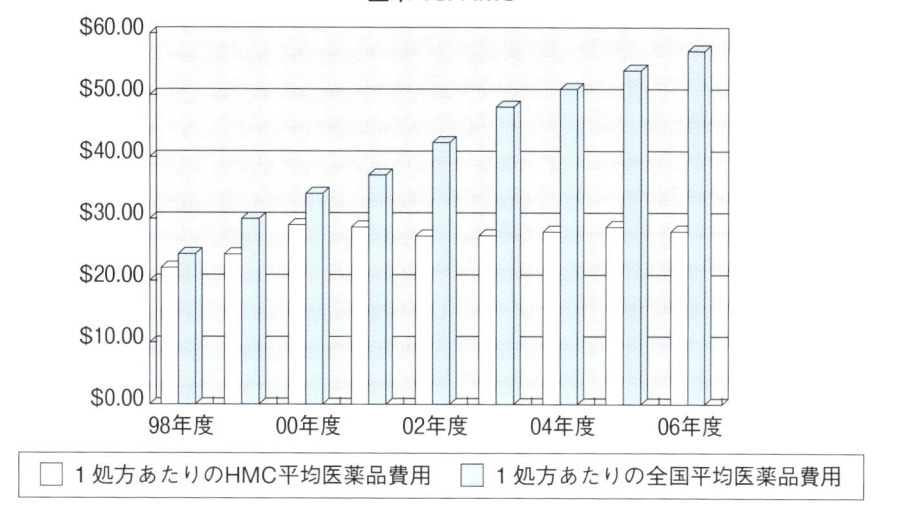

[棒グラフ：98年度から06年度までの1処方あたりのHMC平均医薬品費用と全国平均医薬品費用の比較。縦軸は$0.00から$60.00。]

□ 1処方あたりのHMC平均医薬品費用　　□ 1処方あたりの全国平均医薬品費用

図23-2　ハーバービューメディカルセンター（HMC）における1処方あたりの医薬品費用の傾向

よる価格変動を含めた後でも変わらないということを表している。

質的測定値

　現在のアウトカム評価は，治療プロセスの評価，代理あるいは中間的臨床測定値，それに健康に関連したアウトカム評価などの累進スケールを用いた質の測定に分類されている。これらの「質」の測定値の多くの例は，インターネット上または，メディケア・メディケイド・サービスセンター（Centers for Medicare and Medicaid Services, CMS），病院認定合同委員会（Joint Commission®），全米医療プラン評価委員会（National Committee for Quality Assurance, NCQA），医療保険雇用者データと情報セット（Health Plan Employer Data and Information Set, HEDIS）などで見い出すことができる。CMSの「質」の測定値に関する情報には，当センターとは関係のない「質」の測定値も含まれるが，http://www.cms.hhs.gov/HospitalQualityInits/10_HospitalQualityMeasures.asp にアクセスすると閲覧できる。
　質的測定値は，治療の改善を直接的にも間接的にも示している。臨床比較試験でも任意の臨床アウトカムに関与する要因を決定するのは困難である。実際のヘルスケア環境では，さらに難しくなる。複数の専門分野の共同的な治療モデルでは，どの治療アウトカムに薬剤師が直接に寄与しているかを判断することがもう1つの困難を生む。我々の経験では，ほとんどの臨床の質の測定値は，薬剤師が治療チームに組み込まれた状況で追跡されている。薬物療法あるいは薬物療法関連アウトカムに，主に焦点をあてた特定の測定値を検証することが不可欠である。このハンドブックの各章には，薬剤師によって共同管理された疾患それぞれにアウトカムの評価尺度が含まれている。患者がこれらの目標を達成したかどうかは，患者を診断する度に電子診療録に記載され，その記録内容は治療チームの他のメンバーに伝えられる。

治療プロセスの評価尺度

　治療プロセスの評価尺度は，患者が施設の方針あるいは科学的根拠を基にしたガイドラインに従って適切に診断され，モニタリングされ，管理されているかどうかを示している．例としては，微量アルブミン尿の年一度の検査，糖尿病患者の定期的な足の検診，冠動脈疾患患者の年一度の脂質状態の検査などが挙げられる．これらの評価尺度は質的アウトカムを保証しているわけではないので，質の低い指標と見なされているが，治療の主要なプロセスが実施されていることを示す．例えば，単にLDLを測定しているだけでは，適切な評価あるいは治療が行われたことにはならない．薬剤師は科学的根拠を基にした薬物療法の開始（収縮期心不全の場合のACE阻害薬の投与など）を推奨することにより，あるいは薬の安全性と有効性を評価するための検査の実施（高血圧患者では来院の度に血圧を確認し，糖尿病患者の場合は3ヵ月ごとにHbA1c値を確認するなど）を推奨することにより，治療プロセスの評価尺度を保証する中心的存在になることができる．

代理臨床マーカー

　代理臨床マーカーは，治療プロセスの評価尺度と密接に関係している質の高い指標である．これらのマーカーは，健康関連のアウトカムに影響することが明らかにされている治療について，事前に定められた目標を達成しているかどうかを表現している．薬学の観点からは，これらの指標は薬物関連のアウトカムの測定値であることが多い．例えば，ワルファリンを投与されている患者の中で目標範囲内の国際標準化比（INR）値となっている患者数，低血糖の療法を受けている糖尿病患者の中でHbA1C 7％未満を達成している患者数などがある．

　代理臨床マーカーは，薬剤師によって始められるケア改善のよい指標となる．我々は心臓障害のCMSケアプロセスに対してアドヒアランスを評価し，改善することを目的としたプロジェクトに成功した経験がある．適切なICD-9コードで識別され，収縮期心不全と診断された患者に対する科学的根拠を基にした治療効果と実際の駆出率測定値の結果を収集した．薬剤師は推奨された療法が確実にコンプライアンスを維持するように，患者とプロバイダへの介入を目指した．データ収集によって，ACE阻害薬，β遮断薬，アンジオテンシン受容体遮断薬の適正な使用と左心室機能の改善という有益性が繰り返し示された（図23-3）．

評価基準	介入前	介入後	目標
・ 記録 LVEF	89%	97%	>90%
・ β遮断薬療法	65%*	79%*	>80%*
EF＜40％の患者			
・ ACEI 療法	83%	100%	100%
・ ACEI@ 目標用量	55%	73%	>90%
・ ARB 療法（ACEI に禁忌の患者の場合）	—	100%	100%

*分母には禁忌をもつ患者も含む．
LVEF：左室駆出率，ACEI：アンジオテンシン変換酵素阻害薬，ARB：アンジオテンシンⅡ受容体拮抗薬

図23-3　心不全患者への根拠に基づいた治療における薬剤師の影響

健康アウトカムの評価尺度

決定すべき究極の判断基準は健康アウトカムの評価尺度であり，それには治療資源の活用（入院，救急診療室の使用など）と罹患率と死亡率などが含まれる。それらは臨床比較試験では一般的な評価尺度であるが，このような情報を外来診療で入手することは，長期間の追跡と医療情報へのアクセスを必要とするため難しい。従って，大規模な臨床試験で公表されている情報を使い，代理臨床マーカーならびに治療プロセスマーカーの達成具合を基にしてこれらの評価尺度を推測することが多い。具体的な例として，2001年に，あるCPSがワシントン州糖尿病共同治療（Washington State Diabetes Collaborative）に参加した。4人の担当医師のうちの1人から74人の患者が薬剤師に預けられ，薬物療法の適宜修正，監督，患者指導を含む集中的な糖尿病治療共同管理を行うことになった。1年後，CPSにより共同管理されていた患者の平均HbA1cレベルは，普通の治療を受けていた患者よりも1％低かった（図23-4）。米国国立衛生研究所血糖コントロールと合併症の試験（National Institutes of Health Diabetes Control and Complications Trial, DCCT）[1]によると，HbA1cが1％低下するごとに細小血管合併症の比較リスクが37％減少し，糖尿病関連の死亡が21％，心筋梗塞が14％減少している（ほぼ有意水準）。これらの重要な健康アウトカムを74人の患者で，1年間を通じて証明することは不可能であろう。ただし，公開されたデータを使えば，HbA1cのような代理マーカーが有力な情報となる。

健康アウトカムを集積することは困難だが，薬剤師には日常的な臨床業務の中でこの類のデータを作成する機会がある。例えば，抗凝血療法では，血栓塞栓症，臨床的に重大な出血エピソード，治療資源利用（入院など）の割合を報告することができる。

薬剤経済学的評価

薬剤経済学は，医薬品とサービスの費用とその結果，さらにそれらの個人，健康管理システム，社会に対する影響を記述したり分析するものと定義される[2]。この定義は薬の費用とサービスの両方，あるいはいずれかの評価を含んでいる。臨床薬学サービスの経済評価モデルでは，常に費用とアウトカムの両方を考慮して測定すべきである。Schumock[3]はこの評価を実施するために，次の3つの方法があると説いている。

1）文献の統合
2）経済的モデル化

指標	治療前（ベースライン）	1年経過フォローアップ
HbA1c（平均）	9.3％	8.2％
自己管理目標	27％	66％
足の検診	11.1％	69％
BP 130/85以下（直近の記録BP）	51％	66％

＊集団：72人の成人メディシンクリニックの患者（2000年1月～2001年1月の間にCPSが3回以上関与した患者）

図23-4 特定の患者集団における長期的な疾患管理の成功評価：組織化されたヘルスケアチームの影響＊

3）局部的評価

文献の統合は，評価対象と類似した臨床現場から公表されたアウトカムを利用することを意味する。例えば，都市部の大きな外来ケアクリニックで薬局ベースの抗凝血治療を開始しようとする場合，類似した状況のサービスモデルを基にした薬剤経済学的データは非常に有益である。

経済学的モデル化を用いた薬剤経済学的評価は複雑で時間がかかり，適切に行うためにはある程度のレベルの専門知識と経験を必要とする。最も一般的に使われる薬剤経済学的評価モデルには，コストの最小化，病気のコスト，コスト効率，費用対効果分析が含まれる。いくつかの薬科大学では，薬学的なアウトカム測定を教育する特別な教育プログラムをもっており，原理とモデルに関する知識を深めることができる。

介入追跡システム

薬剤師が臨床的介入を捕捉，追跡，報告するために使える方法はいくつかある。選択肢は単純な書類に記入する方式から，より複雑なデータベースをもつコンピュータモデルまで幅広くある。システムの選択は，利用できる資源と必要とする情報の種類に依存する。

書類による追跡システム

書類による追跡システムは導入が簡単で使い易い。行動を追跡できる文書やカードを作成し，数値や時間を記録する。我々の組織では図23-5，23-6，23-7に示すようにいくつかの異なる記入書類を実験的に使ってみた。

書類は薬局または臨床サービスごとに記入し，データは薬局管理部署に提出される。報告の間隔は管理側の意向により定期的に行われるか，断続的に行われる。薬剤師の日常的な活動の主要な指標である介入とアウトカムは，定期的な報告を必要とすることがある。ただし，活動レベルが比較的一定しており，介入前の値が明確な場合は断続的な方法でもよく，スタッフの記録作成に要する負担も削減される。さらに，四半期ごとの薬物療法利用状況のような，特定のプロジェクトや集中的なデータ収集には，断続的な報告のほうが適している場合がある。

もう1つは，追跡カードの使い方に関することである。我々はそれぞれの患者への介入に対して，1枚のカードを使う方法と，1枚のカードで多くの患者に対する複数の介入を記録する方法の2つを試みた。その結果，後者の方がより実際的だということがわかった。多くの介入は短時間で，日常的に行われる助言であるため，患者個々に個別のカードを作成するのは非常に時間がかかるからである。

コンピュータによる追跡システム

PharmacyOneSource®社のQuantifi®（元々はHealthProLink™と呼ばれていた）はインターネットを利用した介入の追跡システムである。元々，入院患者に対する薬学的臨床介入を記録するために設計されたシステムであるが，HMCの外来薬剤師が2005年に同システムを試験的に使用した。我々は製作会社の従業員と協力し，データ入力フォームを修正して外来治療活動

薬剤師の行動の書式

| 薬剤師：　　　　　　　　　　　　　日付 |
| クリニック： |

行動タイプ（適用するものすべてを丸で囲む）：
1. 薬物情報　　　　　　　　6. 薬物追加
2. 療法選択　　　　　　　　7. 薬物減少
3. 用量勧告　　　　　　　　8. 検査付加/取り下げ
4. PDF変更　　　　　　　　9. 薬の副作用
5. 療法重複　　　　　　　　10. 薬物アレルギー
*その他＿＿＿＿＿＿＿＿＿＿＿＿＿＿＿＿＿＿＿

行動開始者：
☐ RPh　　☐医師　　☐中間レベル　　☐RN　　☐その他

推奨に対する同意：
☐得られた
☐得られなかった，医師の判断は薬剤師に受け入れられる
☐得られなかった，薬剤師は同意しない
☐適用外

結果（適用するすべてをチェック）：
☐薬の副作用を回避
☐薬の費用減少　　　　　　　　☐薬の費用増加
☐治療費の減少　　　　　　　　☐治療費の増加
☐効果の改善　　　　　　　　　☐指導
☐その他：＿＿＿＿＿＿＿＿＿＿＿＿＿＿＿＿＿

使った時間：
☐＜5分　　☐6-10分　　☐11-20分　　☐＞20分

書類裏面にコメント記入：

図23-5　単一治療追跡書類

月/年：＿＿＿＿＿＿＿＿＿＿＿

調剤薬局統計

活動	1週	2週	3週	4週	5週	合計
リフィル調剤（患者数）						
Mediset調剤/リフィル（Mediset数）						

臨床薬剤師統計

活動	1週	2週	3週	4週	5週	合計
リフィル調剤（患者数）						
疼痛関連のリフィル調剤（患者数）						
抗凝血療法（来院者数）						
初診患者						
フォローアップ						
電話						

図23-6　データ報告書類（月間）

患者との接触	月	火	水	木	金	合計
付き添い来院診察患者数						
予約なし来院診察患者数						
予約設定数						
予約実行数						
電話フォローアップ数						
往診						
診察理由						
抗凝血						
喘息/慢性閉塞性肺疾患						
心不全/心筋梗塞/咽喉痛						
糖尿病						
HAART（強力な抗レトロウイルス療法）						
高血圧						
脂質管理						
OTCトリアージ						
疼痛管理						
禁煙						
旅行医学						
複数疾患（1以上の病気）						
その他すべての病態診察						
品質管理/アウトカムレビュー	月	火	水	木	金	合計
来院のタイプ						
レベル1の薬剤師来院						
グループ/クラスでの患者指導						
指導の結果						
推奨案の提供						
受け入れられなかった推奨案						
その他のサービス						
リフィル調剤						
Mediset調剤/リフィル調剤						
限定的スタッフ教育（簡単な質問）						
文献検索/スタッフ教育（業務中，簡単な質問より高度）						

図23-7　活動記録書類（週間）

に関連する情報を収集できるようにした。プロジェクトリーダは時間を費やして，どの時点でのデータを収集するかを判断した。3ヵ月の試験運用には多くのCPSが関与し，さらに，小グループでの初期パイロット運用を行った。

　試験運用中に，薬剤師はそれぞれの仕事場で行われたすべての介入（予約の種類，介入の種類，費やした時間など）をコンピュータ情報として入力した。PDA/携帯によるデータ収集も可能だったが，PDAを購入する膨大なコストを考慮し，この選択肢は取らなかった。薬剤師は，患者の診療録に正式な患者との面接を記録し，請求書を作成することが求められており，インターネットを利用した追跡はこれにもう1つの文書作成業務がつけ加えられることになる。

　52種類の病態に関連した介入を分類するために，7つの一般的な介入を追跡した。この技術を使うことで，我々は1ヵ月あたりの平均介入数と，介入を完了し記録するために要する合計時間を捕えることができた。詳細な情報によって，ある期間内に薬剤師が行った薬物療法の変更の正確な回数を捉えることができた。注目すべきことは，このシステムを主に量的測定値を追跡するために使用したが，システムは質的測定値を追跡することもできた。このプロジェクトの結果，我々のスタッフと病院経営業務担当者は薬剤師介入について，詳細なデータを報告することができた。また，クリニックの現場と業務の合理化の間に矛盾する部分があることも認識できた。追跡された介入のタイプと，プロジェクトによって生成されたデータ報告のいくつかの例を表23-1と23-2に示す。

　このインターネットによる技術の導入で最も困難な問題は，介入の記録にスタッフが必要とした時間だった。効率的なデータ入力を目的としたシステムであったが，スタッフはデータ記録を完了するのに1日あたり30〜60分を費やした。その解決策として，限定した期間内の，主要な目標とした介入だけを記録するか，あるいは1年間の予め設定した期間（6ヵ月ごとに1ヵ月間のデータ収集など）の平均的な介入行動だけを報告するかが検討された。もう1つの問題は，構築されたシステムが入院患者の薬学的治療の追跡を意図して設計されたものであり，外来患者のためのものではなかったことである。入院と外来ではケアプロセスが明らかに異なるため，システムの変更が必要となり，システムの導入と訓練がより複雑になってしまった。

　我々の組織は，抗凝血療法を受けている患者の情報と治療を追跡し，記録を残し，アウトカムデータを生成するための抗凝血データベースも使っている。薬剤師との共同作業で組織内のプログラマーがMicrosoft® Accessを用いて構築したデータベースで，必要な資源をもつ組織であれば簡単に複製できる優れた設計のスタンドアロン型のデータベースである。このデータベースには，薬剤師が人口統計学的数値と臨床情報の両方を入力する必要がある。生成されるアウトカム情報には，量的測定値（来院者数，1日あたりの来院者，初診患者の数など）と質的測定値の両方がある。質的測定値には，次の健康アウトカムの評価尺度が含まれる。それらは効果（血栓塞栓イベント数とそのタイプ），安全性（出血数とその重篤度），資源利用（救急診療室来診，入院）である。データベースは，目標範囲内の国際標準化比（INR）値のパーセントなどの代理臨床マーカーも報告することができる。

追跡システムの比較

　文書による方法は低価格で，導入も容易であるため，実践的である。介入追跡の初期のアイデアを試みるには優れた方法である。この過程を支援するには高価なコンピュータシステムは

表23-1 介入タイプ（略称）別の報告

HMC 外来 RX　2005年1月介入

介入		4WC	AMC	子供	FMC	IMC	Madison (ID)	Ortho	貧困者ケア (Pio Square)	女性	合計
副作用評価											
	#	4	4	3	5	2	1	9	2	6	36
	時間（分）	10	45	25	20	0	60	45	25	85	315
抗凝血											
	#	60	186	6	32	15		72	25	14	410
	時間（分）	1,005	2,002	85	410	330		1,850	300	205	6,187
喘息											
	#		10	26	6	1			1	5	49
	時間（分）		100	280	55	30			10	135	610
冠動脈疾患－心筋梗塞（CAD-MI）											
	#	15	10		10	7			8		50
	時間（分）	120	95		50	45			55		365
心不全（CHF）											
	#	10	22		4	3			7		46
	時間（分）	120	235		50	35			40		480
ケア調整											0
	#	89	19		25	10	4	23	2	9	181
	時間（分）	436	120		115	95	130	215	480	35	1,626
慢性閉塞性肺疾患（COPD）											
	#	1	10		2	3			24		40
	時間（分）	5	65		30	25			210		335
鬱（うつ）											
	#		8		4	1	10		1	3	27
	時間（分）		55		25	25	75		10	45	235
糖尿											
	#	1	58	1	58	26			4	14	162
	時間（分）	30	1,195	25	1,020	630			80	355	3,335
薬物情報											
	#	18	53	26	14	11	14	6	22	35	199
	時間（分）	141	289	159	120	55	85	30	335	243	1,457
薬物処方記録											
	#	9	35	11	29	22	6	8	13	10	143
	時間（分）	65	173	80	75	125	135	45	95	55	848
DVT プログラム											
	#				1	5					6
	時間（分）				20	180					200
患者教育カウンセル											
	#	7	22	14	23	9	14	11	20	4	124
	時間（分）	80	125	140	240	90	110	80	40	100	1,005
高血圧											
	#	13	41	2	23	7			20	3	109
	時間（分）	75	585	20	215	0			135	25	1,055
ID（感染 dx）											
	#		1	2	15	1	35	11		4	69
	時間（分）		10	15	110	0	350	205		23	713
脂質管理											
	#	20	13		5	19			11	6	74
	時間（分）	135	90		30	130			80	35	500
薬物療法順守/教育											
	#	14	41	20	7	10	16		24	1	133
	時間（分）	95	800	175	120	110	175		250	0	1,725
疼痛管理											
	#	9	10		25			305	1	11	361
	時間（分）	80	75		550			5,590	15	107	6,417
禁煙											
	#	5	4		7	2			31	5	54
	時間（分）	110	100		110	5			800	60	1,185
旅行医学											
	#		2	6		2				3	13
	時間（分）		40	235		50				60	385
合計											
	#	288	591	121	333	164	135	456	236	140	2,464
	時間（分）	2,507	6,199	1,239	3,365	1,960	1,120	8,060	2,960	1,568	28,978

第23章 薬局業務におけるアウトカムの収集の実際　251

表23-2 クリニック別、薬剤師別の介入タイプごとのインターネットによる追跡報告

クリニック		コンサルト #	コンサルト 時間(分)	予定予約 #	予定予約 時間(分)	付添い #	付添い 時間(分)	電話 #	電話 時間(分)	予約なし #	予約なし 時間(分)	再調剤権限 #	再調剤権限 時間(分)	その他 #	その他 時間(分)	合計 #	合計 時間(分)
4 WC		28	310	47	803	4	100	35	284	18	240	118	852	18	259	268	2,848
	CPS 1	18	185	23	333	4	100	30	244	17	225	75	463	10	175		
	CPS 2	10	125	24	470			5	40	1	15	43	389	8	84		
AMC		143	842	223	3,740	10	140	87	594	93	855	201	1,032	6	110	763	7,313
	CPS 3	113	685	89	1,190	5	70	35	212	55	400	141	720	1	45		
	CPS 4	29	147	83	1,020	2	25	44	332	15	105	59	307	4	55		
	CPS 5	1	10	51	1,530	3	45	8	50	23	350	1	5	1	10		
小児科		40	383	18	430	22	295	9	110	4	50	39	332	21	147	153	1,747
	CPS 6	26	200	1	45	10	120	6	85	3	30	23	180	8	65		
	CPS 7	14	183	5	150	12	175	3	25	1	20	14	137	5	37		
	CPS 8			12	235							2	15	8	45		
内分泌		9	165	10	300	16	145	9	60							44	670
FMC		46	470	28	720	31	555	141	1,426	15	275	26	148	11	1,080	298	4,674
	CPS 9	45	465	14	340	31	555	132	1,351	13	255	4	33	4	630		
	CPS 10	1	5	14	380			9	75	2	20	22	115	7	450		
肝臓病学		16	235	8	190	3	45					25	125	14	70	66	665
	CPS11			8	190	3	45					25	125	14	70		
IMC		23	535	53	1,415	1	40							4	155	81	2,145
	CPS12			8	210												
	CPS13	3	25	45	1,205	1	40			3	45	16	325	4	155		
Madison		22	520	18	650	12	180			3	45	16	325			71	1,720
	CPS14	10	125	12	420	10	150			1	15	2	15				
	CPS15	12	395	6	230	2	30			2	30	14	310				
Ortho		37	815			9	240	327	6,405	29	550					402	8,010
	CPS16	36	785			4	70	113	3,075	17	335						
	CPS17	1	30			5	170	214	3,330	12	215						
貧困者ケア (Pio Square)		29	395	39	775	1	5							2	480	71	1,655
	CPS18	7	85	11	135	1	5							2	480		
	CPS19	14	255	16	295												
	CPS20	8	55	12	345												
婦人科		65	417	22	600	13	210	40	562	10	145	178	1,202	29	302	357	3,438
	CPS21	41	275	15	375	7	105	24	420	5	105	125	875	10	90		
	CPS22	24	142	7	225	6	105	16	142	5	40	53	327	19	212		
合計		449	4,922	456	9,323	106	1,810	639	9,381	172	2,160	603	4,016	105	2,603	2,574	34,885

必要ない。ただし，臨床スタッフにとって書類によるシステムは，初期段階では簡単で効率的だが限界もある。情報を計算したりデータの集計表を作成するには手間がかかり，読みづらい手書きデータを判読するのが困難なこともある。

　薬局の管理者とスタッフは，コンピュータによるシステムが提供する報告書作成とカスタマイズの簡単さを非常に便利に思うかもしれない。データベースの中には他の電子情報システムにリンクされているものもあり，患者の人口統計学的データや検査情報などのデータフィールドを自動的に設定することができる。スタンドアロン型のデータベースは，臨床的興味の焦点が狭い場合は特に便利で，他のシステムとの統合の必要があまりないので導入が容易である。最もこれらのデータベースはデータを手動で入力する必要があり，これには時間もかかる。

　電子システムはアウトカムの追跡以外の拡張機能性も提供する。例えば，我々の施設で使用している抗凝血データベースは，独自の記録/SOAPノートを作成することができ，これを診療録に電子的にインポートすることができる。本データベースは，喘息に対する行動計画などの，目的に合わせた患者指導や疾病管理の情報を作り出すこともできる。他のシステムでは，予約のスケジュール機能や処方せんの出力などの事務処理機能も提供する。

　表23-3は，初期の書類による方法とインターネットによるデータ収集システムを比較し，捕捉されたデータの詳細なレベルの違いを示す。

概要

　現在，「質」はヘルスケアの第一の焦点である。薬物療法に関する安全性の問題，医薬品コストの上昇，資源の適正な使用が，薬局をヘルスケアの質に関する議論の最前線に押し出すことになった。ケアを改善する努力は，その価値を示す測定可能な値とならなければならない。薬剤師は，臨床サービスの提供に一層大きな役割を担うようになり，質的アウトカムを保証することで我々の重要性を証明することが不可欠となった。共同的な医療環境において薬剤師は薬物療法の専門家である。しかし，共同的な作業の中で質的アウトカムが特定のメンバーに起因すると実証するのは非常に難しい。

　臨床薬学サービスを評価するため，我々は文書によるシステムとコンピュータによるシステムの両方を使い，量的測定値と質的測定値を捕らえようとした。いずれの方法を使うにしても，薬剤師によって付加された価値を評価する場合には，次の点を考慮する。
・根拠に基づく薬に関連したケアの機会が存在する領域に焦点をあてる。
・「質」を目標として評価する。
・数的指標の決定：ケアプロセスの評価尺度，代理臨床マーカー，あるいは健康アウトカムの評価尺度
・介入前のデータを収集しておき，介入前と介入後の結果を確実に比較する。

　データ収集が完了し分析が始まると，改善された患者ケアのアウトカムを通して臨床薬学サービスと臨床薬学の価値の評価の扉が開かれる。

表23-3 インターネットによる追跡導入データの比較

活動	用紙	インターネット・ベース		
		08年11月	08年12月	09年1月
薬剤師のコンサルト/介入合計	1,120	3,192*	2,750*	3,157
薬剤師の介入合計時間（時間）	280	551	535	587
再調剤権限数	1,240	713	619	768
病態管理				
抗凝血	448	295	397	410
喘息/慢性閉塞性肺疾患	54	54	48	55
心不全/心筋梗塞/冠動脈疾患	5	5	9	6
糖尿	157	167	143	175
処方，州紹介	71	?	?	?
DVTプログラム	1	5	0	6
HAART（強力な抗レトロウイルス療法）プログラム	44	32	32	39
肝炎	12	33	34	50
高血圧	81	102	77	76
感染症/自宅投与抗生物質	8	14	23	34
鉄分蓄積追跡/貧血	2	39	0	5
脂質/脂質異常症	13	30	18	12
精神衛生	データなし	34	0	10
OTCトリアージ	13	15	8	11
疼痛管理	371	218	225	361
禁煙	38	41	29	49
旅行医学	27	12	22	13
臨床活動				
医薬品副作用報告/管理	データなし	41	36	33
ケアの調整	データなし	320	207	216
用量調整/療法提言	データなし	392	256	235
医薬品情報	データなし	94	168	166
薬物相互作用	データなし	16	21	16
利用範囲拡大制度（HIV）	データなし	0	0	0
医師活動/勤務中	データなし	4	0	4
医学教育/順守	データなし	80	112	69
患者支援プログラム	データなし	2	4	1
PDF導入	データなし	3	5	5
事前承諾	データなし	30	43	51

*すべての1次介入と2次介入を含む。

参考文献

1. The Diabetes Control and Complications Trial Research Group. The effect of intensive treatment of diabetes on the development and progress of long-term complications in insulin-dependent diabetes mellitus. *N Engl J Med*. 1993; 329: 977-86.
2. Bootman JL, Townsend RJ, McGhan WF. Introduction to Pharmacoeconomics. In: Bootman JL, Townsend RJ, McGhan WF, eds. *Principles of pharmacoeconomics*. 3rd ed. Cincinnati, OH: Harvey Whitney Books; 2005: 1-19.
3. Schumock GT. Methods to assess the economic outcomes of clinical pharmacy services. *Pharmacotherapy*. 2000; 20(10 Pt 2): 243S-52S.

監　訳

土橋　　朗
昭和55年東京薬科大学大学院博士課程前期卒業後，同大学助手，講師，助教授を経て，平成4年より同大学薬学部医薬品情報解析学教室教授（現職），同年9月～平成5年3月 Indiana University-Purdue University at Indianapolis（IUPUI），Deparment of Chemistry 客員教授。
研究テーマは，医薬品情報のデータベース化および薬剤服用歴の解析に関する調査研究。

倉田　香織
東京薬科大学薬学部女子部衛生薬学科卒業後，同大学院薬学研究科医療薬学専攻修士課程修了，平成11年4月より現職。
研究テーマは，食物アレルゲン情報のデータベース化および薬剤服用歴の解析に関する調査研究。近隣小学校への理科実験出前授業の実施を通じた地域連携事業にも関心あり。

岡﨑　光洋
東京薬科大学薬学部薬学科卒業後，同大学院薬学専攻博士課程修了。
日本医科大学老人病研究所生化学部門助手，東京薬科大学第二薬品化学研究室博士研究員を経て，北海道薬科大学社会薬学系医薬情報解析学分野准教授（現職）。
研究テーマは，医薬品情報の活用および運用に関するシステムやアプリケーションの開発，薬局や薬剤師に関わる法制度および組織マネジメント，医療マーケティングに係る調査研究。

山村　重雄
昭和54年東邦大学薬学部卒業後，千葉大学にて博士(薬学)。東邦大学薬剤学教室助手，医薬品情報学研究室助教授を経て，平成19年より城西国際大学薬学部臨床統計学研究室教授（現職）。平成6年カナダアルバータ州立大学留学。
研究テーマは，統計などの数理解析を応用して医療の中にある様々なデータをモデル化。海外の薬科大学との交流にも積極的に取り組んでいる。

編集協力

野本　　禎
東日本メディコム株式会社　システム開発部IT推進課　課長
医療機関および保険薬局向けシステムの開発・販売，また医薬品の薬物間相互作用，副作用から患者を守るため産学連携の共同研究を城西大学，千葉大学，東京薬科大学，北海道薬科大学と行っている。病・医院，薬局の皆様が効率良く業務に専念でき，患者貢献を果たすためのより良いシステム作りを目指している。

翻訳協力

鈴木　　雄
㈲サムインターナショナル　代表取締役
翻訳・通訳会社。1992年設立，主に医学・薬学の翻訳や通訳を中心に，製薬メーカーや薬局関連の団体，企業にサービスを提供。米国の医療・医薬品業界の視察や通訳などを通して業界事情に精通し，企業研修なども手掛ける。ワシントン大学薬学部には10年間余り薬学研修団に同行し，講義の通訳を務める。

Collaborative Drug Therapy Management Handbook

チーム医療を円滑に進めるための CDTM ハンドブック
－問題解決のための手順書－

2010年10月8日　第1刷発行

制作・監修　社団法人　日本薬剤師会
　　　　　　〒160-8389　東京都新宿区四谷三丁目3-1
　　　　　　TEL　03-3353-1170　FAX　03-3353-6270
　　　　　　URL　http://www.nichiyaku.or.jp/
監　　訳　　土橋　朗　　東京薬科大学薬学部　　教授
　　　　　　倉田香織　　東京薬科大学薬学部　　助手
　　　　　　岡﨑光洋　　北海道薬科大学　　　　准教授
　　　　　　山村重雄　　城西国際大学薬学部　　教授
編集協力　　東日本メディコム株式会社
翻訳協力　　株式会社サムインターナショナル
発 行 者　　株式会社　薬事日報社
印刷・製本　昭和情報プロセス株式会社
表紙デザイン　株式会社ファントムグラフィックス
ISBN978-4-8408-1157-6　　　　　　　　　©2010 Printed in Japan

・落丁・乱丁本はお取り替えいたします。
・本書の複製権は財団法人 日本薬剤師会が保有します。